全国名老中医专家工作室名医论著系列

彭胜权临证思辨录

吴智兵　李永宸　主编

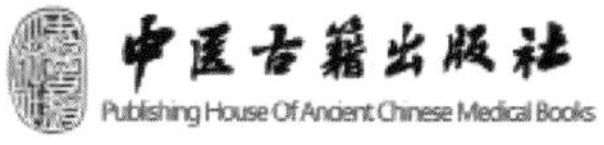

图书在版编目（CIP）数据

彭胜权临证思辨录 / 吴智兵，李永宸主编．—北京：中医古籍出版社，2014.9

ISBN 978-7-5152-0648-6

Ⅰ．①彭…　Ⅱ．①吴…　②李…　Ⅲ．①中医学—临床医学—经验—中国—现代　Ⅳ．①R249.7

中国版本图书馆 CIP 数据核字（2014）第 148137 号

彭胜权临证思辨录

主　　编　吴智兵　李永宸
责任编辑　梅　剑
出版发行　中医古籍出版社
社　　址　北京市东直门内南小街 16 号（100700）
编辑信箱　meijian2009@163.com
购书热线　010-84023423　010-64002949
经　　销　新华书店
印　　刷　广州市艺彩印务有限公司
开　　本　152mm×227mm　1/16
印　　张　17.5
字　　数　186 千字
版　　次　2014 年 9 月第 1 版　2014 年 9 月第 1 次印刷
书　　号　ISBN 978-7-5152-0648-6
定　　价　29.80 元

名医简介

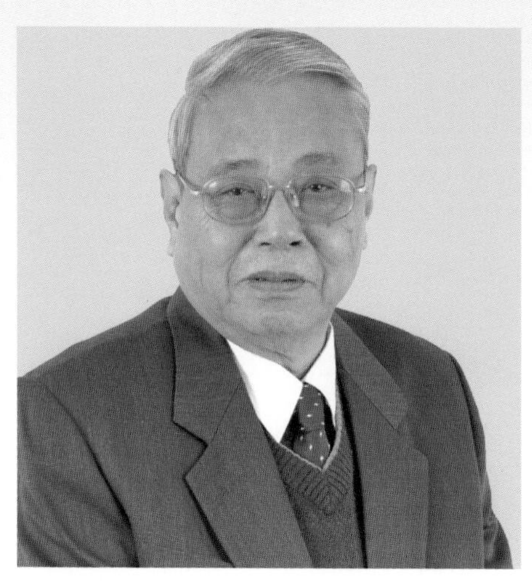

彭胜权，广州中医药大学首席教授，博士生导师，主任中医师。全国名老中医，广东省名中医，第二、三批全国老中医药专家学术经验继承人指导老师，全国优秀教师，国家级重点学科学术带头人，获“抗击非典全国优秀科技工作者”、“全国优秀共产党员”、“广东省抗击非典一等功”及“广东省优秀共产党员”等荣誉，享受国务院特殊津贴和广东省劳模津贴。

主编全国普通高校中医药规划教材《温病学》，教学研究曾获国家教育部科学技术进步一等奖，科研成果曾获广东省科学技术奖一等奖等奖励。

主要从事中医药防治病毒性感染性的临床研究，在临床中坚持用中医药理论结合现代医学研究成果诊治内科病症，尤其擅长治疗中医热病、各种肝病、脑病、咳喘病、肠胃病以及各种疑难病症。

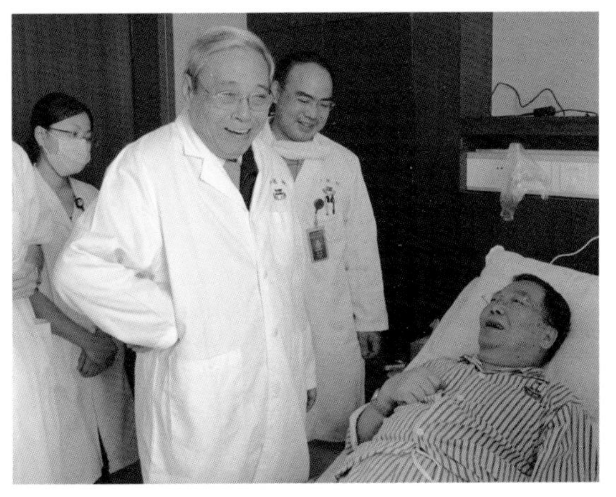

▲在病房诊治住院病人

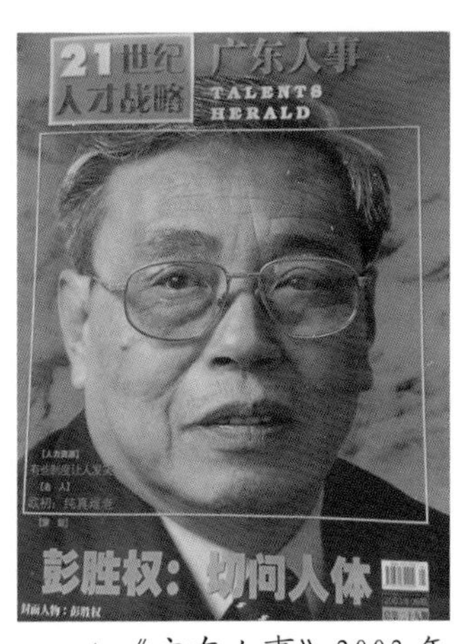

▲《广东人事》2003 年第 9 期封面人物

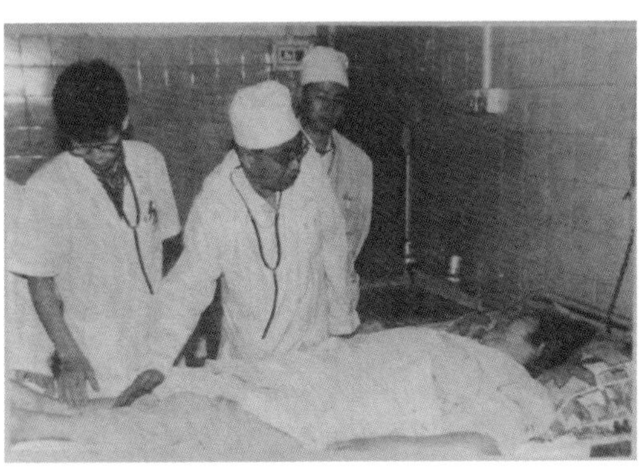

▲ 彭教授在病房诊治住院病人

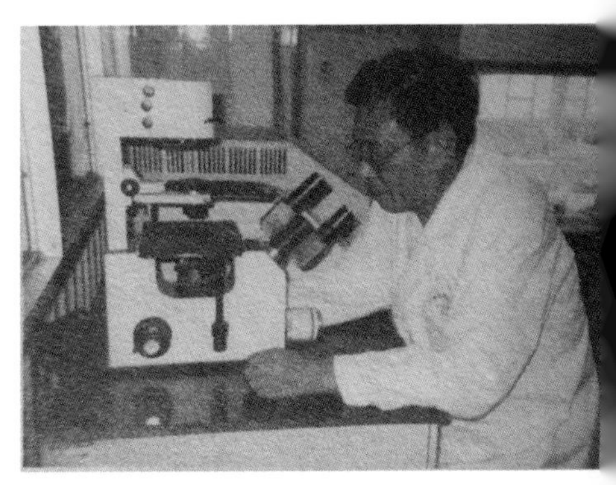

▲ 彭教授在疑难病症实验室做实验

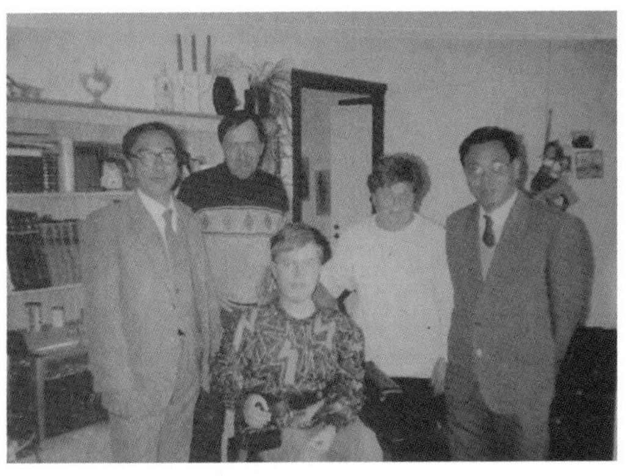

▲ 彭教授在芬兰做学术交流时为外国瘫痪病人治疗

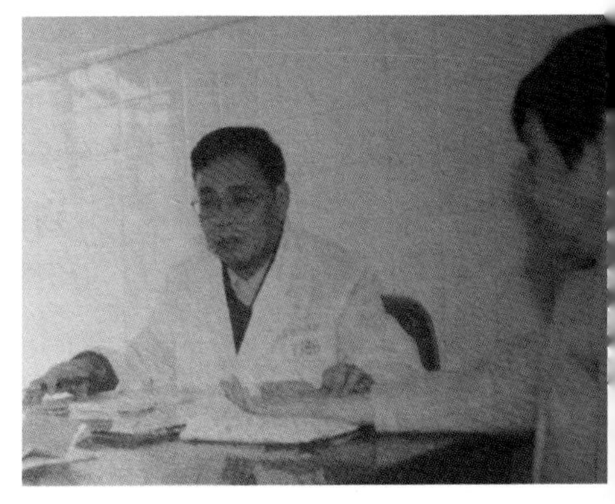

▲ 在门诊诊治病人

国家中医药管理局
重点学科

温病学

State Administration of TCM Key Discipline:
Science of Seasonal Febrile Diseases

国家级精品课程

温病学

National Level Excellent Courses
Science of Seasonal Febrile Diseases

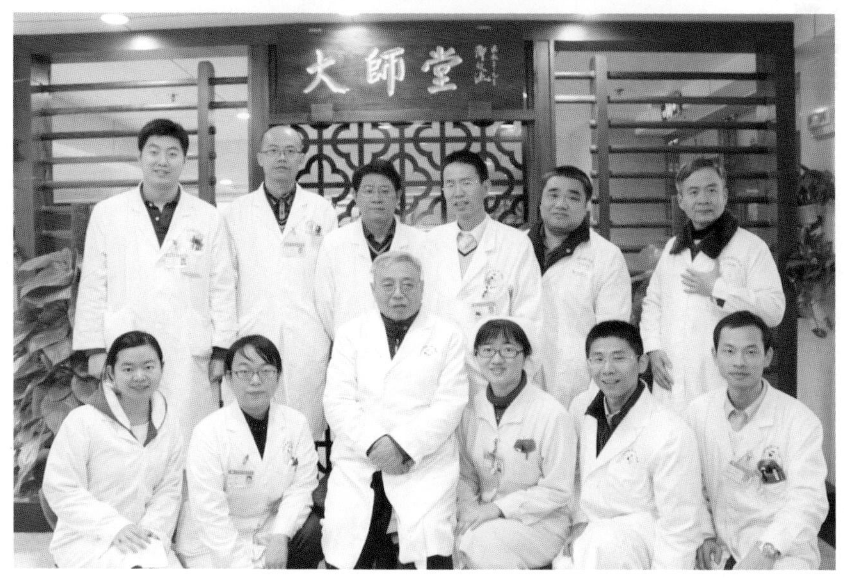

▲ 名医工作室部分成员集体照片

荣誉

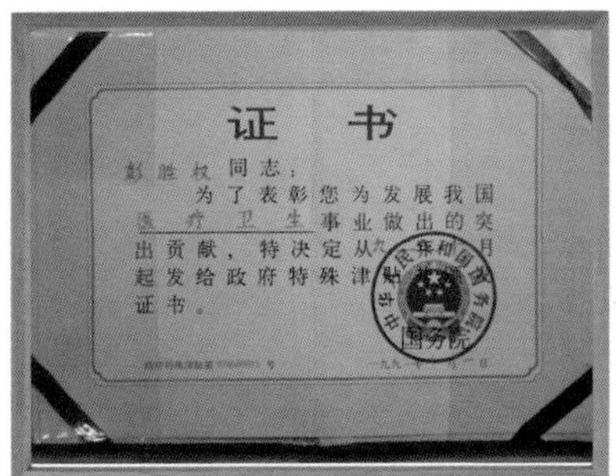

证书

彭胜权同志：

为了表彰您为发展我国医疗卫生事业做出的突出贡献，特决定从九 月起发给政府特殊津

证书。

国务院

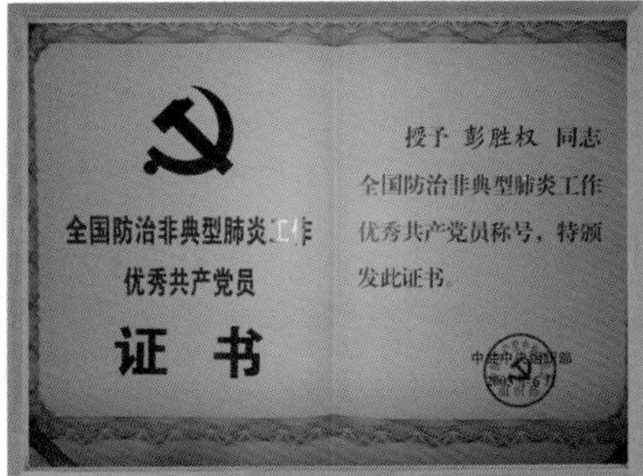

全国防治非典型肺炎工作优秀共产党员

证书

授予 彭胜权 同志 全国防治非典型肺炎工作优秀共产党员称号，特颁发此证书。

中共中央组织部

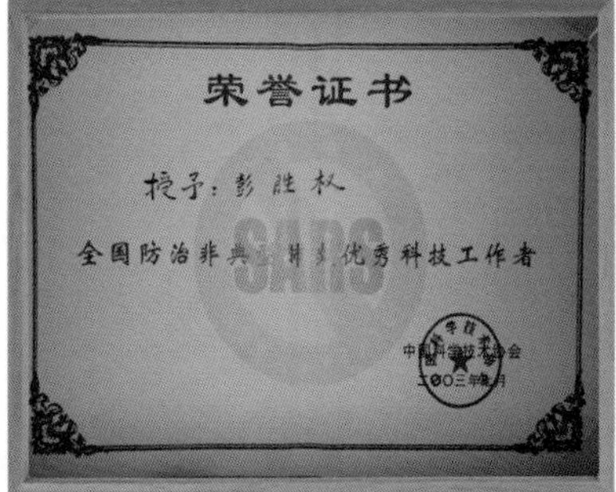

荣誉证书

授予：彭胜权

全国防治非典 炎优秀科技工作者

中国科学技术协会

二〇〇三年 月

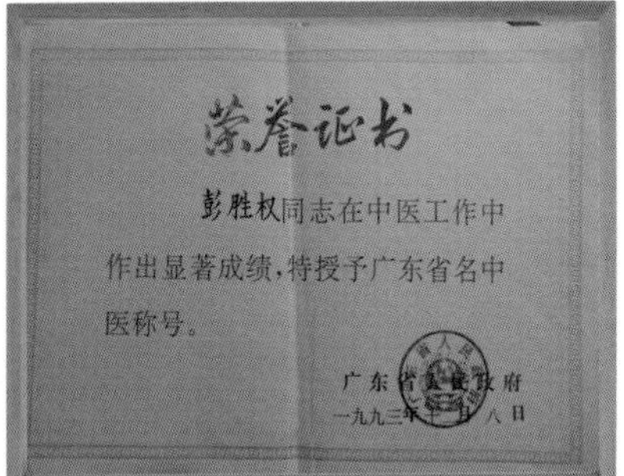

荣誉证书

彭胜权同志在中医工作中作出显著成绩，特授予广东省名中医称号。

广东省人民政府

一九九三年 月 八日

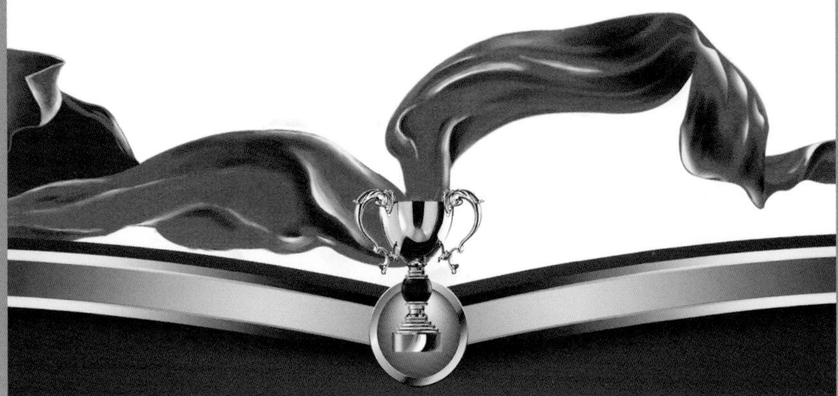

前　言

2013年我们收集彭胜权教授及其指导弟子既往撰写的论文，整理出版了《彭胜权学验传承录》。此书收集的论文跨度近50年，基本反映了彭胜权教授学术思想与观点，对认识中医、研究中医有一定的启迪。

现今出版的《彭胜权临证思辨录》，是全国名老中医传承工作室成立以来，彭胜权教授不顾年老体弱，回顾临床经验和医案精华及其学生记录整理的医案专著，旨在继承中医辨证论治的精华，发扬中医药特色和优势，为坚定学习和实践中医药树立信心。

本书内容共分两部分，第一部分为临床经验，主要由彭胜权教授亲自撰写、讲授，并在其讲稿基础上整理而成，对中医治疗传染病、中医热病、外感久咳、多种肝病等10余种（类）疾病的辨证论治、经验体会进行了较系统的总结，反映出彭胜权教授对这些病的诊治思路、用药规律及特色，体现他对温病学理、法、方、药的娴熟运用；第二部分为医案精华，由他的弟子长期随诊，忠实记录，对近10年来的较典型的病案进行整理，并每案加按语分析总结，内容真实可信，有助于研究老中医临床思辨的灵活性，体会学中医所需要的悟性，相信对学习掌握中医临床技能、提供辨证思路有所帮助。

为了尽可能全面展示某些疾病的证型，以及内容、结构的完整性，本书采用了前书个别资料，但总的来说，两书的编写目的、体例架构和反映的学术内容不尽相同，可互为补充。

中医医史文献专业研究生唐亚南在文字输入方面做了大量工作，在此表示感谢。由于编写水平有限，不足之处难免，望同道指正。

编　者

2014年4月

凡　例

1. 本书含两部分：一是临床经验，二是医案精华。临床经验主要从整体上介绍彭教授对一些急慢性传染病以及严重危害人们健康的常见病的诊治经验，这些经验是彭教授在长期临证实践基础上的理论升华，其中有多篇文章是最近彭教授为“全国名老中医传承工作室”的年轻医生介绍临证经验的讲稿基础上整理而成。医案精华则配套临床经验，分《病毒性肝炎》《高脂血症》《脂肪肝和药物肝》《胃肠病》《中医热病》《久咳》《疑难病》6 个部分。

2. 绝大多数医案，是在门诊用数码相机拍摄后，逐字转化成 WORD 文档，并据此整理而成。由于这些门诊病例时间跨度达 15 年之久，有些病例经由彭教授历届学生和部分年轻老师记录，由于他们的中医理论水平和临证经验存在差异，因而四诊记录有详略不一、水平各异的情况存在。对所记录医案的语法错误、错别字以及个别症状表述不当等问题，在转为 WORD 文档时，已将其改正，以利读者。对四诊简单的病案，读者可通过彭教授的处方，推出其治法、证型，领悟中医辨证论治。

3. 遵循西医诊断、中医诊断、中医辨证、中医治法、处方用药的体例来记录初诊病案，若上述项目缺如，则据彭教授处方用药来推出该案的治法、证型。

4. 列举“不孕治验”“疏肝和胃、活血软坚、清热解毒治疗肝硬化”（部分）、“用彭教授痰瘀理论指导，临床治愈三叉神经痛”三案影像，将其置于相应各案之后（限于篇幅，不能全部附上），供读者对照参考，为整理名老中医经验提供方法借鉴。为保护患者的个人信息，隐去患者名字、详细住址、身份证号码、电话或手机号码。

5. 肝炎和肝炎后肝硬化是严重危害国人健康的慢性病，彭教授治疗这类疾病具有丰富的经验，因此，本书收录的医案最多。由于这类疾病病程长，有些门诊病例治疗长达数年，同一患者在数年内，可表现不同症状，因而出现不同证型。我们不畏繁琐，全面、详细、真实地记录了一些完整个案，向读者提供完整个案意义有二：一是让年轻中医了解同一患者患同一病，证型不是固定不变的，因此治法也是灵活的，即古人所言“灵机活法”；二是读者不仅可从中全面领悟彭教授治疗肝炎及肝炎后肝硬化的经验，也可领会彭教授治疗患者所患其他病的经验。例如，肝病患者常出现胃脘痛、水肿、衄血、不寐、口腔溃疡、皮肤瘙痒等症状，读者可从中领悟彭教授诊治这些疾病（症状）的经验。

6. 医案中药物用量单位为“g”。

目　录

第一部分　临床经验

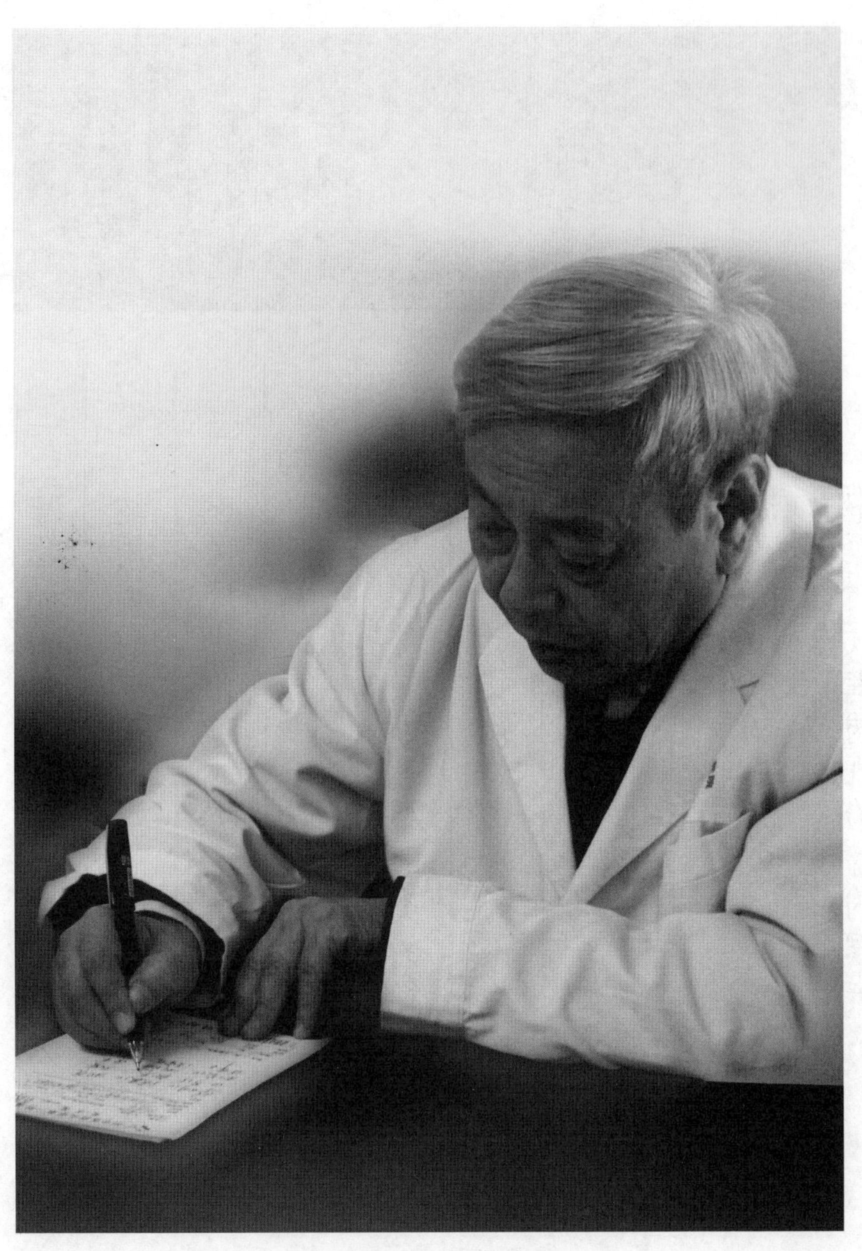

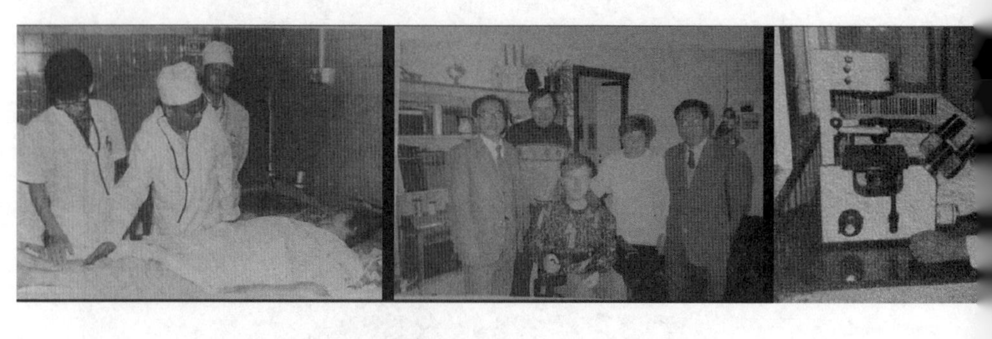

一　中医治疗传染病的经验和体会

二　运用温病理论治疗顽固性发热经验

三　中医外感久咳的辨证思路与经验

四　中医辨治不寐的经验

五　中医治疗慢性乙型肝炎的经验与体会

六　肝炎后肝硬化的中医药论治

七　中医对慢性胆囊炎和胆石症的治疗

八　高脂血症与脂肪肝的中医治疗

九　肝病病机和治法概说

十　中医对疑难病证治疗的思辨

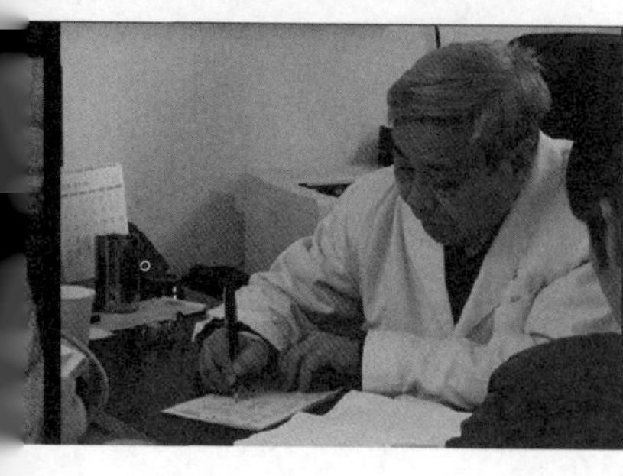

第一部分

临床经验

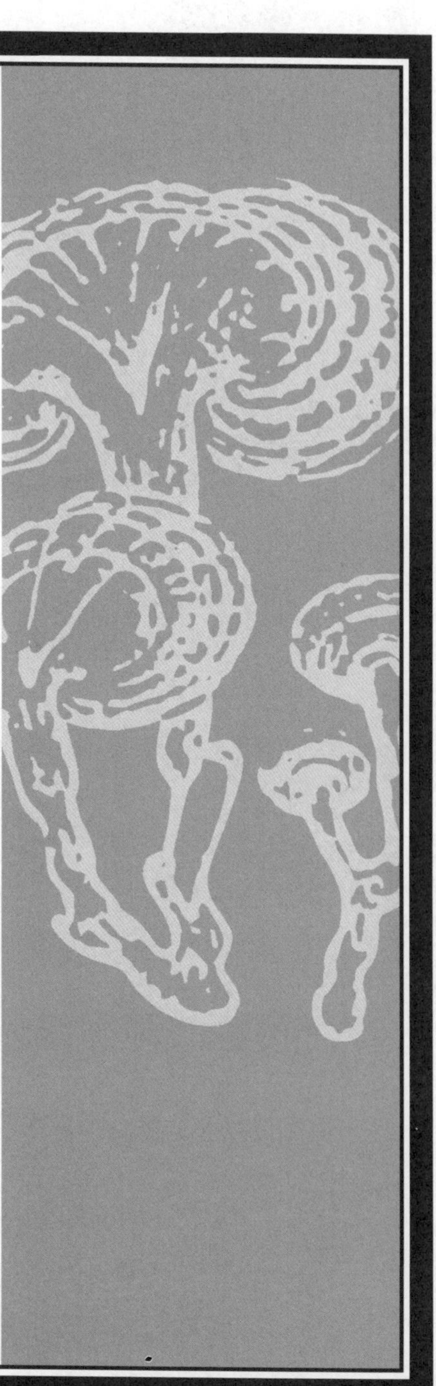

第一章

中医治疗传染病的经验和体会

回顾几十年的临床经历，比较大的疫情有：

1968 年1~5月在附一院特设病区，集中治疗流行性脑脊髓膜炎；

1978 年夏季（7~9月）支援佛山市中医院内科病房，治疗登革热和登革出血热；

2003 年春季（2~4月）在广州3家医院会诊治疗『非典』，现将中医治疗经验和体会简要介绍。

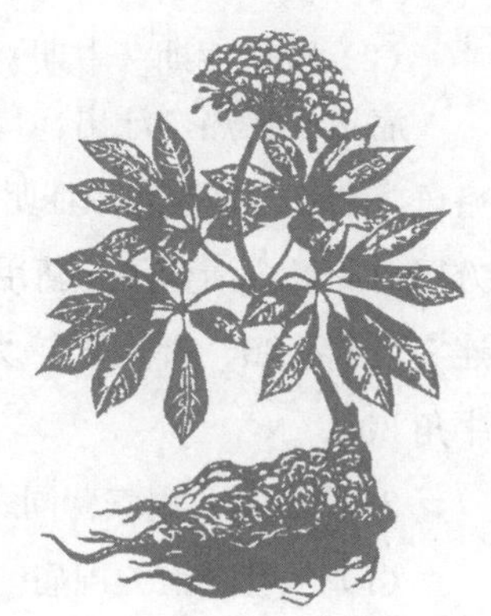

一、流行性脑脊髓膜炎

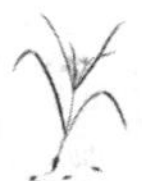

由脑膜炎双球菌导致的化脓性脑脊髓膜炎，简称流脑。临床上以突发高热，头痛，呕吐，皮肤黏膜有瘀点、瘀斑及颈项强直等脑膜刺激征为特点，多发于15岁以下儿童。

本病以冬春两季为多，散发性的，中医称为春温；流行性的，中医称为春温时疫，属伏气温病或温疫范畴。初起多由外感引动伏气，属卫气同病证，病情发展见气营同病，严重者可见气营（血）两燔，或见热陷心包引动肝风。早期（卫气同病）中医优势明显，中后期多采用中西医结合治疗。

（一）治疗

1. 普通型：

（1）上呼吸道感染期（早期）—— 中医卫气同病型

症见：微恶寒，发热，咽痛，头痛，鼻塞流涕，间有呕吐，口渴，皮肤黏膜有瘀点，舌略红苔白微黄，脉浮数。治宜清气透表。方用银翘散合白虎汤加减。药用：野菊花12、连翘12、银花15、薄荷6、蝉蜕9、荆芥穗9、钩藤24、地龙9、赤芍9、大青叶9、滑石20、丹皮12。

（2）败血症期（中期）—— 中医气营同病型

症见：壮热，汗出，口渴，头痛项强，呕吐，心烦嗜睡，皮肤黏膜瘀斑、瘀点，脑膜刺激征明显，舌深红苔黄干，脉洪数。治宜清营泄热。方用白虎汤合清营汤。药用：生石膏45、知母18、甘草5、黄芩15、黄连9、连翘30、玄参24、大青叶24、龙胆草12、葛根30、赤芍40、水牛角30。

2. 暴发型：属气营同病，气血同病，热陷心包，热盛动风

（1）气营（血）同病

症见：高热，头痛，呕吐较频，皮肤黏膜瘀点、瘀斑，神志不清，

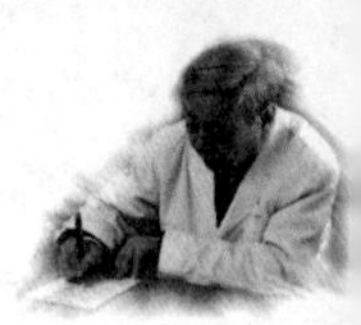

齿衄，咳血，舌绛苔黄，脉细数。治宜清气凉营止血，方用清瘟败毒饮加减，药用：水牛角30先下、生地30、玄参30、麦冬15、黄连12、黄芩12、黄柏12、板蓝根30、葛根30、连翘12、钩藤15、赤芍15、川红花9。

（2）热陷心包、热盛动风（脑膜脑炎型）

症见：高热，神昏，四肢抽搐，头项强，呕吐频，皮肤瘀斑，舌深暗红苔少，脉弦细数。治宜清心开窍，泄热熄风。方用清宫汤合犀角地黄汤加减。药用：水牛角30先下、龟板30先下、生地30、玄参心30、连翘带心15、连心麦冬15、莲子心5、竹叶卷心15、钩藤15、葛根30、赤芍15、地龙干10。另安宫牛黄丸1粒，温开水送服。

（二）体会

1. 呕吐无法受药者：黄连10、苏叶10、生姜3片，煎服，服中药前1小时用紫金锭3～4片磨汁冲中药服。内关（双）注冬眠灵0.2ml。

2. 脑水肿早期：嗜睡，血压逐渐上升（每小时测1次），尿量减少，眼底镜观察眼底动静比例变化，即用降利汤（旋覆花15、代赭石30、车前草30、泽泻30、怀牛膝15），日3服，每服250ml。

3. 早期用药注意日服中药2～3次，早用静脉滴注中药制剂。

4. 农村流脑预防方：土银花10、贯众15、土薄荷5、甘草5。

1968年3～5月在新丰县马头公社某自然村对比观察，效果较明显。

5. 早期用中医效果好，中、晚期用中西医结合治疗。1966年11月至1967年5月，中医一附院流脑病区共收治402例，痊愈388例，后遗症12例，死亡2例。普通型328例以中医治疗为主，其他型中西医结合治疗。

（三）病案举例

邱某，男，15岁，陕西人，1967年3月20日入院。

发热3天，伴头痛，呕吐2天。患者从江西井冈山串联到广州，3月17日起发热，恶寒，到街道卫生院诊治，服退热药，第3天下午热度又升至39℃，伴头痛、呕吐，在我院就诊，经检查确诊为流行性脑脊髓膜炎，收入流脑病房。

入院时，患者神志清楚，头痛，项强，呕吐 2 次，为胃内容物，发热 39.2℃，口渴，寒战，四肢皮肤有散在性瘀点，大便 3 日未解，尿黄，舌红苔黄，脉滑数。中医诊断：春温。辨证：气血同病。方用白虎汤合犀角地黄汤加减：

生石膏 40先下、知母 10、甘草 6、野菊花 15、葛根 30、赤芍 15、丹皮 10、大黄 10后下、钩藤 15、连翘 15、大青叶 15、水牛角 30先下。2 剂 / 日 ×2 天。

脑膜刺激征明显，加用甘露醇，呕吐无法服药，用氯丙嗪 0.2ml，双侧内关注射。

住院第 3 天，大便已通，发热已渐退至 37.5℃，口仍渴，头痛轻微，呕吐已止，上方除大黄，加花粉，3 剂，住院 6 天出院。（彭胜权教授撰写）

二、登革热和登革出血热

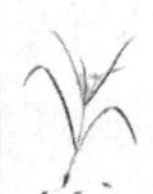

由登革热病毒经伊蚊传播的急性传染病。多发生于夏秋季节。以突发高热（多双峰热），明显头痛，肌肉痛，骨与关节痛，皮疹，疲乏为主要症状。登革出血热除上述症状外，尚有出血（鼻血、齿衄、呕血、便血、尿血、阴道出血等）和休克症状。中医认为该病发于夏、秋之季，散发者属暑湿，流行的多属瘟疫中的暑燥疫。

（一）治疗

1. 邪遏卫气：为暑湿毒邪外袭，郁遏卫气，阻于经络，内窜血络，多为本病早期。

症见：发热恶寒，无汗或少汗，头痛，周身骨节疼痛，四肢倦怠，面目胸背皮肤潮红，四肢有皮疹，少数有出血倾向，口渴，舌边尖红，苔白黄，脉濡数。治宜清暑化湿，透表解肌。方用新加香薷饮合柴葛解

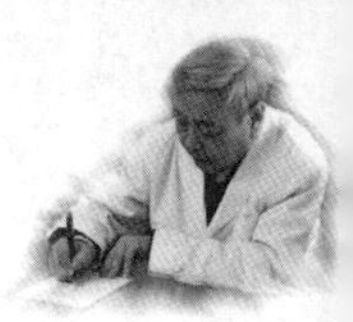

肌汤加减。常用药：香薷10、连翘15、银花10、扁豆花10、葛根30、柴胡10、黄芩15、白芷10、秦艽15、桑枝30、石膏30、知母10。若出汗多，除香薷，用青蒿10；皮疹较多，加丹皮10、赤芍15。

2. 邪阻膜原：湿邪偏重，暑湿伏于膜原。

症见：恶寒或寒战，壮热，继而但热不寒，头痛且重，肢体沉重酸楚，纳呆，胸脘痞闷，腹胀，腹泻或便闭，面目红赤，舌红苔白腻或白如积粉，脉濡缓。治宜疏利透达，辟秽化浊。方用达原饮加减。常用方药：槟榔10、厚朴10、草果5、黄芩15、知母10、法夏10、藿香10、佩兰10、羌活10、秦艽15、生薏仁30、生姜3片。

3. 邪郁少阳：暑湿俱盛，邪郁少阳。

症见：寒热往来，热重寒轻，头痛，肢体疲乏，胸闷欲吐，目赤面红，少量皮疹，口干口苦，舌红苔黄腻，脉濡数、滑数。治宜清泄少阳，分消暑湿。方用蒿芩清胆汤加减。常用药：青蒿10后下、黄芩15、法夏10、茯苓20、甘草6、陈皮5、枳实10、竹茹10、滑石15、青黛6包煎、白蒺藜15。若头痛剧加苍耳子10，呕吐甚加黄连10、苏叶10。

4. 气营（血）两燔：此期热毒炽盛，多为极期，宜中西医结合治疗。

症见：壮热，头痛如劈，肌肉骨节疼痛加剧，口渴，恶心呕吐，心烦不宁，甚则神昏，肌肉斑疹、出血，舌红绛苔黄，脉数。治宜清气凉血解毒。方用清瘟败毒饮加减。常用方药：水牛角30先下、生石膏30先下生地黄20、黄连10、栀子10、黄芩10、知母10、赤芍10、玄参12、丹皮10、连翘15、钩藤15。出血严重加茜草根15、侧柏叶15。

5. 热入心包：登革出血热极期，死亡率较高，宜中西医结合治疗。

症见：身灼热，肢厥，神昏谵语，颈项强直，牙关紧闭，两目上视，手足抽搐，呕吐频作，舌绛苔少，脉细数。治宜清新开窍，镇静熄风。方用清宫汤加减合安宫牛黄丸。常用方药：水牛角30、竹叶卷心10、连翘（带心）12、玄参15、莲子心3、麦冬10、丹参15、赤芍15、钩藤15、天竺黄10、干地黄10、安宫牛黄丸1丸，分2次温开水送服。高热可加用紫雪丹或新紫雪，配合用中药静脉制剂。

（二）体会

1. 邪在卫气和气营同病早期，用中医方法可治愈；若邪在气营（血）两燔及邪入心包、热盛动风极期阶段，尽快中西医结合治疗。

2. 本病早期多为暑湿，治疗中注意祛湿法使用，在极期时湿多化燥，成为暑燥疫时，则加强清热解毒法应用。

3. 出血严重时，可加用赤芍、丹皮、藕节、茜根、白茅根、红花等药，或田七末3g冲服，或云南白药每次0.15～0.5g，口服，每4～6小时1次。

4. 一般本病预后良好，少数登革出血热亦见有病死报告。1978年7～9月，在佛山中医院，2个月余共收治登革热58例，登革出血热16例，全部治愈。

（三）病案举例

孙某，女，28岁，工人，佛山盐步人，1978年7月4日入院。

发热3天。患者于7月1日晚，突然发热39.1℃，伴恶寒，周身肌肉酸痛，曾在盐步公社卫生院治疗，经补液和抗菌治疗无效，7月4日疑为登革热收入院。入院时患者发热38.8℃，恶寒，头痛，四肢骨节酸楚疼痛，面部潮红如醉酒貌，牙齿出血，自述月经提前3天来潮，身体乏力沉重，口干不欲饮，纳差，大便烂，2次／日，尿黄，舌边尖红，苔白腻微黄，脉浮数。中医诊为暑湿——邪遏卫气，波及血络。宜清暑化湿，解表透邪。方用新加香薷饮加味药用：银花10、连翘15、香薷10[后下]、鲜扁豆30、荷叶20、竹叶10、川朴花10、滑石15、甘草6、柴胡10、葛根30、羌活10、赤芍10、仙鹤草15。

服药3天汗出热退，精神见好，齿衄除，阴道出血未见，仍有肢体疼痛，纳差，用三仁汤调理3天出院。根据其入院时白细胞总数、中性粒细胞、血小板总数均减少，有核左移现象，入院时血清补体结合试验1/64及出院时双份血清补体结合试验高于4倍，而确诊为登革出血热。

（彭胜权教授撰写）

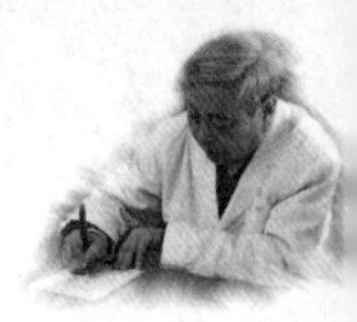

三、传染性非典型肺炎（SARS）

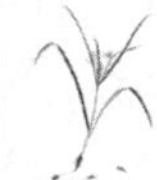

由SARS冠状病毒引起的急性呼吸系统传染病。临床以发热，头痛，乏力，肌肉关节酸痛等全身症状及干咳，胸闷，呼吸困难甚至呼吸窘迫综合征为特征。

本病以冬春季发病，传染性强，属瘟疫中肺热时疫，广东多见兼湿症状，治疗时在卫、气分阶段，应注意祛湿。

（一）治疗

1. 邪袭肺卫：疫毒较轻，正气尚盛，邪气袭肺卫，属本病早期。

症见：起病急骤，发热，微恶寒，全身酸痛，咳嗽少痰，口干，舌边尖红，苔薄腻微黄，脉浮数。治以辛凉解表，宣肺止咳化湿。用银翘散加减。常用方药：银花10、连翘15、芥穗10、薄荷6[后下]、牛蒡子10、白前10、紫菀10、百部10、冬花10、芦根30、生薏仁30、藿香10。

2. 邪郁少阳：邪毒在表不解，邪郁少阳，兼见湿热内蕴，仍属本病早期。

症见：寒热似疟（呈弛张期），脘痞心烦，身热午后较高，入暮尤剧，天明得汗诸证俱减，肢体困倦，胸闷气促，干咳少痰，舌红苔白腻，脉弦数。治宜和解少阳，分消湿热，升清降浊。方用蒿芩清胆汤合升降散加减。常用方药：青蒿10[后下]、黄芩15、竹茹10、法半夏10、茯苓20、枳实10、滑石15、青黛6[包煎]、蝉蜕5、白僵蚕10、姜黄10、大黄5。

3. 肺热下移大肠：肺与大肠相表里，上焦肺热不解，可下移至下焦的大肠，可热迫下利或热结腑实，属本病中期气分阶段。

症见：身热咳喘，口渴欲饮，大便干结，多日不大便，或大便利、烂，泄泻，肛门灼热，舌红苔黄燥，脉沉实而数。治宜清肺泄热，止泻或泻下通便。方用宣白承气汤合泻白散加减。常用方药：桑白皮15、地骨皮15、甘草6、葶苈子10、海蛤壳15、海浮石30、芒果核30、北杏10、大黄 10、石膏 30先下、瓜蒌壳 15、秦艽 15后下。若热迫下利，用泻白散合葛根芩连汤加味。

4. 热入营血：此为本病极期，疫毒嚣张，正气不支，病情危重，多以西医抢救为主，中医应积极参与。

症见：持续高热，身热夜甚，烦躁不安或昏愦不语，口唇发绀，咳嗽呛咳或有咯血，呼吸困难（>30 次 / 分），或衄血，舌绛苔少，脉细数。治宜清营泄热，清心开窍，凉血止血，方用清营汤合犀角地黄汤加减。常用方药：水牛角 30先下、生地 30、玄参 15、麦冬、银花 15、连翘 15、鱼腥草 30、黄芩 15、板蓝根 15、茜草根 15、侧柏叶 15、仙鹤草 15。

（二）体会

1. 本病早期，一经确诊，尽早中医介入治疗，本病可以终止在此阶段。

2. 本病中期，多用中西医结合治疗，中药可减少激素用量。

3. 神昏之初早用安宫牛黄丸，效果好。休克用参附汤，或参附龙牡四逆汤，以回阳救逆。出现呼吸窘迫综合征（ARDS）配合用生脉散。

4．“非典”时期，各地中医对“非典”认识不一，即使同意用温病理论指导治疗，分型也未统一，以上类型仅个人经验，供参考。

（三）病案举例

案例 1

谢某，男，38 岁，某医院放射科医生，2003 年 3 月 18 日入院。患者于 18 日晨起发热 38℃，伴有咳嗽少痰，怀疑染上“非典”，经多种检查，确诊后即入院隔离治疗。3 月 21 日会诊，入院 3 天来，发热未退，上午发热 38℃，下午发热较高，晚上发热多为 39℃以上，咳嗽气促少痰，乏力，肢体酸痛，舌红苔黄腻，脉濡数。辨证为湿热郁于少阳。治宜清热利湿，升清降浊。方以蒿芩清胆汤合升降散加减，方药用：法夏 10、茯苓 20、甘草 6、橘红 5、枳实 10、竹茹 10、青蒿 10后下、黄芩 15、蝉蜕 5、白僵蚕 10、姜黄 10、大黄 5、滑石 15、青黛 6布包煎。2 剂。

第 2 次复诊（3 月 24 日），发热已退，仍有咳嗽少痰，口干，咽痛，

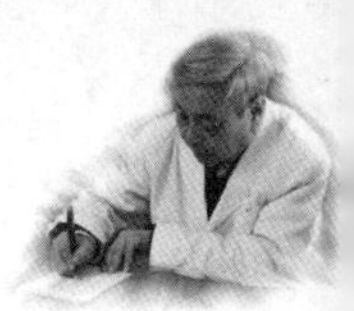

肢体困倦，胸闷脘痞，舌红苔薄黄腻，脉弦略数。方用银翘散合升降散加减，方药用：银花 10、连翘 15、竹叶 10、芦根 30、薄荷 6后下、牛蒡子 10、甘草 6、桔梗 10、蝉蜕 5、白僵蚕 10、姜黄 10、大黄 5。3 剂。

3 月 29 日诸证俱除，出院。

案例 2

阮某，女，24 岁，某医院护士，3 月 21 日会诊。

发热 2 天，伴胸闷，干咳，诊为“非典”，入住该院专病病区。会诊时，见患者面潮红，出汗多，口干口渴，发热 38.8℃，咳嗽气急，周身酸软，腹胀，大便 3 天未解，舌红苔黄干，脉沉实。辨证为肺热下移大肠之肺热腑实证。用宣白承气汤合泻白散加减，方药用：大黄 10后下、北杏 10、生石膏 30先下、瓜蒌壳 15、桑白皮 15、地骨皮 15、苇茎 10、生薏仁 30、冬瓜仁 30、甘草 5、知母 10、川朴花 10。2 剂。

第 2 次会诊（3 月 24 日），大便已通，发热已退，咳喘轻微，用桑菊饮善后，住院 6 天出院。

治疗手记

该院护士在护理“非典”病人时感染“非典”，由于其体质壮实，就诊及时，出现肺热下移大肠之腑实证，用宣白承气汤较快控制体温和肺部炎症。在“非典”中，多见大便泄泻之热迫下利证，宜用葛根芩连汤。

（彭胜权教授撰写）

第二章

运用温病理论治疗顽固性发热经验

温病是指由温邪外袭引起发热较高、伤阴化燥明显的一类急性外感热病。温病理论完善在明清时代，其中著名的有清代叶天士创立的卫气营血辨证和吴鞠通创立的三焦辨证理论，一直有效地指导治疗外感热病的实践。

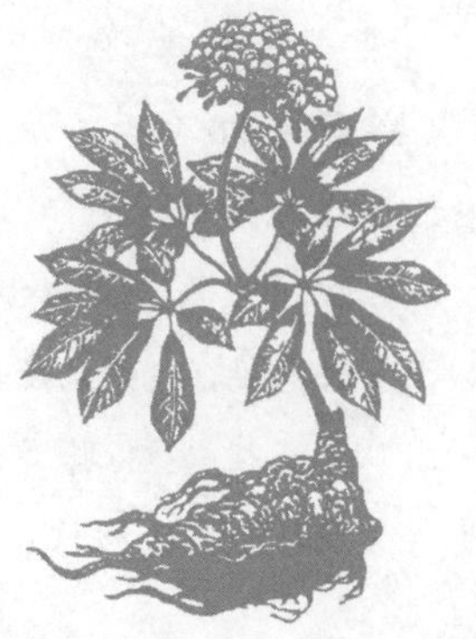

自从20世纪40年代抗生素的普遍应用以来，有不少急性传染病和感染性疾病，有了可靠的治疗方法，使温病学应用范围逐渐缩小，逼入危险的境地。不少人认为中医只能治慢性病，西药抗生素治急性发热病疗效好，取效快，方便快捷。这是社会比较普遍的看法。

温病理论是否已经过时，无法指导临床实践呢？个人认为是片面的，其理由有三：1. 当前我国由于抗生素滥用，耐药性细菌甚至超级细菌（NDM-1耐药基因细菌）的出现，抗生素治疗失效。2. 据称上呼吸道感染中，病毒性感染占90%，并有发展趋势。如“非典”、禽流感、“甲流”等，西药抗病毒的作用并不确切。3. 新中国成立以来，中医药地位极大提高，温病学术亦在不断发展，现代的温病学，不单专治外感热病，还扩大到治疗内伤杂病，如血液病、脑血管病、变态反应性疾病、自身免疫性疾病等，应该说温病学应用范围正在扩大，不会失去其应有的位置。

顽固性发热，指发热持续2周以上，经诸多检查，原因不明或用多种治疗方法，无法控制的发热。中医按照卫气营血或三焦辨证理论指导，取得满意效果。现举数例病案，或可提高中医治热病的信心与思辨能力。

一、类疟（少阳疟）

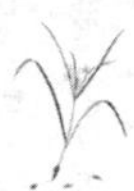

治疗案例

李某，男，69岁，退休职工，住广州桂花岗，2009年2月9日入住我科。

主诉：反复发热8月余。

现病史：缘患者于2008年8月初起，自云“感冒”发热，发热一直未愈。9月29日住广州某医院，诊为“左上、中肺轻度慢性炎症”，经住院20余天，退热出院。出院仅10余天，11月7日又因高热39.2℃入我院某科治疗。发现肺炎合并胸腔积液，用多种抗生素及中药后，胸腔积液吸收，但体温始终在38℃以上。2009年2月9日转入我科，排除多种感染、自身免疫性疾病、肿瘤，经中西医治疗2个余月，发热一直未退。

既往史：1. 肺炎合并胸积液。2. 高血压2级（高危组）。3. 结肠癌术后。

4月3日初诊：入我科近2个月，发热多以夜间为主，每晚19:

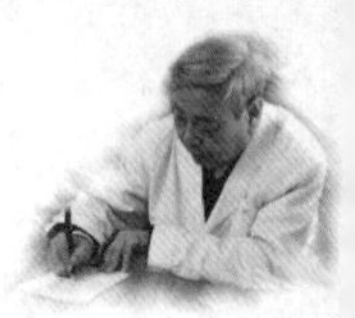

00 ~ 21:00 开始发热，23:00 ~ 24:00 时发热达 38.5℃ ~ 39℃，用解热镇痛药或不用药，清晨微汗热退，白天基本无发热。发热可伴有微恶寒，肢体困倦，大便干结，其他正常，舌暗红少苔，后根白腻，脉弦滑。此属类疟，邪留阴分，气阴两伤。治宜滋阴清热，搜邪透络，益气扶正。方用青蒿鳖甲汤合小柴胡汤。

青蒿后下 10、鳖甲先煎 30、知母 10、丹皮 10、柴胡 10、黄芩 15、党参 15、法夏 10、大枣 15、甘草 6、赤芍 15、大黄 5。7 剂。

4 月 10 日 2 诊：夜间体温最高 37.5℃ ~ 37.6℃，发热稍减，口渴，不恶寒，大便通畅，精神见好，舌暗红苔少脉细数。正气渐复，湿邪已除，热邪瘀阻血络，气阴仍未恢复，继续以滋阴清热、活血通络为主，佐以益气养阴，仍用青蒿鳖甲汤加味。

青蒿后下 10、鳖甲先煎 30、知母 10、丹皮 10、花粉 15、生地 20、川红花 10、赤芍 15、葛根 30、麦冬 10、淡竹叶 10、党参 20。7 剂。

4 月 17 日 3 诊：夜间最高体温 37.2℃ ~ 37.3℃，自诉精神好，胃纳、二便正常，仍夜间有口渴欲饮，夜寐欠佳，舌边尖暗红苔薄白，脉弦缓。法已奏效，余热未净，仍继续滋阴清余邪，凉血活血，泻火安神。用增液汤加味。

生地 20、玄参 20、麦冬 10、知母 10、连翘 15、淡竹叶 10、川连 10、龟板先煎 30、泽兰 10、红花 10、赤芍 10、银花 10、鳖甲先煎 30、炙甘草 6、丹皮 10。

4 月 22 日出院，夜间体温 37℃ ~ 37.1℃，继续门诊调治 1 个月，体温完全恢复正常，2009 年 8 月随访，一切如常。

治疗手记

1. 反复发热 8 个月之久，入住本科 2 个月来，暮热早凉，定时而发，与吴鞠通所云“脉左弦，暮热早凉，汗解渴饮，少阳疟偏于热者，青蒿鳖甲汤主之”十分合拍。现今为区别疟疾，多以类疟病名称之。

2. 会诊时，除有发热外，倘有恶寒，肢体困倦，舌后根白腻厚苔，此为久热脾气受损，湿浊内蕴，用健脾祛湿、扶正祛邪之小柴胡汤，合青蒿鳖甲汤滋阴清热，寒温合用，气阴双顾，清补兼施，是取效之关键。

3. 二诊、三诊体温渐降，恶寒除，苔后根白腻已无，但口渴欲饮，舌红暗苔少，脉弦细。说明湿浊已除，伤阴显露，瘀血邪热阻络，用青蒿鳖甲汤养阴清热、搜邪透络，用增液汤加味，养阴生津、活血通络。法证相符，用药得当，故能奏效。（彭胜权教授撰写）

二、暑温

治疗案例

邓某，男，59岁，主任医师，在广州某医院工作。于2009年9月16日由中山一院转入我科。

主诉：持续发热3个月。伴神志不清，二便失禁3天。

现病史：缘患者于2009年6月19日，因下蹲后不能起立，即见高热（40℃），伴双下肢活动困难，对答欠合理，即入广州某三甲医院。诊为：1. 免疫介导坏死性肌病；2. 多系统萎缩；3. 多发腔隙性脑梗死塞；4. 低钠血症。经用大量激素、丙球、各种抗生素，体温及临床症状未改善，后转入某中医院及中山大学某医院，共5个科住院，发热始终未减，病情加重。邀余会诊并转入我院四内科。

最后转院前诊断（中山一院）：除同意上述医院4个诊断外，还有排首位的：1. 发热待查（脓毒血症，药物热）；2. 支气管扩张并感染。

9月16日至9月30日：身热夜甚（39.2℃），神迷，舌謇，时有谵语和瘛疭，口渴引饮，饮不解渴，多尿而且失禁（5000～6000ml/24h），大便失禁，稀水粪便，日二十余次，下肢活动障碍，舌绛无苔干裂，脉细数。本病属暑温重症，乃暑入心营，营阴亏损之证，用清营汤加味。

水牛角[先煎]30、生地30、玄参20、麦冬10、淡竹叶15、丹参15、银花10、连翘15、丹皮15、赤芍15、玉竹30、花粉15。另安宫牛黄丸2粒，分2次服。

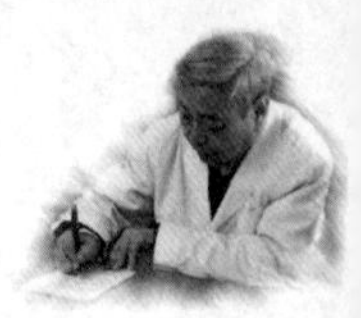

10月1日至10月30日：身热减退，最高38.5℃，神志逐渐恢复，对答合理，说话基本清楚，下肢活动困难，双侧大腿肌肉僵硬，口渴减，尿仍较多（3200～3800ml/24h），大便已干结，每日1～2次，舌暗红无苔，有裂纹，脉细数。此侵扰心包之热已清，阴津耗伤，瘀血阻滞经络之故，仍以清营汤加减，佐以搜络养血活血之品。

水牛角先煎30、羚羊角骨先煎15、生地20、玄参20、麦冬10、丹参15、丹皮15、赤芍15、桃仁10、阿胶烊化15、鳖甲先煎30、龟板先煎30、炮山甲先煎10、僵蚕10。

11月1日至11月30日：身热已退至最高37.5℃，神志已清，对答清楚，能下床活动，步行10余米，仍有口渴，夜间尿多2700～3000ml，尿失禁，大便自调，胃纳可，舌红暗苔少有细小裂纹，脉弦细。伤阴有好转，络脉瘀热未净，继用清阴养阴，用增液汤合大补阴丸滋阴清热，用三甲散加减搜络脉血瘀。

生地30、麦冬10、玄参15、黄柏10、知母10、龟板先煎30、鳖甲先煎30、炮山甲先煎10、桃仁10、泽兰10、丹参15、赤芍15。

12月1日至12月30日：身热已除，神清，下肢活动灵活，能步行200余米，口渴减，夜间尿量1700～2300ml，尿仍失禁，舌淡红苔薄白，微有裂纹，脉弦细。

生地30、玄参15、麦冬10、花粉15、枸杞子15、桑螵蛸15、益智仁10、台乌10、女贞子15、山萸肉10、桃仁10、赤芍15、楮实子15、桑椹子15。

出院2周，来门诊云：发热已除，行走自如，夜间尿量1000～1500ml，仍有小便失禁，用膏方调治，另用固肾缩尿之品（关沙苑、女贞子、菟丝子、益智仁、芡实、莲子肉、龟板、五味子等）善后，以治阴损及阳证。

治疗手记

1. 本例发热，正当岭南暑热之季，6月19日突起高热，意识模糊，谵语，舌謇，瘛疭，当属暑温，暑入心营之证。2个余月来转4个大医院

6个专科病区，遍用抗生素、激素而高热持续不退，加之药物副作用，使胃津肾精耗损，故口渴引饮，身热夜甚。营分之热邪上扰心包，故神迷，谵语，舌謇，筋脉失养则瘛疭，神无所主则二便失禁，急用安宫牛黄丸清心开窍，用清营汤滋阴清热。正与吴鞠通《温病条辨·上焦篇》“脉虚，夜寐不安，烦渴舌赤，时有谵语，目常开不闭，或喜闭不开，暑入手厥阴也。手厥阴暑温，清营汤主之”十分合拍。

2. 治疗第一阶段（9月底）除清营热、滋营阴之外，重在治神志模糊，用安宫牛黄丸2粒，清心开窍。第二、三阶段（10～11月）坚持用清营汤外，注意搜络活血养血，用三甲散加减，恢复下肢活动功能。第四阶段（12月）主要解决夜间小便量过多、尿失禁问题，除用增液汤养阴之外，注意滋肾固涩，加用缩泉丸。

3. 本例初期发热，按暑入心营论治；中期下肢活动不利，按暑伤心肾辨证；后期小便频、尿失禁，阴损及阳，按后遗症施治。

附：善后膏方

炒黄柏10、知母10、生地20、熟地黄20、生龟板30、麦门冬10、玄参15、阿胶15、生鳖甲30、火麻仁15、白芍15、丹皮10、大黄10、桃仁10、葛根30、花粉15、鸡内金15、何首乌30、茯苓20、赤芍15、西洋参15、枳壳10、怀山30、泽泻15、黄芩10、桑螵蛸15、益智仁10、台乌10、丹参15、山萸肉10、加蜂蜜若干。配成1月用量，每日2次，每次1匙。

（彭胜权教授撰写）

三、湿热

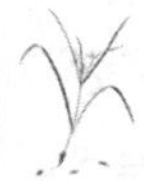

治疗案例

郭某，男，23岁，大学生，广州番禺人，2010年5月21日门诊就诊。2010年5月21日初诊：患者面色苍白，语声低微，体虚消瘦。自诉2年来多间医院诊断不明，或云肠道溃疡、肠结核，有的诊为克罗恩病。发

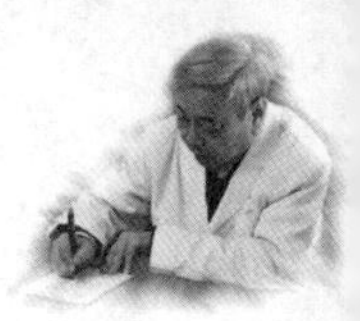

热时有时无，服抗生素（诺氟沙星）可控制1周不发热，之后再用又复热，改用其他抗生素亦如此。

发热以夜间为主，多在37.8℃～38.8℃之间，不发热时则恶寒，四肢冰冷，穿衣较多，间有盗汗，胃纳欠佳，喜爱吃海鲜，特别是贝壳类海鲜，大便烂（1～3次/日），舌淡红苔白腻，脉弦细。

中医辨为湿热证（邪伏阴分兼阻少阳之枢），遣方青蒿鳖甲汤合小柴胡汤主之，用药为：青蒿[后下]10、鳖甲[先煎]30、花粉15、黄芩15、知母10、党参15、柴胡10、甘草6、法夏10、大枣15、生姜3片。7剂。

2010年5月25日2诊：发热基本已除，仅有一天晚上38.2℃，已不恶寒，胃纳欠佳，大便1～3次/日，大便烂，舌淡苔薄腻，脉弦细。考虑病邪已除，改用连理汤合白头翁汤，以温阳健脾、清热利湿。药用：黄连10、干姜10、黄芩10、火炭母15、党参15、甘草6、黄柏10、布渣叶15、白术10、白头翁15、秦皮15。

2010年6月1日3诊：患者自诉服药后，发热2次（38.5℃～39.2℃）间有微恶寒，腹胀脘痞，大便3～4次/日，精神欠佳，舌淡苔白腻，脉弦细。考虑辨证只顾局部，未照顾整体，热多寒少，寒热起伏，腹胀脘痞，苔腻。

诊为湿热郁在少阳，兼胃气受损，方用蒿芩清胆汤合小柴胡汤。药为：青蒿[后下]10、黄芩15、法夏10、茯苓20、甘草6、陈皮5、枳实10、竹茹10、党参15、柴胡10、大枣15、生姜3片、青黛6[布包煎]、滑石15。7剂。

2010年6月8日4诊：一周来仅发热1次38.2℃，无恶寒，腹不胀不痛，大便1～2次/日，成形较软，胃纳可，精神日佳，舌脉一般，药已中的，效不更方，再进14剂。

7月14日，患者其父电告，停药2周来未再发热。

8月28日，其父再告之近2个月不发热，到南方医院复查回肠溃疡已愈，乙状结肠溃疡未见。

治疗手记

1. 间歇性发热2年余，用抗生素虽可暂时控制发热，但不到1周又复发，此乃人体正气受损、阳气已虚，单祛邪而不扶正，邪未除尽而热再起。

2. 初用青蒿鳖甲汤，是邪已入阴分，但邪仍留在少阳之枢，故有恶寒肢冷，加用小柴胡汤，既可扶正护胃气又可祛邪，表里双解，故热退明显。

3. 二诊改用连理汤合白头翁汤，完全受西医诊断回肠大溃疡、结肠溃疡诊为克罗恩病之误导，采用清利肠热、温脾扶阳之法，只注意局部未照顾整体，故效果不佳。

4. 三诊湿热阻郁少阳之证候明显，改用蒿芩清胆汤清热利湿，加用小柴胡汤扶正祛邪，疗效显著，坚持2周，终痊愈。

运用温病理论治疗顽固性发热有以下体会：

1. 坚信中医：尽管中医直至今日仍被一些人怀疑或是不好理解，但中医理论能有效地指导临床，亦是不可否认的事实。中医不单解决许多慢性病证，亦能在急性热病中发挥重要作用。关键在于对中医的信心，对现代医学无法治好的中医敢不敢去治？能否坚持用药？才是最重要的。

2. 用好经典：经典的理论方剂，是经过长期实践检验的，至今仍有现实意义。我们不但要学习好，并且要灵活应用好，才能做到继承中发扬，不要出现中医西化的倾向。

3. 发挥优势：中医在当今治疗中优势很多，就发热病而言，耐药细菌，病毒性感染，自身免疫性疾病，应用中医中药都有其优势，充分应用《温病学》和《伤寒论》等经典的理论，结合岭南地区人群体质，气候条件，只要辨治恰当，是可以为广大群众解除疾苦的。

（彭胜权教授撰写）

第三章

中医外感久咳的辨证思路与经验

咳嗽在现代医学中是呼吸系统常见症状，如上呼吸道感染，急、慢性支气管炎，支气管扩张，肺炎，肺结核，肺部肿瘤等。按咳嗽时间长短分：3周以内为急性咳嗽；3~8周以内为亚急性咳嗽；8周以上称为慢性咳嗽。

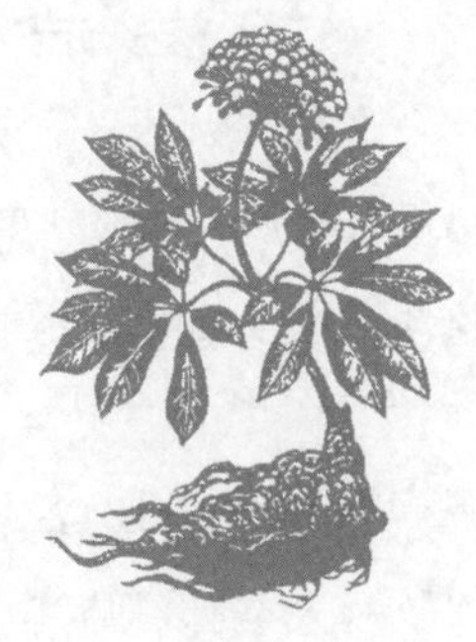

在中医内科学中，咳嗽是一个病证，分外感咳嗽和内伤咳嗽。外感咳嗽，由外邪袭肺，起病较急，病程较短，多为实证；内伤咳嗽，因脏腑功能失调所致，起病较缓，病程长，多属虚证，此次暂不讨论。

外感咳嗽，多指3周以内的急性咳嗽。传统辨证若属风寒袭肺者以三拗汤合止嗽散加减，属风热犯肺者以桑菊饮加减；若属风燥伤肺者以桑杏汤加减，此为辨证论治大法，多数患者3周内可治愈。有部分患者，因体质因素，治疗不当，或延误治疗，咳嗽难除。这类以咳嗽为主要症状，时间在3周以上，影响生活和工作属于亚急性咳嗽或慢性咳嗽的，称为久咳。为区别内伤咳嗽，称其为外感久咳证。经过多年摸索，对外感久咳的辨证思路与经验介绍予同人。

一、外感久咳辨证思路

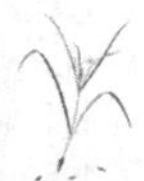

（一）久咳要寻找原因

常见的外感咳嗽，久治不愈，多为感冒后咳嗽，余邪未净，肺气受损所致。还有少数久咳是喉炎性咳嗽、喘息性咳嗽、应变性咳嗽、胃酸反流性咳嗽，只有找对原因，才能为辨证论治找到根据。

（二）祛痰先辨寒热

久咳寒热夹杂，应当全面搜寻证据，不要仅凭痰黄、痰白、是稠是稀来分热痰、寒痰，要结合体质、饮食、气候及原有基础病，综合起来，整体考虑，判断是寒是热，或寒热错杂。

（三）治咳宜分虚实

外邪袭肺，肺气上逆，治宜祛邪，使肺气宣发和肃降，咳嗽才能因痰除而咳止。若久咳，余邪未尽，亦要祛邪为主。但咳嗽无痰，日久肺气受伤，或肺阴受损，属肺虚证，则应收敛肺气，滋养肺阴，咳嗽才能停止。

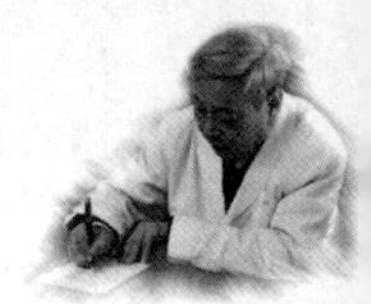

（四）确立基本方，随证施治

确立一个基本方，它性平、味辛，有宣肺祛痰止咳功能，遇到寒热夹杂、虚实难辨之证，它又能适用，这是较理想的办法。经过多年试验，拟出基本方 8 味。

辛微温药物组成的治咳 1 方和辛微寒药物组成的治咳 2 方，共同组成辛平祛痰止咳、寒咳热咳均可运用的基本方 8 味。若痰湿明显，再加燥湿祛痰药物；若痰热明显，再加清热化痰药物。

辛微温 4 味（治咳 1 方）：紫菀、白前、百部、冬花。

辛微寒 4 味（治咳 2 方）：芒果核、海浮石、海蛤壳、北杏。

二、外感久咳辨治

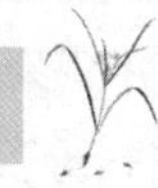

（一）感冒咳嗽

普通感冒引起的咳嗽，90% 是病毒感染，大多数 1 周内随感冒好而愈。有少数咳嗽可持续 1 ～ 2 个月，甚至半年以上，是呼吸道粘黏膜功能发生改变所致。它可分痰湿证和痰热证两种。

痰湿证：咳嗽声重，痰多色白，咽不痛不痒，口不渴，纳呆，肢体困倦，舌淡苔白腻，脉濡缓。

基本方 8 味 + 二陈汤（法夏、茯苓、甘草、陈皮）

痰热证：咳声响亮，痰黄稠，口渴欲饮，气促，舌红苔黄，脉弦数或滑数。

基本方 8 味 + 黄芩、鱼腥草、浙贝母、瓜蒌皮

（二）喉炎性咳嗽

多有慢性咽炎史，受外邪、浊气、粉尘、烟酒、辛辣刺激引发。常

见燥热伤肺证和湿热壅肺证。

燥热伤肺证：口干舌燥，咽痒喉痛，痒即咳嗽，咳声连连，声音嘶哑，痰少而稠，不痒时不咳，舌略红苔薄干，咽喉潮红，咽后壁淋巴滤泡增生发红，多由慢性咽炎转化为急性发作，由肺胃阴伤，浊邪害清。

玄参、麦冬、桔梗、甘草 + 百部、冬花、芒果核、海蛤壳 + 升降散（蝉蜕、僵蚕、姜黄、大黄）

湿热壅肺证：咽痒，喉痛，咽喉红肿明显，口苦，咽痒即咳，咳如犬吠声，痰黄黏难出，舌红苔白或黄腻，脉弦滑。

木蝴蝶、咸竹蜂、岗梅根、桔梗 + 百部、冬花、芒果核、海蛤壳 + 痰热四味（黄芩、鱼腥草、浙贝母、瓜蒌皮）

（三）喘息性咳嗽

如肺气肿合并感染、喘息性支气管炎、支气管哮喘、隐匿性哮喘、肺炎等，多由感冒诱发，发热消退后，咳嗽不止，呼吸急促，咳后有喘息声。外感实证分肺寒型和肺热型。

肺寒型：喘促胸闷，咳痰稀白，畏寒肢冷，治宜温肺散寒，降气平喘，祛痰止咳。

治咳 1 方 + 细辛、干姜、五味子 + 三拗汤

肺热型：喘促鼻扇，咳痰黄稠，口干，舌红苔黄腻，治宜清泄痰热，降气平喘。

治咳 2 方 + 痰热四味 + 黄连、栀子、竹沥、枳实

（四）应变性咳嗽

如季节性或常年性应变性鼻炎，空气混浊（PM2.5 升高，咽味），食物过敏等体质过敏者。表现为咽痒不适，鼻痒，鼻塞，打喷嚏，或皮肤瘙痒，咳声连连，干咳无痰或少痰。

燥热犯肺：气候干燥，干咳少痰，口干舌燥，舌红苔干，脉细数。

桑叶、沙参、麦冬、玉竹 + 化痰止咳 8 味

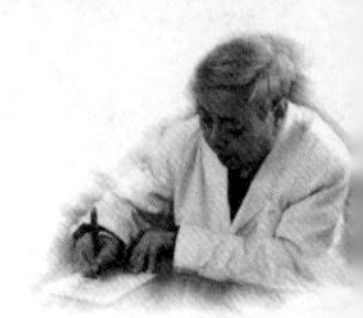

风邪袭肺：浊气犯肺，喉痒咳嗽，无痰，咳剧气急，胸闷烦躁，舌淡红苔薄白，脉浮数。

抗过敏四味（银柴胡、防风、五味子、乌梅）+ 治咳 1 方 + 升降散 4 味（蝉蜕、僵蚕、姜黄、大黄）

三、用药经验

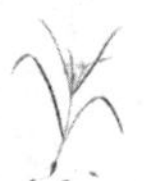

感冒咳嗽：

止咳 1 方由紫菀、白前、百部、冬花 4 味组成，辛微温，有宣肺化痰止咳之功。

止咳 2 方由芒果核、海浮石、海蛤壳、北杏仁 4 味组成，药性辛微寒，有降气平喘、化痰止咳之功。

止咳 1 方合止咳 2 方组成味辛性平的基本方，对外感久咳，均可适用。若偏肺热者，加黄芩、鱼腥草、浙贝母、瓜蒌皮；若偏肺寒者，加二陈汤。

喉炎咳嗽：

燥热伤肺：升降散 + 止咳 2 方 + 玄参、麦冬、桔梗、甘草

湿热蕴肺：升降散 + 止咳 2 方 + 木蝴蝶、咸竹蜂、岗梅根、桔梗

喘息性咳嗽：

肺寒：治咳 1 方 + 细辛、干姜、五味子、桂枝 + 三拗汤（麻黄、北杏、甘草）

肺热：治咳 2 方 + 肺热 4 味 + 黄连、栀子、竹沥、枳实

应变性咳嗽：

燥热犯肺：淡豆豉、栀子、浙贝母、枇杷叶、桑叶、沙参、麦冬、玉竹 + 治痰 2 方

风邪袭肺：升降散 + 治咳 1 方 + 抗过敏 4 味

四、病案举例

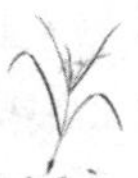

（一）痰湿证

治疗案例 1

郭某，男，14 岁，广州白云区住校中学生。2013 年 4 月 16 日就诊。患者反复咳嗽 1 月余。患者 3 月初因感冒发热，咳嗽，流涕，在本院急诊治疗后，热退，涕止，唯有咳嗽未好。曾经中西医治疗半个余月，咳嗽减轻，但几天后又咳，现已 1 月余。现咳嗽痰多，色白，以晚间为甚。面色青白，肢体疲乏，胃纳欠佳，舌淡红苔白腻，脉细缓。此患者身体瘦弱，屡用抗生素及清热解毒之品，脾阳受损，痰湿阻肺，宜燥湿宣肺，祛痰止咳。方用自拟止咳 8 味 + 二陈汤。

紫菀 10、法夏 15、芒果核 30、白前 10、茯苓 20、海浮石 15、百部 10、陈皮 5、海蛤壳 10、冬花 10、甘草 6、苏梗 10、桔梗 10、谷芽 30、南杏仁 10。

7 剂后，再诊，已无咳嗽，胃纳欠佳，苔腻，撤治咳 2 方 4 味，加川朴花 10、扁豆花 10、生薏仁 30、麦芽 30。调治 1 周，病愈。

（二）痰热证

治疗案例 2

李某，男，45 岁，感冒后咳嗽 1 月余，咳声清脆，痰黄，咽微痛，仅吞咽时感到疼痛，无发热恶寒，舌偏红，苔薄黄腻，脉滑数。

紫菀 10、黄芩 15、芒果核 30、白前 10、鱼腥草 15、海浮石 15、百部 10、浙贝母 10、海蛤壳 15、冬花 10、瓜蒌壳 15、北杏仁 10。7 剂。患者服药 1 周后，咳嗽即愈。

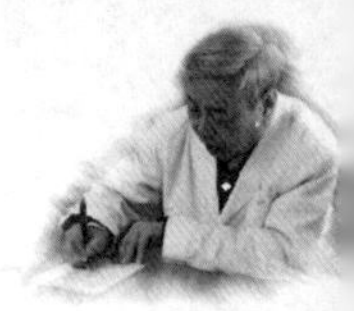

（三）喉炎咳嗽

治疗案例3

苏某，40岁，2007年1月26日初诊。

主诉：反复咳嗽7年余。

病史：咳嗽常在季节转化和空气不好的环境下发作，无发热恶寒，咽不痛，但痒，气促多痰，痰成块，黄黑色，鼻流清涕，曾行扁桃体切除术，舌淡红苔中后段白腻，脉滑。

中医诊断：咳嗽。

西医诊断：慢性咽炎，上呼吸道感染。

紫菀10、法夏10、黄芩15、白前10、云苓20、芒果核30、百部10、甘草5、海浮石15、冬花10、橘红5、海蛤壳15。7剂。

2月2日2诊：咳嗽以说话时发作加剧，痰较前减少，色淡黄，咽干痒，舌略红，苔白，脉细数。

玄参20、百部10、蝉蜕5、麦冬10、冬花10、僵蚕10、桔梗10、芒果核30、姜黄10、甘草5、海蛤壳15、大黄5。7剂。

2月9日3诊：咳嗽大减，尚有少量黄痰，舌偏红苔薄白，脉细数。

上方再进7剂而咳嗽已止。

治疗手记

本案初诊，据“气促多痰，舌淡红苔中后段白腻，脉滑”按痰湿咳嗽论治，中规中矩，然效不明显。次诊，患者表现为说话引发咳嗽，查咽后壁淋巴滤泡增生，咽红，舌偏红，脉细数，属喉炎性咳嗽，以燥咳论治，咳嗽大减。三诊则效不更方，仅以浮海石易海蛤壳，而收全功。本案颇耐人寻味，一是患者病程长。二是证型变化快，初诊表现为痰湿咳嗽，次诊即转为燥咳。三是止咳4味中，选用药性平润的百部、冬花，加升降散平调气机，玄麦甘桔利咽。至第3诊后，反复咳嗽即停。

喉炎性咳嗽尚有表现为咽喉疼痛、咽部有异物感者，喉炎较甚者可在辨证基础上，酌加木蝴蝶、咸竹蜂、岗梅根、桔梗等。

（四）喘息性咳嗽

治疗案例 4

陈某，77 岁，2011 年 10 月就诊。有“老慢支”病史，患咳喘 10 余年，曾多次咳喘前来诊治，本次受凉又发病。症见：咳嗽，动则气喘，多白泡沫痰，舌淡微暗，苔白滑，脉滑。听诊：左下肺有湿性罗音。诊为：①老慢支；②肺气肿合并感染。

紫菀 10、细辛 3、芒果核 30、白前 10、五味子 10、海浮石 15、百部 10、干姜 10、海蛤壳 15、冬花 10、法夏 10、北杏仁 10。7 剂。

2 诊：咳嗽大减，痰亦减少，舌淡苔白滑，脉滑。

紫菀 10、法夏 10、芒果核 30、白前 10、云苓 20、海浮石 15、百部 10、橘红 5、海蛤壳 15、冬花 10 、甘草 5、北杏仁 10。7 剂。

治疗手记

患者年高，患有宿疾，近年每逢天气突变或气候转凉，每每喘咳疾作，按喘息性咳嗽论治，效果甚好。只因身患痼疾，加以高年，易复发耳。

（五）应变性咳嗽

治疗案例 5

刘某，女，40 岁，教师，家住佛山。

2013 年 3 月 8 日以“反复咳嗽近 1 年”前来就诊。2012 年检查发现肺炎支原体抗体（+），服用西药效不佳。经当地中医治疗亦不见好转。2012 年曾行人流术，出血较多。西医诊断：支原体肺炎。症见：咳嗽，咳白色黏痰，咽不痛，讲课时常咳嗽发作，给工作带来不便，夜难入睡，头晕，舌淡边有齿印，苔白，脉细弱。中医诊断：咳嗽。辨证：风邪犯肺，肺失宣降。治以祛风敛肺，升清降浊。

银柴胡 10、紫菀 10 、蝉蜕 10、防风 10、白前 10、姜黄 10、五味子 10、百部 10、僵蚕 10、乌梅 10、冬花 10、大黄 10。7 剂。

2013 年 3 月 15 日 2 诊：咳嗽大减，痰亦大减，现小腹痛，夜寐差，前额头晕，舌淡苔白，脉细弱。以前方加广木香后下 10、夜交藤 15、合欢

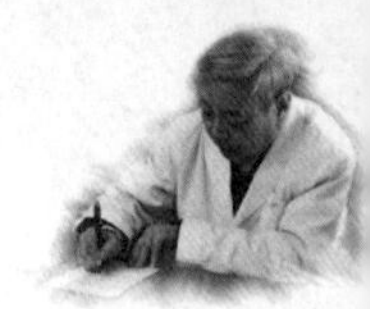

皮 15 善后。7 剂。1 月后追踪，得知未见咳嗽。

治疗手记

支原体肺炎，一般情况使用抗生素，疗效甚好。本案无效，可能与选用药物不当或药量不足有关。加之职业为教师，长久讲课，不断刺激咽喉，以致迁延不愈。本案以升降气机入手，以升降散升肺之清气，降大肠之浊气，又考虑病程较久，不能宣发太过加过敏煎收敛肺气。服药 2 周，即告瘳。

（彭胜权教授撰写）

第四章

中医辨治不寐的经验

不寐又称失眠，是指经常入睡时间不够或者睡眠不深的病证。轻者难以入寐或睡中易醒，时寐时醒；重者整夜不眠，多伴有头疼眩晕，神疲困倦，心烦易怒等症状。现代医学的神经衰弱、抑郁症常见此症状。中医认为阳入阴则寐，阳出阴则寤，不寐则是心阴心阳失衡所致。

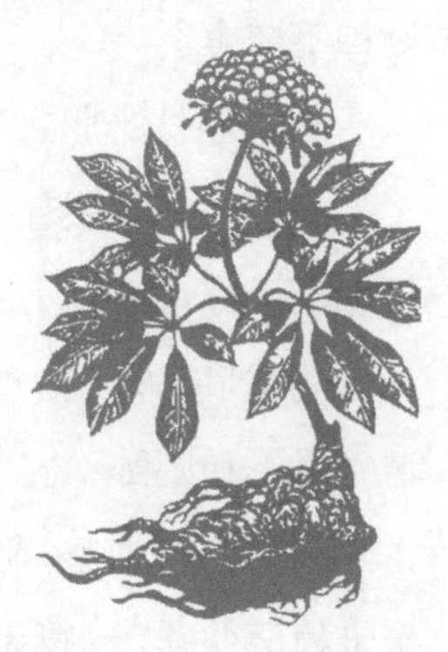

一、病因病机

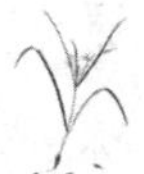

（一）思虑劳倦

愁扰思虑与劳倦太过，内伤心脾，不能养心或肝失条达，郁而化火，扰乱心神。

（二）久病体虚

禀赋不足或久病体虚，气血亏虚不能养心，或肾阴耗伤，水不济火，心火独亢，心神不宁。

（三）饮食不节

饮食过于辛辣煎炸，肥甘油腻，致脾胃受伤，运化失职，聚湿生痰，蕴而化热，上扰心神，致卧不得安。

从病机上中医认为不寐与心、脾、胃、肝、胆、肾等脏腑功能失调有关。

心藏神：劳心过度，耗血伤阴，心火独炽，扰动神明。

肝藏血：血舍魂，暴怒伤肝，气郁化火，魂不能藏。所谓“魂不入肝则不寐”（《血证论》）。

脾藏意：思虑过度，暗耗阴血，血不养心，心神不安，所谓“心虚则神不守舍”。

心虚胆怯：胆主决断，心气虚，胆失决断，遇事易惊，心神不安。

肾精亏：肾阴耗，不能上供于心，水不济火则心阳独亢或心火内炽，不能交于肾，心肾不交，热扰神明，神志不宁。

胃失和降：宿食停滞，胃气失和，脾胃升降失常，致心神不宁，所谓“胃不和则卧不安”（《内经》）。

还有气滞血瘀，阻滞经脉，壅于血腑，心失所养。“夜不安者，将卧则起，坐未稳又欲睡，一夜无宁刻，重者满床乱滚，此血府血瘀。”（《医林改错》）

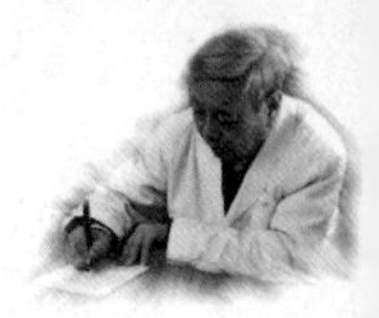

二、辨证论治

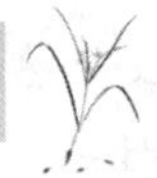

（一）辨证要点

不寐临床表现复杂，一般虚证较多。首辨虚实：虚证多久病或体虚。表现为气虚、血虚、阴虚等阴阳失衡之征。

实证，多为实滞，痰火，瘀血或痰瘀互结等阳盛，火热之候。亦有虚实挟杂者，辨证要仔细。

次辨脏腑：根据四诊合参，应用脏腑辨证。

重点注意心、肝、脾、胃、胆、肾诸脏腑证候。

（二）辨证论治

1. 虚证

(1) 心脾两虚：面色少华，肢倦神疲，心悸健忘，妇女月经提前，色淡量多，淋沥不尽，睡眠梦多，难睡熟易醒，醒后久不再睡，心烦，舌淡胖脉细弱。多见于女性久病体弱或产后抑郁证。

治宜补益心脾，用归脾汤加减。党参、黄芪、白术、当归(珠三角人少用，改用制首乌）、丹参、远志、熟枣仁、茯神、夜交藤、合欢皮、柏子仁、五味子。

（2）心胆气虚：多疑善恐，易惊心悸，坐卧不安，气短自汗，睡后易惊醒，醒后心慌难入睡，舌淡脉弦细。多见于中年女性，有多种慢性疾病患者。

治宜益气镇惊，安神定志，方用酸枣仁汤加味。党参、北芪、怀山、茯苓、熟枣仁、知母、茯神、川芎、甘草、龙齿、珍珠母、远志。肝血虚失眠者去党参、北芪，加女贞子、枸杞子。

（3）心肾不交：腰酸膝软，头晕健忘，精神恍惚，男子遗精早泄，女子月经不调，心烦躁扰，潮热盗汗，久久不能入睡，或早醒难眠，舌红苔少，脉虚数。多见于中老年人，以男性为多，有心脑血管疾病患者为多见。治宜补肾固精，养心安神。方用知柏交泰丸。药用：知母10、黄柏10、生地20、熟地20、龟板胶15、枸杞子15、山萸肉10、桑螵蛸10、黄连6、肉桂12、柏子仁15、地骨皮15。

（4）阴虚火旺：五心烦热，咽干口燥，心中燥热，难入睡，潮热盗汗，腰酸梦遗，舌红苔黄，或黑薄而干，脉细数。多见于少阴温病，伏热久留，肾阴亏损，心火亢盛之温病后期证。治宜清热降火，育阴安神，用黄连阿胶汤加味。药用：黄连10、黄芩10、炒白芍15、阿胶[先烊]15、鸡子黄[冲]1枚、生地20、柏子仁15、熟枣仁15、远志10。其中鸡子黄，即鸡蛋黄，搅拌后入药液中，能补精血通心肾之功。

2. 实证

（1）痰火扰心：痰多黏稠，纳呆呕恶，胸闷脘痞，口苦失眠头痛且重，寐则恶梦纷纭，易惊易醒，舌红苔黄腻，脉滑数。此证多见中老年患者，嗜烟酒、喜肥甘饮食，特别是心脑血管病、“慢支”、肺气肿患者。

治宜清化痰热。方用黄连温胆汤+胆星、栀子。

（2）肝郁化火：头晕头痛，失眠多梦，目赤口苦，渴喜冷饮，大便燥结，舌红苔黄，脉弦数。此证多有高血压、慢性肝病患者。

治宜疏肝泻火，安神定志。方用龙胆泻肝汤加味，可加磁石[先下]30，龙齿[先下]30、炒枣仁15、远志10。

（3）痰瘀阻络：彻夜不眠，心烦躁扰，面色暗晦，口唇发绀，胸闷不舒，纳呆呕恶，痰黏不爽，精神萎靡，舌暗红苔白腻，脉弦细。此证多经年累月，多治不愈，或有多种慢性病。

治宜祛痰，活血，散瘀，安神。方用血府祛瘀汤加减。药用：当归5、生地20、赤芍10、川芎10、桃仁10、红花10、柴胡10、怀牛膝10、枳壳10、三棱10、莪术10、竹沥10、胆星10、珍珠母30、酸枣仁15。

（4）胃失和降：夜卧不安，胸闷嗳气，腹胀不舒，舌淡红苔厚腻，脉滑。此为食滞内停，多见于青年人或儿童。

治宜消滞和胃，宁心安神。方用保和汤加味，可加酸枣仁、柏子仁、夜交藤、合欢皮等。

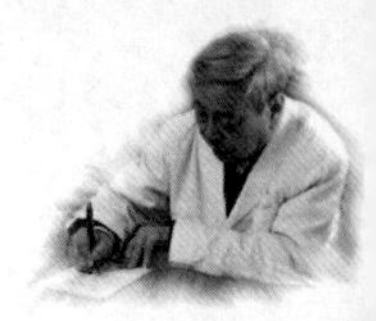

三、体会

（一）不寐一般不是大病，但严重影响生活质量和工作效率，不论是单独以此为主诉，或是其他疾病中出现都应给予认真对待，要注意心理治疗。

（二）本病虚证多，而实证较少。较难治疗的虚证是心肾不交，实证中痰瘀阻络，均要有耐心，坚持较长时间用药。特别是虚实挟杂证，用药颇费心机。

（三）安神中药有两类：①重镇安神：主治心阳偏亢、肝阳亢盛的不寐，可选用磁石、珍珠母、龙齿、石决明等。②滋养安神：主治心神失养，阴血不足，而神志不安的失寐，可选用酸枣仁、柏子仁、远志、夜交藤、合欢皮、灵芝、茯神。

（彭胜权教授撰写）

第五章

中医治疗慢性乙型肝炎的经验与体会

病毒性肝炎是我国感染和发病率最高的传染病，除甲、戊两型外，其他乙、丙、丁、庚型均可变为慢性，尤以乙型最多。慢性乙型肝炎无论是活动型还是迁延型肝炎，从病因、临床、病理三方面诊断并不困难。西医以抗病毒药物为主，并用免疫调节剂治疗，确切疗效尚难评估。中医药治疗本病经验丰富，总的评价：认为中医药能有效地改善肝功能，抑制和逆转肝纤维化，而彻底治愈本病尚有一定的距离。中医的优势在于辨证论治，充分体现在个体化治疗上。

一、疏肝、解毒、活血为本病通用治法

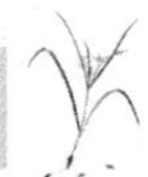

本病归属“黄疸”“胁痛”“肝着”病范畴，病因是湿热疫毒，发病机理取决于疫毒与人体正气相互作用的状态。邪气盛为主则为实证，多见肝、胆、脾湿热明显；正气虚为主则为虚证，临床多见肝、脾、肾气血阴阳亏虚。由于本病病程长，且易反复，故虚实夹杂证颇为常见，治疗最难掌握。尽管病情延绵、复杂，但疏肝、解毒、活血三原则应该是本病的通用治法。

疏肝是针对肝的疏泄功能而设。若疫毒外侵，无论邪之盛衰，均使肝失条达，气郁不畅，影响脾胃升降，胆气失和，故疏肝是治肝病首要治法。肝郁血虚用逍遥散加减，以疏肝解郁、健脾养血；肝郁气滞用四逆散加味，以疏肝解郁、调畅气机；肝郁血瘀用柴胡疏肝散加味，以疏肝解郁、行气活血。常用药物有柴胡、枳实、佛手、川楝子、郁金、素馨花等味。

解毒乃针对病因而立。疫毒盛时，可表现为热毒炽盛、湿热内蕴的证候。疫毒久蕴，毒可致虚。表现为脾气虚、肝血虚、肝肾阴虚、脾肾阳虚等证候。因此病毒性肝炎，时刻注意按疫毒盛衰而选用解毒之药物，如苦参、溪黄草、败酱草、蛇舌草、贯仲、重楼、板蓝根、虎杖、垂盆草等。

活血是针对本病病理产物瘀血而设。疫毒内蕴日久，气机阻滞，血行不畅，使瘀阻络，故毒可致瘀。或因湿热内蕴，耗伤津液，脉络涩滞。治肝应治血，活血通络是治疗本病的法则之一。根据体质强弱，可选用桃仁、泽兰、赤芍、丹皮、川红花、刘寄奴、苏木、三棱、莪术等味。

在临床上根据上述三治法，组成柴贯汤：

柴胡苦微寒，解毒退热，疏肝解郁，升举阳气，治慢乙肝、肝硬化。

贯仲苦微寒，清热解毒凉血，对乙肝病毒表面抗原有抵抗作用。

重楼苦微寒，清热解毒，凉肝定惊，治肝热抽搐，治湿热疫毒。

桃仁苦平，活血祛瘀，润肠通便，有抗凝血抗炎作用，治肝硬化。

泽兰苦辛微温，活血化瘀，行水消肿，解毒止痛，用于肝硬化之腹水、

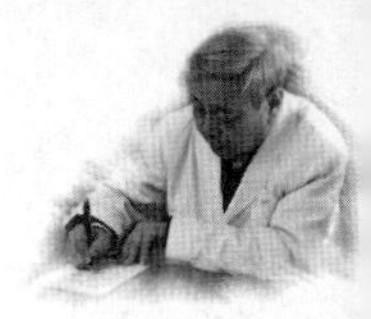

四肢肿。又云：芳香悦脾，可以快气，疏利悦肝。

白芍苦辛微寒，养血和营，缓急止痛，敛肝平肝，用于肝郁血虚之胁痛。

以上六味，以柴胡（醋）、白芍苦微寒疏肝平肝、解郁缓急，以贯仲、蚤休（重楼）苦微寒清热解毒、凉血凉肝；以桃仁苦平、泽兰苦微温，活血祛瘀，治瘀消水，共同组成有疏肝、解毒、活血之功的基本方——柴贯汤。

二、辨证论治是提高疗效的关键

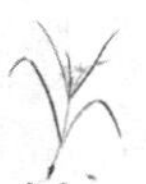

慢性乙肝病程长，易反复。现代医学用干扰素和核苷类药物，亦能抑制病毒的复制，且疗程长，副作用多。中医药复方对消除临床症、恢复肝功能、降低肝纤维化、减少肝癌的发生率都有较好效果。因此坚持个体化辨证治疗，是目前医患的共识。临床上患者症状有表现明显者，也有表现不明显者，个人经验：

（一）症状明显的证型

1. 湿热中阻：胁痛，口苦，面黄，尿黄，舌红苔黄腻，脉弦数。治宜清热利湿。方用柴贯汤加味。可选加苦参、败酱草、溪黄草、蛇舌草、土茯苓、虎杖。

2. 肝郁脾虚：脘胀，纳呆，胁痛，肢倦，舌淡红苔薄腻，脉弦缓。治宜疏肝健脾。方用柴贯汤加味。可选加北芪、太子参、茯苓、白术、枳实、枳壳。

3. 肝肾阴虚：口干心烦，手足心热，盗汗，舌红苔少，脉细数。治宜养血柔肝，滋阴补肾。方用柴贯汤加味。可选加干地黄、女贞子、枸杞子、桑椹子、阿胶、龟板、鳖甲。

4. 瘀血阻络：面色晦暗，唇黑，胁刺痛，舌暗红苔腻，脉细涩。治宜活血化瘀通络。方用柴贯汤加味。可选加川红花、怀牛膝、炮山甲、大黄、姜黄、牡蛎、路路通、王不留行、丝瓜络。

（二）症状不明显的证型

1. 湿热质：常口干且苦，大便较烂，小便较黄，可用柴贯汤加川朴花、扁豆花、生薏仁。

2. 气阴两虚质：形体消瘦，面色苍白，不耐寒热，可用柴贯汤加太子参、五味子、麦冬、沙参。

3. 脾气虚质：肢体困倦，胃纳欠佳，可用柴贯汤加北芪、太子参、茯苓、甘草。

三、微观辨证施药是宏观辨证论治的补充

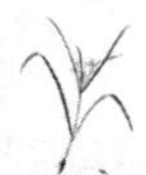

随着现代科学技术的发展，中医亦有相当大的进步。现代医学诊疗手段，延伸和丰富了中医四诊与辨证内容。这在各级中医工作者心目中，已是不可否认的事实。在慢性乙肝检查中，检验HBV-DNA定量，肝功能变化，B超形态学观测，这些微观资料，不但有助于宏观辨证论治，也为治疗效果的评估提供了有力的支持。现将多年临床观察整理如下，供参考。

基于中医辨证的临床宏观考察，当湿热证的相关症状尚未显现时，若肝功能检查ALT（谷丙转氨酶）、AST（谷草转氨酶）、GGT（谷氨酰转肽酶）、乙肝病毒PCR定量均明显高于正常范围1～2倍以上者，多为湿热的微观征象，可酌加苦参、败酱草、溪黄草、蛇舌草、虎杖、茵陈、垂盆草、五味子等。

若黄疸不明显，而TBIL（总胆红素）、DBIL（直接胆红素）和IBIL（间接胆红素）增高，多为湿热黄疸，可酌加茵陈、大黄、栀子、黄柏。

若为溶血性黄疸，间接胆红素（IBIL）、血清DBIL/IBIL（正常<20%）、血清ALP（碱性磷酸酶）、血清Fe增加，多为湿热（阳黄），可酌加茵陈、赤芍、佛手、大黄。

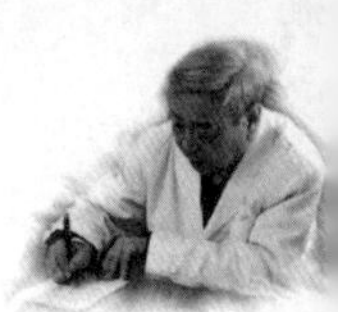

若为阻塞性黄疸，DBIL（直接胆红素）升高，血清 DB/IB>40%，血清 ALT（谷丙转氨酶）正常或轻度升高，ALP（碱性磷酸酶）明显升高，血清 TL（总脂）明显升高等等，情况复杂，可以是肝内阻塞或肝外阻塞，应结合 B 超、CT 检查。原因如炎症、药物、酒精、结石、寄生虫、肿瘤等。结合中医宏观辨证，从阳黄、阴黄、夹瘀、夹痰论治。

若血浆白蛋白降低明显，A/G 倒置，患者若肢冷、面白而亮，有下肢浮肿，脉沉细，舌淡者，多为脾肾阳虚，酌情加入仙灵脾、巴戟天、炮附子、肉桂皮、黄芪、党参、白术、茯苓、炙甘草等；若手足发热，消瘦，舌红苔光，脉细数者，多为肝肾阴虚，酌情加入女贞子、桑椹子、枸杞子、何首乌。

血浆球蛋白增高明显，A/G 倒置明显，多为肝肾阴虚，瘀血阻络，酌情加入炮山甲、龟板、鳖甲、土鳖虫、怀牛膝、川红花、田七末、丹参等。

若Ⅲ型前胶原肽增高者，多为气滞血瘀，脉络瘀阻，酌加土鳖虫、川芎、桃仁、血竭、大黄、僵蚕、枳实、香附、炮山甲等。

若 HBV-DNA 定量 >10^3，若证属脾气虚，可加入冬虫草 0.5、怀山 30、北芪 30、马鞭草 30。若湿热重，可酌加叶下珠 15、苦参 15、虎杖 15、贯仲 15、蚤休 15 等。

以上用药仅为个人经验或部分学者的意见，未至成熟，借鉴者要根据宏观辨证需要而定，切不可照搬。

四、调护措施

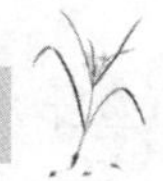

慢性乙肝是个慢性病，经过治疗可成为迁延型，但稍不注意，又可反复，变为活动型。多次反复，可演变成肝纤化、肝硬化，甚至肝癌。患者有不同程度的精神负担，或心情抑郁。因此，治疗的同时做好多方面的调护，十分重要。

（一）作息有常

充足的睡眠对疾病康复尤为重要。因此，患者必须早睡，11 点前就要睡下。中医认为卧则血归于肝，血能养肝；只有躺下，从四肢回流至肝的血液才能增多，这有利于病情好转，肝功能自然改善。

（二）清淡饮食

不食煎炸、辛辣食物，不饮酒，多吃清淡食物，如蔬菜、水果、豆制品、牛奶、冬菇（无血尿酸高者）、木耳、西红柿、乌鱼、甲鱼、泥鳅、鲫鱼、瘦肉、水鸭等。

（三）心情舒畅

不能发怒，心情好则气不郁结，肝能疏泄。若发怒争吵，怒则伤肝，平日多听相声、喜剧或轻音乐。

（四）适当运动

散步，打太极拳，少做剧烈运动和激烈的比赛。

（五）坚持服药

不要服药太多太杂，以免增加肝脏负担，不要道听途说，干扰正确治疗。

总之，慢性乙型肝炎是一个慢性病，易从慢性迁延型转为活动型，病情控制不好易转变成肝硬化，甚至肝癌。若能坚持中医治疗或中西医结合治疗，注意日常调护，是可以达到比较理想的治疗效果的。这一理想的治疗效果是指症状消除，B 超检查肝、胆、脾大致正常，HBV-DNA<10^3，肝功能十三项检测在正常范围内，乙肝两对半长期（5 年以上）维持在小三阳状态。

（彭胜权教授撰写）

第六章

肝炎后肝硬化的中医药论治

肝硬化是以肝脏损害为主要表现的慢性全身性疾病，为各种致病因素持久或反复地损害肝脏组织，引起肝细胞变性、坏死和再生，同时结缔组织也弥漫性增生，最终导致肝小叶结构破坏和重建，使肝脏变硬致硬化。引起肝硬化的原因很多，如肝炎后肝硬化（各种肝炎及血吸虫病转变）、酒精性肝硬化、胆汁性肝硬化药物性肝硬化、代谢性肝硬化（脂肪肝）、淤血性肝硬化（心功能不全）、营养不良性肝硬化。

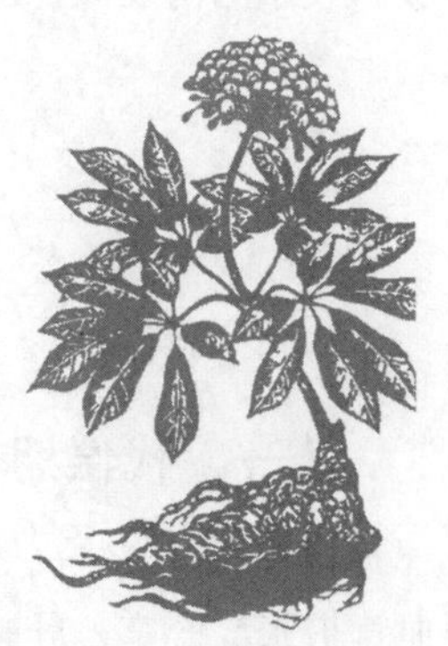

一、肝硬化临床分类

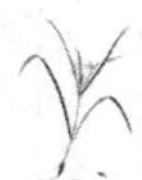

（一）静止期肝硬化

无肝病相关症状，肝功能试验基本正常，仅是HBV携带者，常规检查中发现肝硬化，但多年稳定而无变化。此类情况可不用治疗，注意观察，定期复查。

（二）代偿性肝硬化

此为较早期肝硬化，病者常以慢性肝炎就诊。常规检查提示：肝肿大，中等硬度，脾肿大，轻度静脉高压，食道静脉曲张，ALT升高，血浆白蛋白降低，球蛋白升高。此期患者邪气虽减，但正气尚佳，是中医发挥整体调节，争取肝硬化逆转的最佳期。

（三）失代偿期

此期为肝硬化晚期，多以踝关节处水肿，甚则腹水，有呕血或便血来诊。伴四肢消瘦，腹胀，面色晦暗，AST值高于ALT值，门静脉高压如明显腹水，肝脏肿大或偏小，脾脏肿大，明显低蛋白血症。严重者出现直接胆红素或间接胆红素增高，血清转氨酶反而下降，此为酶胆分离现象。表示病情发展，变化迅速，预后较差，宜中西医结合救治。

二、中医治疗

（一）代偿期

常见纳呆，乏力，腹胀，恶心欲呕，胁痛，面黄，有蜘蛛痣和毛细血管扩张，肝掌，肝脾轻度肿大，质偏硬，中医属“胁痛”“黄疸”“癥

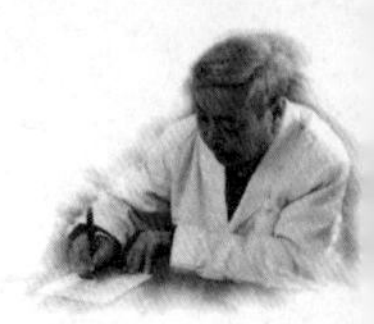

积”等病范畴，与肝、脾、肾三脏关系最大。总病机为气滞血瘀。围绕病机多分为以下证型论治：

（1）肝郁气滞型：四逆散+川楝子、郁金、桃仁、泽兰、丹参、虎杖。

（2）肝郁脾虚：逍遥散+佛手、枳壳、香附、法夏、川朴花、扁豆花、鸡内金、徐长卿、田七。

（3）肝胃不和：柴胡疏肝散——乌贝散、救必应、蒲公英、田七末、法夏、茯苓、茜根。

（4）脾虚湿困：茵陈蒿汤合胃苓汤+苦参、败酱草、溪黄草、蛇舌草、桃仁、泽兰。

（5）肝肾阴虚：一贯煎+女贞子、楮实子、桑椹子、川红花、桃仁、泽兰、丹参。

（二）失代偿期

常见面色灰暗，黄疸加深，腹胀如鼓，牙龈出血，皮下瘀斑或呕血，黑便，脾脏肿大，肝脏缩小质硬，表面结节状，腹壁静脉和脐周静脉曲张。此为本病晚期，正虚邪实，虚实夹杂，既要扶正，又要理气，活血祛瘀，软坚散结，多中西医药配合，方可挽救危急，延长生命。

（1）辨证论治：证型同代偿期。论治法则：既要注意健脾益气，养血柔肝，又要注意软坚散结。可选用龟板、炙鳖甲、土鳖虫、牡蛎、炮山甲、三棱、莪术。

（2）对症处理：

①腹水：一般下肢浮肿用五皮饮或五苓散；若腹水较多，叩诊有转移性浊音，用实脾饮加减；腹水严重可试用北芪200、糯米100（布包），煮水1500ml当茶饮，或辨证中加入马鞭草30、玉米须30，或外敷法。

②脾脏肿大：代偿期见肝大脾大，可辨证中加鳖甲、牡蛎、炮山甲、地鳖虫（土鳖虫、土元、䗪虫），严重脾大（为正常脾的2～3倍），建议尽早行脾脏切除。

③黄疸明显：阳黄用茵陈蒿汤+溪黄草、金钱草、败酱草、虎杖；

若为阴黄用茵陈附子汤，可加紫河车、鹿茸。

④血浆白蛋白降低：A/G 减小或倒置，在辨证基础上加红参、党参、北芪、紫河车、阿胶、白术、黄精、怀山。

⑤出血倾向明显：加仙鹤草、女贞子、旱莲草、茜草根、小蓟、蒲黄、云南白药。

⑥腹胀明显：加徐长卿、川朴、枳实、槟榔、大腹皮、莱菔子。

⑦血氨增高：加大黄、菖蒲、降香。

⑧蜘蛛痣和肝掌明显者：生地 15、赤芍 15、桃仁 10、红花 10、鸡血藤 30。

三、体会

（一）肝硬化腹水病因病机最为复杂，既有气滞、血瘀、结癥、湿邪阻络、阳虚水停等邪盛的一面，又有伤脾耗气，伐肝劫阴，损肾伤阳等正衰的另一面。两者互为因果，交错为患。治疗宜权衡利弊，相互兼顾。攻补只是各有侧重而已。一般可用通用方：桑白皮 15、大腹皮 15、冬瓜皮 30、泽泻 15、炒车前子 10、川木瓜 10、北芪 30、党参 15、茯苓 20、白术 10、熟附子 10、干姜 10。此方有益气利水、护阴助阳之功。可常规使用。

（二）水肿消退后，要攻补兼施，攻主要是活血化瘀，通络，软坚散结，可用醋制鳖甲、醋制龟板、醋制山甲、牡蛎、土鳖虫等。补法以健脾益气，养血滋阴，可用北芪、党参、西洋参、陈皮、阿胶、枸杞子、制首乌、黄精等。

（三）中西医结合实属必要。因病情复杂危重，如大量腹水用白蛋白；食道静脉曲张破裂出血用三腔两囊管；血氨过高引起肝昏迷紧急抢救等；或需外科协助。

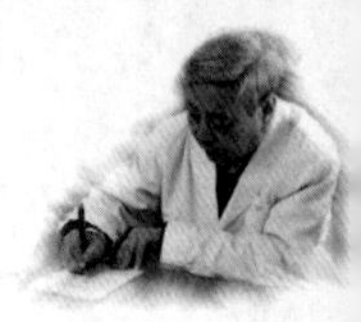

（四）经长期治疗，患者临床症状消失，HBV-DNA 定量在正常范围，乙肝两对半属小三阳或者小二阳，肝功能十三项多次检查（每 3 月复查 1 次）一直稳定而变化，但 B 超提示肝硬化者，属静止期肝硬化，可停止治疗，定期复查。

（五）本病调护十分重要：不吃辛辣、烧烤之品；不吸烟，不喝酒，不生气发怒，多休息，养成早睡早起习惯，适当活动也很重要。

（彭胜权教授撰写）

第七章

中医对慢性胆囊炎和胆石症的治疗

慢性胆囊炎是临床上胆囊疾病中最常见的一种，临床表现为上腹部不适或隐痛，常于进食油腻食物后加剧，还可有恶心、腹胀及嗳气。若有胆囊管或胆囊总管被结石或浓稠胆汁阻塞，常于进餐后发作胆绞痛、黄疸。应行十二指肠引流，X线胆道或胆囊检查，B超及十二指肠窥镜逆行胆管造影可确诊。据研究表明90%胆囊炎伴有胆石症。

现代医学对本病主要采取低脂饮食、结石溶解剂、抗生素等法治疗，效果并不理想，手术摘除或取石比较可行。

一、中医对本病的认识

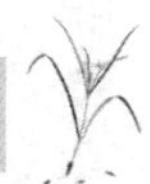

中医认为慢性胆囊炎多属“胁痛”范畴。胆石症多属中医“胁痛”“结胸”“黄疸”范畴。本病的病因病机：情志不舒导致肝气郁结，失于疏泄，胆失通降，不通则痛。

寒温失调，邪入少阳，湿热壅阻，胆失通降，胆汁排泄不畅，久经煎熬而致结石。

饮食不节（过食肥甘），肝失疏泄，胃失和降，胆失通降。

虫积，窜入胆道，胆失通降。

二、辨证论治

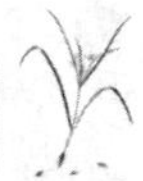

（一）胆郁气滞

症状：右上腹隐痛，或有时绞痛，疼痛向肩背放射，饮食减少，或有口苦，嗳气，恶心呕吐，或可轻度发热，恶寒，舌稍红苔腻，脉弦紧。

治则：疏肝利胆，行气止痛。

方药：柴胡疏肝汤加减。

柴胡 10、枳壳 10、白芍 15、甘草 6、香附 10、广木香[后下] 15、佛手 10、川楝子 10、延胡索 10、白蔻仁[后下] 10、春砂仁[后下] 10、鸡内金 15。

若发热 >38℃，加龙胆草 15、黄芩 10、青蒿[后下] 10。

（二）肝胆湿热

症状：持续性右上腹胀痛或绞痛，痛引肩背，发热恶寒，面黄，尿黄，胸闷纳呆，口苦咽干，恶心呕吐，舌红苔黄腻，脉弦紧。

治则：清热利湿，疏肝利胆。

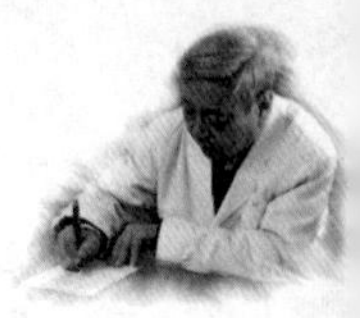

方药：龙胆泻肝汤加减。

龙胆 10、栀子 10、黄芩 15、柴胡 10、泽泻 15、郁金 10、金钱草 30、公英 10、地丁 10、虎杖 15、苦参 15、绵茵陈 30、延胡索 10、王不留行 15。

（三）肝胃不和

症状：中上腹或右上腹胀闷不适，嗳气，或有反酸，纳差，小便黄，大便秘结，舌淡红苔薄腻，脉弦缓。

治则：疏肝利胆和胃。

方药：四逆散合乌贝散加味。

柴胡 10、白芍 15、枳实 10、甘草 6、浙贝母 10、淡鱼骨 15、郁金 10、威灵仙 15、秦艽 15、徐长卿 10、川朴花 10、扁豆花 10。

有胆囊结石加穿破石 30、海浮石 30。

（四）热结血瘀

症状：胁痛如刺，持续不断，入夜尤甚，痛引肩背，胸腹胀满，黄疸难退，时发寒热，便秘尿黄，舌暗红或有瘀斑，脉弦数。

治则：祛瘀清热排石。

方药：清热化瘀汤（经验方）。

银花 15、连翘 15、杭菊花 15、虎杖 15、公英 30、地丁 10、川红花 10、桃仁 10、三棱 10、莪术 10、大黄 10后下、柴胡 10、金钱草 30、延胡索 10。

三、体会

（一）中医理论认为：胆附于肝，与肝脏相表里，肝与胆在经络上联系密切。肝性条达，主疏泄，胆汁“借肝之余气，溢入于胆，积聚而成”。胆为“中清之腑”，疏胆汁，而不传化水谷与糟粕，主排泄胆汁，以助脾胃运化，以通降下利为顺。故此，利胆一定要疏肝。临床上气滞往往是肝胆气滞；湿热往往是肝胆湿热；肝胃不和往往是胆胃不和，中医治胆要治肝。

（二）慢性胆囊炎多伴有胆石症，胆石成分以胆红素钙和胆固醇为主，或有胆息肉，而息肉超过 10mm 者，因恐其癌变，手术摘除为佳。小于 10mm 的胆结石，可用中药溶石排石；较大的结石（＜ 2cm），可用中西医结合“总攻”排石疗法，对肝胆结石有较好疗效。

（三）肝内胆管结石，其中左肝外叶占 85%，以往多手术切除，现小于 10mm 的结石，亦可采用中药疏肝利胆溶石方药，如金钱草、绵茵陈、威灵仙、柴胡、郁金、穿破石、海浮石、路路通、王不留行。

（四）胆道蛔虫者，除中医辨证外，加使君子、川楝子、槟榔，尤其在农村用苦楝树根皮（二层皮）还是有效的办法。广东华枝睾吸虫（吃生鱼生虾导致）亦常可引起胆石者。

（五）预防：

1. 讲究卫生：饭前，便后洗手。

2. 饮食节制：不吃肥肉，油腻之品；不吃生鱼生虾，饮食有规律。

3. 保持乐观心情：少生闷气。

4. 注意定期体格检查。

（彭胜权教授撰写）

第八章

高脂血症与脂肪肝的中医治疗

高脂血症是指血浆中脂质浓度超过正常范围。由于血浆中脂质大部分与血浆中蛋白质结合，因此本病又称高脂蛋白血症。血脂包括类脂质及脂肪。类脂质主要是磷脂、糖脂、固醇及类固醇，脂肪主要是甘油三脂。引起高脂血症的原因很多，概括起来有三方面：一是遗传因素，多由基因缺陷所引起；二是饮食因素；三是激素和代谢因素，临床以血脂检测和蛋白电泳检测为诊断根据。高脂蛋白是动脉硬化的主要原因。动脉粥样硬化可引起心脑血管疾病，也可引起胆石症，危害甚大。

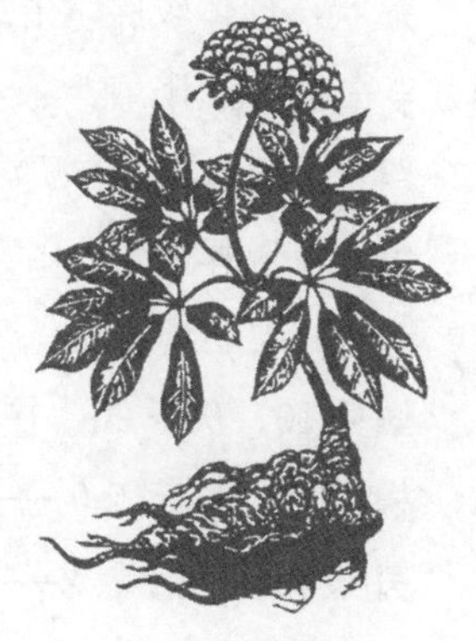

一、高脂血症

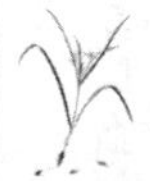

中医无此病名，单纯血脂偏高，临床不一定有感觉。出现临床症状的，多为动脉硬化，中医以宏观辨证为主，结合微观检查，予以论治。常见证型多有“肝风”“痰湿”“瘀血”等。

（一）阴虚阳亢，肝阳化风

症状：面赤唇红，急躁易怒，头晕目眩，口干欲饮，舌红苔少，脉弦细数。血压高，血脂高。

辨证：阴虚阳亢，肝阳化风。

治则：育阴潜阳，熄风镇静。

方药：镇肝熄风汤（张锡纯）加减。顽固高血压患者配合降压药。

玄参15、天冬10、白芍15、龟板30——滋阴养液。

怀牛七10、代赭石30、龙骨30、牡蛎30——镇肝熄风。

决明子15、山楂15、青黛6（布包）—— 降脂。

桑寄生30、天麻10——降压。

（二）脾虚痰湿

症状：形体较胖，倦怠乏力，嗜睡易鼾，胸闷气短，口苦口黏，舌质红苔白腻，脉滑。

辨证：脾虚湿困，痰湿内阻。

治则：健脾祛湿，化痰通络。

方药：温胆汤加味。（临床上效果好）

法夏10、茯苓20、甘草6、陈皮5——燥湿祛痰。

枳实10、竹茹1 0——清热理气。

茵陈30、泽泻1 5——清热利湿。

白矾5、草决明15、姜黄10——降脂。

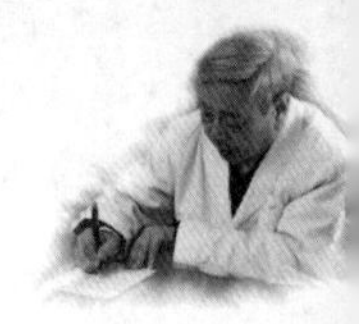

赤芍 15、丹参 15——活血通络。

（三）气虚血瘀

症状：短气懒动，四肢乏力，纳呆脘胀，口唇发绀，舌暗红苔腻，脉虚。

辨证：中气虚弱，血瘀脉络。

治则：健脾益气，活血通脉。

方药：补阳还五汤加减。

川芎 10、当归 5、赤芍 15、桃红 10、红花 10、干地龙 10——活血通络。

黄芪 30、党参 15——健脾益气。

山楂 15、丹参 15、荷叶 20——降脂。

（四）降血脂通用方

自觉无症状，平脉平舌，仅检查发现甘油三酯、低密度脂蛋白，总胆固醇部分项目或全部上升者。

轻者：柴胡 10、白芍 15、枳实 10、甘草 6、山楂 15、荷叶 20、泽泻 30、决明子 15、制首乌 30、黄精 15。

重者：枸杞子 15、女贞子 15、肉苁蓉 15、白僵蚕 10、姜黄 10、白矾 5、生山楂 15、田七片 5、陈皮 5、甘草 6。

二、脂肪肝

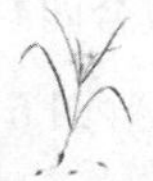

脂肪肝并非一个独立的疾病，而是各种原因引起肝脂肪蓄积过多的一种病理状态，是一个病理诊断。中医无脂肪肝的病名，根据其临床表现，大多归属于“胁痛”“痞证”“痰瘀”等病证范围，与肝郁痰湿关系最大。

（一）痰湿阻络：见于肥胖性脂肪肝、肝炎后脂肪肝

症状：形体肥胖，面有油脂，喜食肥甘，胸胁隐痛，腹部胀满，困倦乏力，纳呆口臭，大便积滞不爽，小便混浊，舌苔白腻，脉弦滑。

治则：理气化痰，祛湿泄浊。

方药：涤痰汤合胃苓汤加减（效果较佳）。

法夏10、茯苓20、陈皮5、枳实10、竹茹10、苍术10、厚朴10、泽泻15、萆薢15、广木香[后下]10、醋柴胡10、明矾5、生山楂15、草决明15。

（二）肝郁气滞：见于肝炎后脂肪肝，酒精性脂肪肝

症状：胸胁胀闷，抑郁不舒或周身窜痛，腹胀纳呆，便秘，舌质暗红，苔薄白，脉弦紧。

治则：疏肝理气，健脾活血。

方药：柴胡疏肝散加减。

醋柴胡10、白芍15、枳壳10、甘草6、川芎10、香附15、郁金10、川楝子10、元胡10、怀牛膝10、白术10、山楂15。酒精性脂肪肝，还可以加枳椇子15、葛根30。

（三）肝郁脾虚：常见于肝炎后脂肪肝，肥胖性脂肪肝

症状：两胁胀痛，脘痞腹胀，纳呆口淡，气短乏力，大便烂，舌淡苔白薄，脉弦缓。

治则：疏肝健脾，理气和胃。

方药：逍遥散合四君子汤加减。

醋柴胡10、当归5、白芍15、甘草6、茯苓20、白术10、党参15、香附15、砂仁10、薄荷6[后下]、生山楂15、明矾5。

（四）肝肾阴虚：皮质醇增多性脂肪肝、糖尿病性脂肪肝

症状：身体虚肿，肤粗毛多，面色油光，腰酸腿软，右胁隐痛，口干舌燥，手足心热，低热盗汗，失眠多梦，舌红苔少或无苔，脉弦细数。

治则：滋补肝肾。

方药：一贯煎加减。

生地黄20、北沙参30、枸杞子15、麦冬10、当归5、川楝子10、醋柴胡10、郁金10、首乌藤15、熟枣仁15、焦槟榔10、生山楂15。

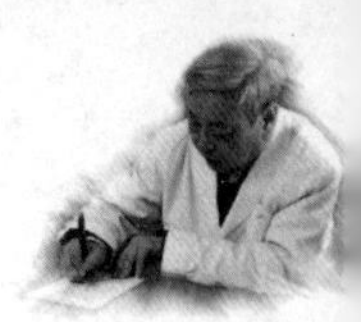

总的来说，脂肪肝病因甚多，中医概括为肝失疏泄，气机郁滞，影响或致脾失健运，胃失和降，生痰湿生积滞，久之则脾虚、肝阴虚、肾阴亏虚，挟瘀或挟痰者亦多矣，至此治疗难速愈。

（彭胜权教授撰写）

第九章

肝病病机和治法概说

『肝病最杂而治法最广』一语高度概括肝病病因的多样性、病变的复杂性、治法的灵活性。『肝病最杂而治法最广』[1]语出清代医家王旭高，他认为肝的病变可『侮脾乘胃，冲心犯肺，挟寒挟痰，本虚标实，种种不同』。肝病包括各种急慢性肝炎、脂肪肝、药物性肝损坏、酒精性肝损坏等，以及由此演变成的肝硬化。中医癥瘕、膨胀、积聚、胁痛、黄疸等病亦属于肝病范畴。大多数类型肝病病程长，病因病机复杂，病情反复。病变涉及多个脏腑，尤其以肝、胆、脾、胃、肾为主，而其他脏腑的病变也会影响到肝脏。病人往往虚实夹杂，虚为正虚，常见者为脾气虚、肝肾阴虚、肾阳虚。实为邪气实，主要有湿浊、痰饮、瘀血、热毒以及脏腑气机失调所致的气郁气滞等。治疗则重在燮理腑脏阴阳、兼顾湿毒瘀血。

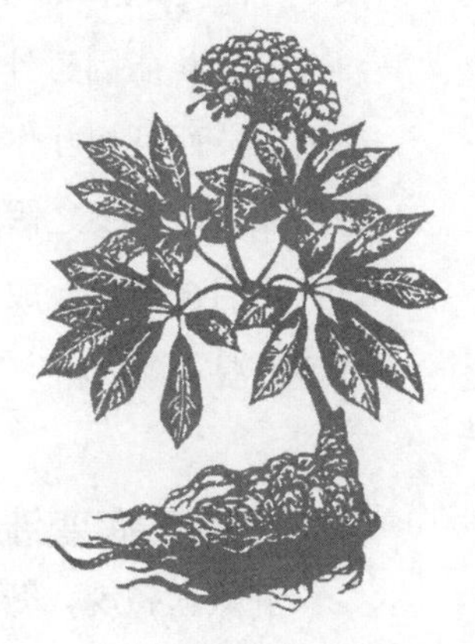

一、肝病最杂

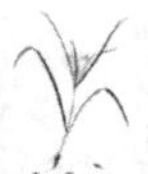

“肝病最杂”的“杂”是指肝病病因复杂、病变涉及多个脏腑、病情容易反复。

（一）病因病机复杂

情志方面主要表现在情志不舒，肝失疏泄：“疲极嗔怒，悲哀烦恼，谋虑惊忧，致伤肝脏”[2] 肝脏一伤，则气机因之不利，血行因之不畅，木病及土，脾胃受克，则运化失职，以致瘀血与水湿互结，形成肝硬化。

饮食方面主要表现在酒食内伤，滋生痰浊：饮食不节，嗜食膏粱厚味，或饮酒过度，影响脾胃的运化功能，形成湿热与痰浊，导致气机阻滞或瘀血阻络，日久成为肝硬化。故《黄帝内经·素问》认为鼓胀多因“饮食不节”[3]。

外邪方面主要表现于毒邪附着：湿热、寒湿等外邪，留淫日深，伤及脏腑，阻滞气血运行，则生湿生痰，日久形成肝硬化。“夫时气病，湿毒气盛，蓄于脾胃，脾胃有热，则新谷郁蒸，不能消化，大小便结涩，故令身面变黄，或如橘柚，或如桃枝色。”[4]

肝硬化病因有外感内伤、饮食劳倦之不同，病机有虚有实及虚实夹杂之异，而且相互作用互为影响，“七情内伤，六淫外侵，饮食不节，房劳致虚，脾土之阴受伤，转运之官失职，胃虽受谷，不能运化，故阳自升，阴自降，而成天地不交之否，清浊相混，隧道壅塞，郁而为热，热留为湿，湿热相生，遂成胀满，经曰鼓胀是也。”[5]

（二）病变涉及多个脏器

肝藏血藏魂，开窍于目，喜条达，主疏泄，为罢极之本，与其他脏腑有密切联系，“肝为风木之脏，因有相火内寄，体阴用阳。其性刚，

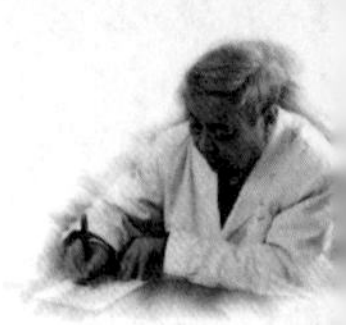

主动主升，全赖肾水以涵之，血液以濡之，肺金清肃下降之令以平之，中宫敦阜之土气以培之，则刚劲之质，得为柔和之体。”[6] 华岫云的按语表明肝脏要维持正常生理功能有赖于其他脏腑，这些脏腑一旦功能失调则会影响到肝脏，而肝脏发生病变势必影响到其他脏腑。据临床观察，肝硬化病变主要涉及肝、胆、脾、胃、肾五脏器。

（三）病情反复

各种肝炎和肝硬化病人的一大特点是病情反复，或因饮食不当，肝功能即表现不正常，“帝曰：‘其（臌胀，按：主要见于肝硬化腹水）时有复发者何也？’岐伯曰：‘此饮食不节，故时有病也。’”[7] 或劳累失眠，而病情加剧。《皇帝内经》记载“肝藏血，血舍魂”[8]“人卧血归于肝”[9]，若夜而不寐，则“肝血无藏而魂摇神漾”[10]。甚则有与人口角，情志抑郁而病情反复者。

二、治法最广

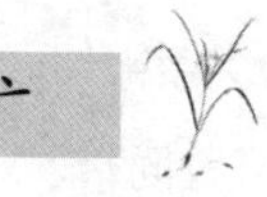

“治法最广”是基于“肝病最杂”，即肝病病因复杂、病机虚实夹杂，病变涉及多个脏腑，病情容易反复。临床上，同一病人的证型常常发生变化，据临床观察体验，各种肝炎和肝硬化证型常见有肝郁气滞、气滞血瘀、肝胃不和、肝脾不和、肝肾阴虚、阳虚水泛、脾虚气弱、脾肾阳虚、湿热蕴结、脾虚湿困、瘀血阻络等，上述临床证型往往互相结合。因此，治疗上不能采用单一的治法，应在全面了解病情的基础上，动态把握病情的变化，将疏肝、和胃、健脾、温肾、养阴、益津、祛湿、化瘀、解毒等治法灵活结合使用。或疏肝和胃，或祛湿健脾，或温阳利水，或和胃健脾，或柔肝养阴，或温补脾肾，或健脾疏肝，或疏肝化瘀，或疏肝健脾化瘀等。

（一）肝病治脾

肝病治脾主要用于肝脾不和证。肝主疏泄，脾主运化，脾的运化有赖于肝的疏泄。肝硬化病人肝病日久，势必影响肝的正常疏泄，肝的疏泄失职则影响脾的正常运化。症见胸胁胀闷，四肢乏力，纳呆，腹胀，大便稀溏，或腹痛泄泻，肠鸣矢气，舌淡胖苔白或白腻有齿印、脉弦等。

（二）肝病治胃

肝病治胃大多用于肝胃不和证，本证病变重点在胃，症状多表现为胃失和降。主要症状有胃脘胀闷疼痛，嗳气，干呕，吐涎沫，呃逆，泛酸，肩背疼痛，舌淡苔白滑，脉弦紧。前述症状由肝失疏泄、胃失和降所致。故叶天士说："脾宜升则健，胃宜降则和。"[11]

（三）肝病治肾

1. 肝肾阴虚证

肝肾同处下焦，关系密切，故有"肝肾同源""精血同源""乙癸同源"之说。治疗上，往往肝肾同治，"东方之木，无虚不可补，补肾即所以补肝；北方之水，无实不可泻，泻肝即所以泻肾。"[12]

2. 阳虚水泛证

肝病及肾的另一证型是阳虚水泛证。肝硬化失代偿期病人可表现为双下肢水肿，腹胀脐凸，四肢瘦小，面色黧黑，若患者出现怕冷，便溏，但欲寐，精神不振，舌淡苔白脉弱等症，则可辨为阳虚水泛证，治以温阳利水。方用真武汤加味。

（四）祛湿化痰

脾失健运可生湿生痰，外湿亦可影响脾的运化，导致痰湿困脾，痰饮、湿浊主要影响脏腑的功能和气机的升降。症见：头晕，咽有异物感，胃脘胀，干呕，嗳气，吐酸水，涎多，苔滑腻，脉弦滑等。因此，可在辨证治疗的基础上，或芳香化湿，用扁豆花、川朴花、佩兰、藿香；

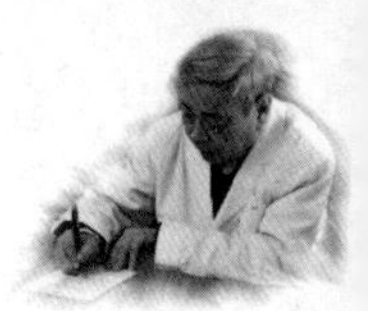

或淡渗利湿，用云苓、泽泻、猪苓、生薏仁；或健脾祛湿，用白术、莲子肉等；或清热利湿，用茵陈、金钱草等；化痰和胃以法夏、陈皮、云苓为主。

（五）活血化瘀

肝主疏泄、藏血，肝气郁结，失其正常疏泄功能，可致气滞血瘀。肝硬化病人大都有不同程度的瘀血阻滞表现，常见肝区疼痛，面色黧黑，肌肤甲错，肝掌，蜘蛛痣，鼻衄，齿衄，舌暗，舌底静脉曲张，脉沉弦等。因此，肝硬化的各种证型病人可视具体情况加入活血化瘀药物，活血化瘀药主要用丹参、桃仁、泽兰、虎杖、川红花、土鳖虫等。中成药主要用复方鳖甲软肝片，1 次 4 片，1 天 3 次。或大黄䗪虫胶囊，1 次 2 粒，1 天 3 次。

（六）清热解毒

不论是阴黄病人还是阳黄病人，治疗上应视病人具体情况配伍清热解毒药。使用清热解毒药要注意两点：一是在辨证的基础上使用。例如，脾虚的要在健脾补气的基础上使用，肝胃不和的要在疏肝和胃的基础上使用。一是结合肝功能的检查指标使用。例如，ALT、AST 升高者，可酌加垂盆草、五味子、茜草根、豨莶草；GGT 升高者，加贯众、蚤休；热毒嚣张，ALT、AST、GGT 同时升高者，加苦参、败酱草、蛇舌草、溪黄草；胆红素升高者，酌加秦艽、威灵仙、王不留行、金钱草、路路通。

【参考文献】

[1] 清•王旭高 . 西溪书屋夜话录 [M]. 褚玄仁校注《王旭高医学遗书六种》. 北京：学苑出版社，1996：107.

[2] 宋•严用和 . 济生方•卷二•胁痛 [M]. 四库医学丛书•太医局诸科程文格（外五种）. 上海：上海古籍出版社，1991：471.

[3] 黄帝内经素问•卷十一•腹中论篇第四十 [M]. 四库医学丛书•黄

帝内经素问．上海：上海古籍出版社，1991：127.

[4] 隋•巢元方．巢氏诸病源候总论•卷九•时气病诸候•时气变成黄候 [M]. 四库医学丛书•金匮要略论注（外四种）．上海：上海古籍出版社，1991：626.

[5] 元•朱丹溪．丹溪心法•卷三鼓胀 [M]. 浙江省中医药研究院文献研究室编校的《丹溪医集》．北京：人民卫生出版社，1993：308.

[6] 清•叶天士．临证指南医案•肝风 [M]. 上海：上海科学技术出版社，1959：31.

[7] 黄帝内经素问•卷十一•腹中论篇第四十 [M]. 四库医学丛书•黄帝内经素问．上海：上海古籍出版社，1991：127.

[8] 黄帝内经灵枢•卷二•本神第八 [M]. 四库医学丛书•灵枢经．上海：上海古籍出版社，1991：337.

[9] 黄帝内经素问•卷三•六节脏象论篇第九 [M]. 四库医学丛书•黄帝内经素问．上海：上海古籍出版社，1991：43.

[10] 清•叶天士．临证指南医案•不寐 [M]. 上海：上海科学技术出版社，1959：413.

[11] 清•叶天士．临证指南医案•脾胃 [M]. 上海：上海科学技术出版社，1959：188-189.

[12] 清•李中梓．医宗必读•卷一•乙癸同源论 [M]. 北京：中国书店出版社，1987：12.

[13] 清•吴瑭．温病条病•治病法论 [M]. 北京：人民卫生出版社，1963：176.

（李永宸撰写）

第十章　中医对疑难病证治疗的思辨

疑病证：主要指临床表现特殊，现代医学诊断难以明确的病证。

难病证：指治疗方法不多，疗效不理想或预后较差的病证。疑难病证对病人造成痛苦大、开支多的问题，中医精心诊治，可成为中医的临床优势，诊治疑难病今后亦是三甲医院的主要任务之一。中医对这类病证的治疗，必须遵循整体观和辨证论治。以整体观和辨证论治这一中医理论的精华为指导，是中医临床思辨的基础。具体思路中更强调：个体化的辨证论治；求衡性的治疗原则；个性化的治疗方案。

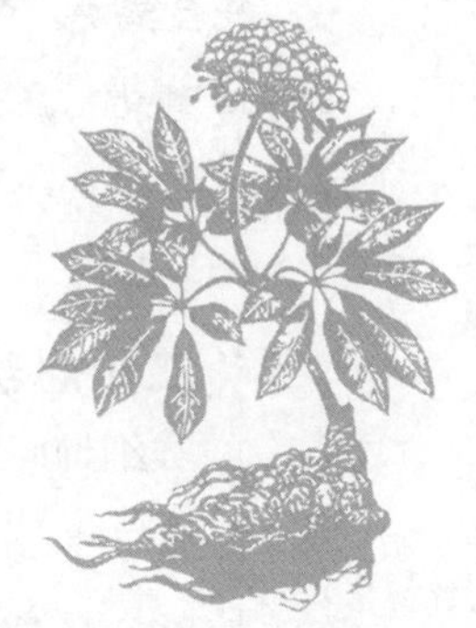

一、注重先辨病（中医）再辨证的典型医案

—— 中医治疗四肢抽搐30余年医案

中医临床思维：辨病（中医）—辨证—辨病（西医）。

但目前临床现状：辨病（西医）—辨证，这一思维模式往往忽视了先辨中医的病这一重要环节，多针对西医诊断去思考中医治疗，有的病可以治好，而一些疑难病证，却疗效不佳。

（一）治疗案例

郝某，男，1935年生，河南人。原某地民航局工作，已离休。

主诉：间歇性阵发性四肢抽搐30余年，发作加重2年以上。

现病史：患者于1972年夏日，因背胀痛，倦缩躺下，突发四肢抽搐，10余秒钟自动缓解。发作时神志清醒，事后可回忆病情。自1983年以来，每年发作数次，经医院救治，可改善。曾在兰州、汉口、长沙、广州等10余间医院诊治，诊为“神经衰弱”“神经性抽搐”“颈椎病（神经根型）”“精神病”等，遍用中西药、注射、理疗、针灸，可缓解一段时间。从2005年以来，抽搐发作次数增多，从每月几次到每周几次，甚至一天多次抽搐。于2007年曾入住本院四内科。

既往病史：冠状动脉粥样硬化、心律失常（房早）、慢性胃炎、食道滑动型裂孔疝、轻度脂肪肝、颈椎病（神经根型）、高血压、帕金森氏病。

（二）思辨与论治

1. 详细询问病史

抽搐与神志：抽搐时神志清，事后可记忆，与痫证不同。

抽搐与背痛（督脉）：背胀痛与年轻时在部队任报务员，常在山洞

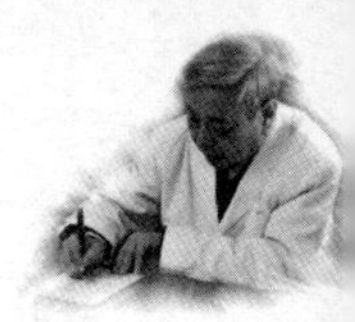

中工作，潮湿易侵的经历有关。每胀痛加重则会出现抽搐，甚至加压此处，可诱发抽搐，与督脉寒凝气滞有关。

2. 明确中医诊断

排除郁证、痫证、厥证。

诊断为痉证之依据：痉证是以项背强急，四肢抽搐，甚至角弓反张为主症。本患者除角弓反张外，其余症状符合痉证。

3. 辨证

《温病条辨·解儿难》："大抵痉、瘛、痫、厥四门，当以寒热虚实辨之。"

辨寒热：患者面色苍白，胃纳欠佳，大便烂，舌淡脉细属寒象。

辨虚实：多为实证，少数因气血亏损，脾肾阳虚则更少见。

辨证：脾肾阳虚，筋脉失于温养。

4. 论治（前医以风、寒、湿、痰、瘀立法，不效）

治则：温补脾肾，养血柔筋。

方药：附桂理中汤加味。

疗效：住院近半月，完全用中药治疗，后未见抽搐。出院后继续门诊，治疗数月，未见抽搐。

二、谨守病机，坚持异病同治，一方始终

——治多发性甲状腺结节、高血压、失眠患者

异病同治是指不论是中医病名还是西医病名，只要诊断明确的病，如果出现某阶段相同的证候或属于相同的病机，均可用同一种治法治疗。异病同治体现中医"治病必求于本"这一重要治疗原则。

（一）治疗案例

姬某，女，84岁，本院离休干部。

主诉：发现双侧甲状腺结节1月余。

现病史：1月前发现左侧甲状腺处有一绿豆大肿物，经省医检查诊为多发性甲状腺结节（冷结节）。左侧4.4mm×2.2mm，右侧2.2mm×1.0mm，西医建议手术治疗，患者不同意，遂来门诊治疗。

既往史：高血压病史，服药后仍有150/95mmHg；高血脂症，总胆固醇5.95mmol/L，甘油三酯2.81mmol/L，低密度脂蛋白3.50mmol/L；失眠证，每晚均服安定2片，已2年。

（二）思辨与论治

1. 中医诊断：痰核，眩晕，不寐。

西医确诊有四种病：多发性甲状腺结节，高血压，高血脂症，神经衰弱。

2. 辨病机：患者素体肥胖，面色潮红，动作迟缓，时有眩晕，口黏不渴，四肢倦怠，舌淡苔白滑，脉濡缓。

证属痰湿内阻。各种病出现同一病机。

甲状腺结节：中医谓痰核，为气滞痰凝，集结于喉，可以解释。

高血压：中医诊为眩晕。有虚有实，虚或气血亏虚，或肾精不足；实则或肝阳上亢，或痰浊中阻。本例患者症、舌、脉均符合痰浊，可谓“无痰不作眩”。

失眠：西医多认为是神经衰弱，中医称不寐。虚则心脾两虚或阴虚火旺；实则或肝郁化火或痰火内扰。本例面色潮红，长期失眠，心烦，此为痰湿久郁，致痰热内扰。

高血脂症：虽属微观血脂异常，根据现代中医临床经验，亦可从痰浊、痰湿论治。

3. 论治

病机虽然均可用痰湿分析，各病又有自身特点，治疗先后次序和重点则有不同。先治失眠，解决患者最大痛苦，增强患者信心，再兼治甲状腺结节。

治则：燥湿祛痰，清热宁神，佐以软坚散结。

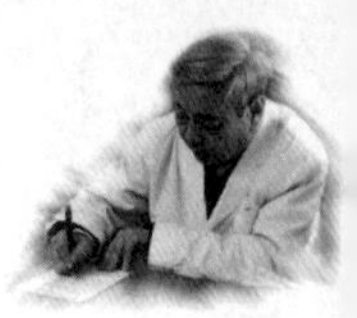

方药：黄连温胆汤加味：黄连10、法夏10、云苓20、甘草6、陈皮5、枳实10、竹茹10、牡蛎先下30、海藻15。

疗效：服用1周后睡眠改善，1个月后不再用安定，血压130/80mmHg（同用降压药），改用温胆汤加天麻、怀牛膝，服用2月，血压稳定，不再加降压西药，3个月后查甲状腺结节，左侧2.2mm×1.1mm，右侧1.5mm×0.5mm，均有缩小，患者信心大增。上方加决明子、鸡内金、泽泻、荷叶。再3个月后查血脂：总胆固醇5.10mmol/L、甘油三酯1.72mmol/L、低密度脂蛋白3.16mmol/L，基本属正常范围。

三、运用标本缓急之法，解决周期性癃闭证

治病求本，是指针对疾病的根本病因病机，即疾病的本质进行治疗。本是根本、本质。所谓标，即标志、现象。标本是一个相对的概念。从疾病的病因和症状而言，病因是本，症状是标。从病人发病先后而言，先病、旧病、原发病为本，后病、新病、继发病为标。但由于疾病的发生发展是错综复杂的，在复杂的疾病中，常有标本主次之不同，当标为主要矛盾时，则有“急则治其标，缓则治其本”的治疗原则。只要运用恰当，就能效如桴鼓。

（一）治疗案例

梁某，女，38岁，广州某制衣厂厂长，于1991年5月20日入院。

主诉：周期性小便点滴而出，已5月余。

现病史：患者于1991年元旦期间，参加区里篮球比赛，小腹膀胱处不慎被人撞及，即感疼痛难忍。受伤后发觉排尿不出，经压膀胱、热敷，小便点滴而出。此后每次排尿，均要用多种方法，才能排尽尿液。2天后月经适至，排尿亦变通畅，未及时就医。直至2月份，月经将来前2天，又出现排尿困难，心情烦躁焦急，到某医院诊治，排除结石、肿瘤、感染，

诊为急性尿潴留，以导尿、保留尿管处理，至月经来又尿自通。以后3月、4月均出现上述现象，某大医院做膀胱镜检查，认为是尿道狭窄，要手术治疗，病人恐惧，遂入本院。

5月24日，患者又开始排尿困难，科里医生又提出用导尿管，病人希望中医想办法，邀余会诊。

（二）思辨与论治

1. 中医诊断：癃闭。

癃闭一证，以排尿困难，甚则闭塞不通为主症的疾患。

2. 思辨

辨虚实：癃闭一证有虚有实。

虚证或肾阳虚惫或肺肾气虚，老年人多见。

实证或为湿热蕴积，或为肺热壅盛，或为肝郁气滞。

本例初次小便不利，因外伤引起，实属意外。但肝气疏泄，月经来潮，则小便自利。第2个月行经前，又见排尿困难，与肝郁气滞，膀胱气化不利有关。3月、4月情况相似。

辨标本：患者自称女强人，办事果断，性格较急。小便不利使她心情焦虑，并造成日后经前排尿困难，这是本病的主要病机。此为本。

癃闭为当务之急，试用通阳化气利尿，虽是治标，符合“急则治其标”的原则。

3. 论治

治则：先用通阳化气利尿，后用清热疏肝解郁。

方药：五苓散。以肉桂末焗3易桂枝，急煎服。月经干净后，用丹栀逍遥散。

疗效：服五苓散后2小时，小便已通，要求出院，未准。

月经干净后，用丹栀逍遥散。患者心情逐渐平和，6月22日来月经，未出现排尿困难，准出院，嘱门诊调治，遂痊愈。

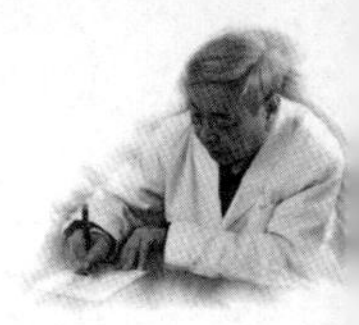

四、求衡性治疗原则——治疗重症恶寒10余年病案

《素问·阴阳应象大论》："阳胜则热，阴胜则寒。""寒者热之，热者寒之。"此是正常的治法。但疾病有时十分复杂，寒热错杂亦多常见，出现表里寒热错杂、上下寒热错杂、脾胃寒热错杂、肾阴肾阳寒热错杂等。若不仔细辨证，则容易丧失治疗时机。治疗目的是平衡阴阳。

（一）治疗案例

张某，男，63岁，广东梅州人。

主诉：身体恶寒10年余，恶寒加重5年。

现病史：10年前已觉比同龄人怕冷，近5年来恶寒加重。夏天很热，不能开空调。冬天睡觉要盖两张棉被，另加热水壶。白天若不及时添衣，会出现发热、头痛、呕吐等感冒症状。睡觉时衣物不够，则无法入睡。即使能够入睡，亦见盗汗严重。见患者消瘦，大便较烂，胃纳欠佳，口淡不喜饮，舌暗红而小，苔少，脉细数。

（二）思辨与论治

1. 详细了解病史

患者介绍曾做血常规、乙肝两对半、甲功五项、性激素六项、皮质醇1190μg/L（偏高）、脑垂体（X光照片）、B超肾上腺检查，除一项外，均未发现异常，多家当地医院未能做出诊断。

2005年起，多次到省级西医院和中医院求治，多按肾阳虚、脾肾阳虚、脾虚、气血两虚、表虚不固、营卫不和论治，不但恶寒未减轻，反而加重，并出现牙龈肿痛、心悸、盗汗。

2. 辨阴阳之虚

患者以恶寒为主要症状，多数医家认为是肾阳虚，辨证是对的，为什么疗效不佳？

从服药反应来看，单服温热药，而恶寒更明显，甚至牙龈肿痛，心悸，盗汗等症愈来愈严重，再加上舌暗红而小，苔少，脉细数，说明过服辛热之品，灼伤肾阴，出现肾阴和肾阳俱虚。

患者恶寒10余年，久病入络，瘀血阻于络，导致卫阳舒布失常，出现头痛，舌暗红。

辨证：肾阴肾阳两虚。

3. 论治

根据阴阳互根理论，《景岳全书》：“善补阳者必于阴中求阳，则阳得阴助而生化无穷。”

治则：阴阳双补，活血通络。

方药：补阴——生地黄20、女贞子15、楮实子15、山萸肉10；补阳——菟丝子15、枸杞子15、仙灵脾15、巴戟天15；活血通络——干地龙10、桃仁10、泽兰10、川芎10。

疗效：服药1月，恶寒大减，盗汗减少，服药3月，仅微恶寒，而盗汗、心悸均除。

五、个体化的辨证论治

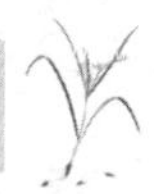

自《黄帝内经》确立了“有诸内必形诸外”这个理论，从而决定了中医思维方式与观察方法的宏观性、整体性和综合性的特点。但是，随着中医进入当今社会和现代医学微观检测技术的发展，现代中医提出了辨病（西医的病）与辨证相结合的思维方式。这适应社会发展的需要，亦提高了中医诊治水平。这是应该肯定的。但是忘记中医宏观辨证这个根本理论，临床上亦会出现问题。要避免这个偏差，就是辨证论治要个体化。下面举例说明之。

（一）治疗案例

孙某，男，12岁，本院职工家属。1972年12月就诊。

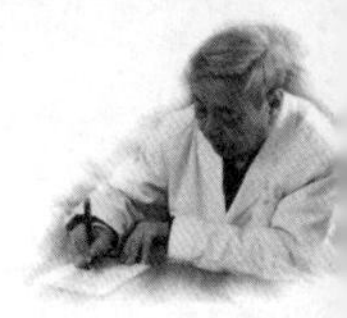

主诉：遗尿3周，加重1周。

现病史：母代诉，因腰痛，两个月前照片，发现左肾结石，就诊本院。用中药排石，遍服八正散及清热利尿通淋排石之品，未见结石排出。半个月前出现遗尿。近1周来，每晚均有遗尿，找余诊治。

见小孩发育较迟，较矮，消瘦，面苍白，胃纳可，无尿痛，但有尿频尿急，自诉左侧腰痛，舌淡苔薄，脉沉细。

既往史：8岁时，因病摘除右肾。

（二）思辨与论治

1. 石淋与肾虚遗尿能否统一辨治

石淋是尿中夹有砂石，小便艰涩，刺痛，甚至血尿，伴腰腹绞痛，舌苔黄腻，脉弦数，多属膀胱湿热。宜清热利湿，排尿通淋。用八正散、石韦散加减。如萹蓄、瞿麦、石韦、冬葵子、金钱草、海金沙等，石淋未见，提示肾虚。

遗尿是夜睡后小便自遗，多为肾气不足、膀胱失约所致，亦有肝经郁热，蕴于下焦者，能否统一，没有把握。先治遗尿，以补肾固涩之剂。

桑寄生、川断、狗脊、杜仲、北芪、益智仁、桑螵蛸、台乌、茯苓、白术。

药后第3天，患孩即排出白色结石数颗，遗尿立除。几天后又见遗尿，脉证无变化，续用前方，又排石数颗，遗尿又止。用药月余，遗尿已除，再照片，左肾输尿管膀胱未见结石影，病愈。

2. 肾结石属脾肾阳虚者，临床不可忽视

从补肾固涩治遗尿而排石，虽属偶然，偶然中深入思考：临床上有不少患者，并无石淋症状，而X光片发现结石，却有腰酸膝软，畏寒肢冷，胃纳欠佳，舌淡苔微腻，脉细缓者，可另辟途径治疗。从脾肾两虚立论。

（三）论治：脾肾阳虚肾石

治则：补肾健脾，益气排石。

方药：北芪、云苓、白术、炙甘草、桑寄生、川断、狗脊、杜仲、海浮石、穿破石、路路通。

穿破石：微苦、淡，有活血舒筋、健脾止泻、补肾通淋之功，常用30～60克，孕妇慎用。

海浮石：咸，微咸，有清热化痰、软坚散结、通淋之功。

路路通：苦、平，有祛风通络、利水祛湿之功。

疗效：共治疗65例尿路结石，疗程1～1．5月，最快3天，最慢1．5月，其中肾结石38例，输尿管结石17例，膀胱结石10例。

（彭胜权教授撰写）

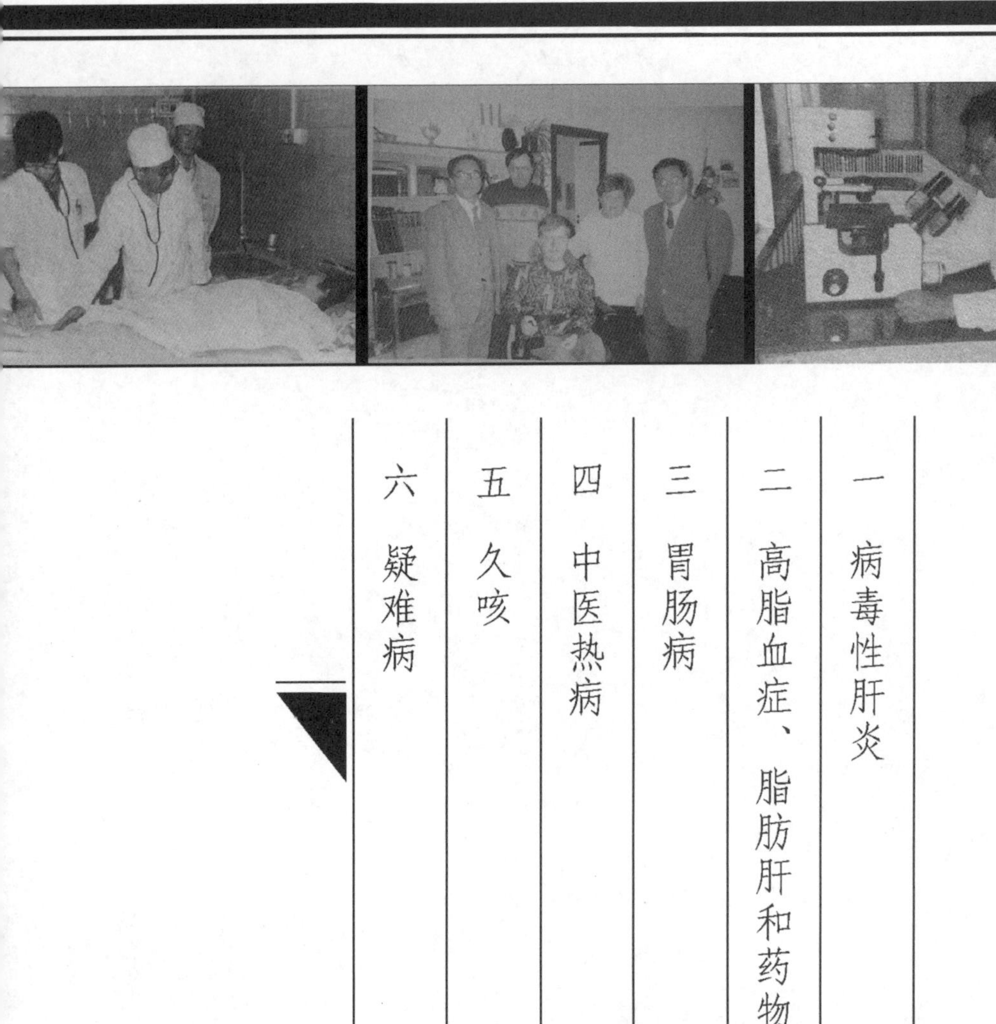

一　病毒性肝炎

二　高脂血症、脂肪肝和药物肝

三　胃肠病

四　中医热病

五　久咳

六　疑难病

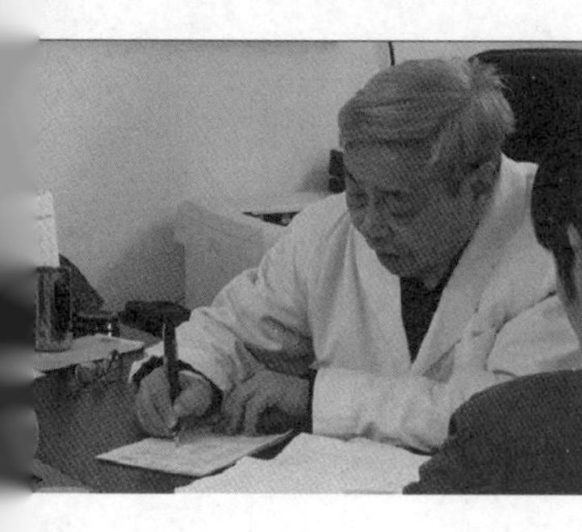

第二部分

医案精华

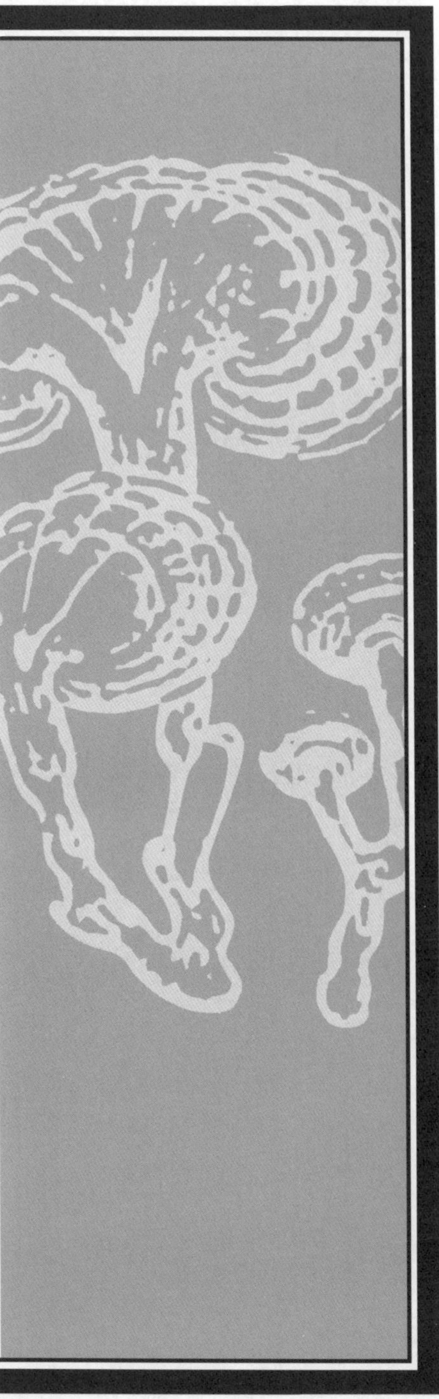

第一章

病毒性肝炎

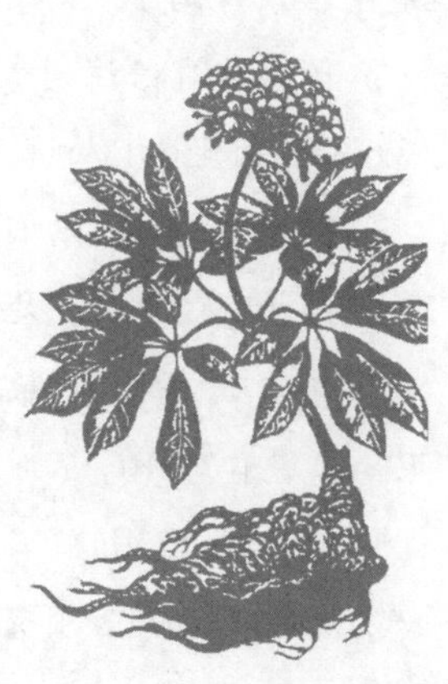

一、甲型肝炎

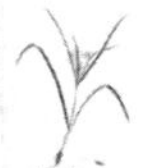

治疗案例

叶某，女，33岁，家住广州。

以“黄疸1周”于1998年1月4日就诊。查：抗-HAVIgM（+），AST：89 U /L；A/G: 1.0。西医诊断：甲型肝炎。有胃病史，现身目深度黄染，黄色鲜明，口苦，尿黄，舌红苔黄腻，脉弦滑。中医诊断：黄疸。辨证：阳黄（肝胆湿热）。治以清热利湿解毒。处方：绵茵陈30、土茯苓20、鸡骨草30、溪黄草30、虎杖30、泽泻15、滑石15、淡竹叶12。4剂。

10%葡萄糖注射液500ml，清开灵40ml，维生素D qd×3天；肝安500 ml，维生素D qd×3天。

1998年12月8日2诊：身目黄染减，尿黄亦减，口不苦，大便黄而不烂，舌红苔薄黄，脉弦。处方：绵茵陈30、土茯苓20、鸡骨草30、溪黄草30、虎杖30、泽泻15、滑石15、生薏仁20。3剂。

10%葡萄糖注射液500ml，清开灵40ml，维生素D qd×3天；肝安500 ml，V.Dqd×3天。

1998年12月11日3诊：身目黄染进一步减轻，口不苦，尿黄，大便正常，舌红苔黄，脉弦。处方：绵茵陈30、土茯苓20、鸡骨草18、溪黄草20、虎杖30、泽泻12、木通10、滑石15。4剂。

10%葡萄糖注射液500ml，清开灵40ml，维生素D qd×4天；肝安500 ml，维生素D ×4天。

1998年12月16日4诊：黄疸减退，尿时黄，口不苦，胸闷脘痞，舌淡苔薄腻，脉弦。处方：绵茵陈30、生薏仁20、云茯苓20、泽泻15、猪苓15、滑石15、车前草15、怀山30、枳壳10、麦芽30、春砂仁[后下]12、白蔻仁[后下]10。7剂。

1998年12月22日5诊：黄疸基本消退，脘痞除，现仅小便时黄，疲倦，余无不适，舌淡苔薄黄，脉弦。处方：绵茵陈30、生薏仁20、云茯

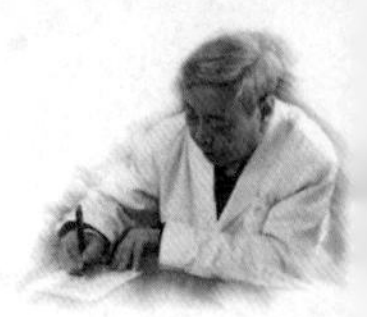

苓20、泽泻15、滑石15、淮山30、北芪15、太子参15、佛手10、枳壳10、麦芽30、法夏10。7剂。此后以健脾利湿和胃药调理月余而获痊愈。

治疗手记

现代医学认为，黄疸是因胆色素代谢障碍，导致血液里的胆红素浓度增高，渗入组织，尤其是巩膜、黏膜和皮肤，染成黄色所致。它既是症状，又是体征。中医据发病缓急、症状表现和病程长短，分为阳黄和阴黄。阳黄起病急，黄色鲜明；阴黄起病缓，黄色暗晦。本案起病急，周身、眼睛和尿液深度黄染，黄色鲜明，属阳黄。肝胆湿热为阳黄的主要病机，治疗上以清利肝胆湿热，加解毒活血为主。本案以绵茵陈、溪黄草、鸡骨草、土茯苓清热解毒，泽泻、茯苓、木通、滑石、淡竹叶清热利湿，虎杖既能通便、又能活血。值得注意的是，当热毒嚣张得到抑制后，要注意用药不可过于寒凉，否则会伤及脾胃阳气，不利疾病的痊愈。因此，第5诊始，在清利肝胆湿热的基础上，加上健脾和胃之品，此后更是以健脾利湿和胃药为主调理月余而获痊愈。

（李永宸整理）

二、乙型肝炎

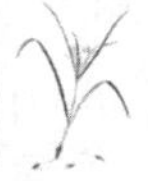

（一）补肾清毒、疏调肝脾法治疗慢性乙肝

治疗案例

叶某，女，33岁。患者于1998年7月自觉倦怠乏力，纳差胁痛，检查肝功能，谷丙转氨酶增高。HBsAg(+)，HBeAb(+)，HBeAb(+)。迭经中西药物治疗，病情反复不愈。患者终日忧虑，情绪低落，1998年2月1日来诊。自述肝区隐痛，腹胀，纳差，面目黄，溲黄，疲乏腰酸，经量少色淡，经期先后不一，舌色暗红，苔黄腻，脉弦细。检查：肝肋下2cm，质中。肝功能ALP：2.096nmol.s−1 / L(改良穆氏法)；ALT：5.20 nmol.s−1 / L(改良穆氏法)；AST：1.48 nmol.s−1 / L(改良穆氏法)；TB：

35.4μmol / L。辨证为肾虚，湿热疫毒伏于肝血。治宜补肾清毒，疏调肝脾。急则治其标，先清利湿热，药用茵陈 30、土茯苓 20、虎杖 12、鸡骨草 10、溪黄草 10、贯众 10、柴胡 10、蚤休 10、滑石 10、淡竹叶 10、泽泻 10。服 14 剂复诊，前述症状均减。复查肝功能：ALP：1.90 nmol.s−1 / L(改良穆氏法)；ALT：0.63 nmol.s−1 / L(改良穆氏法)；AST：0.83 nmol.s−1 / L(改良穆氏法)；TB：7.1μmol / L。用基本方加减：茵陈、桑寄生各 30g，续断、贯众各 12g，柴胡、佛手、蚤休各 10g，土茯苓 20g。服用 40 剂，症情递减，眠食均佳，腹无胀满，大小便正常，仍以补肾清毒。基本方加杜仲、狗脊各 10g，继服 50 剂后，自觉症状消失，月经已调，肝肋下已未触及，肝功能正常，HBsAg(−)、HBeAg(−)、HBcAb(+)。仍予原方巩固疗效，随访 1 年未见复发。（彭胜权撰写，选自《第五届感染病（热病）学术经验研讨会论文汇编》，广东省中西医结合学会感染病（热病）专业委员会，2001 年 12 月，广东吴川 P7−8）

（二）疏肝活血解毒法治乙肝

治疗案例

黄某，女，38 岁。

2011 年 6 月 10 日初诊：以“发现乙肝大三阳 12 年”前来就诊。2011 年 6 月 1 日查肝功能：ALT、AST、GGT、AS/AL 在正常值内。乙肝病毒 DNA2.49 × 10^4 拷贝 / 毫升。B 超：肝、胆、脾、胰 (−)。乙肝两对半：HBsAg(+)，HBeAb(+)，HBcAb(+)。症见：疲劳，夜寐易醒，左少腹痛，痛则欲便，大便 1 次 /3 天，不硬，但量少，舌略红苔薄，脉细数。西医诊断：乙肝大三阳。中医诊断：肝着。中医辨证：肝郁血瘀。治以疏肝活血解毒。柴胡 10、白芍 15、枳实 10、甘草 6、香附 15、川芎 10、贯众 15、重楼 10、桃仁 10、泽兰 10、丹参 15、虎杖 15。7 剂。

2011 年 6 月 20 日 2 诊：寐差易醒好转，左少腹痛除，肝区无痛，仍疲倦，口唇偏白，纳可，小便黄，大便可，舌体小，偏红苔少，脉沉细。柴胡 10、白芍 15、枳实 10、甘草 6、川芎 10、香附 15、贯众 15、重楼 10、桃仁 10、泽兰 10、丹参 15、虎杖 15。14 剂。

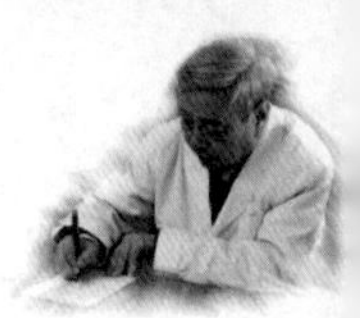

2011月7月1日3诊：仍觉乏力，舌脉同前。柴胡10、白芍15、枳实10、甘草6、川芎10、香附15、贯众15、重楼10、桃仁10、泽兰10、丹参15、虎杖15。28剂。

2011月7月25日4诊：乏力好转，肝区无不适，双上肢偶麻木，纳可寐可，二便调，舌偏红苔少，脉细略沉。柴胡10、白芍15、枳实10、甘草6、川芎10、香附15、贯众15、重楼10、桃仁10、泽兰10、丹参15、黄精15。7剂。

2011年8月22日5诊：代诉，乙肝大三阳病史，症如前，照前方黄精改用虎杖15，7剂。

2011月9月9日6诊：胃脘偶有疼痛，伴嗳气，双上肢麻亦减轻，余无不适，舌红苔薄黄，脉细数。柴胡10、白芍15、枳实10、甘草6、法夏10、茯苓20、浙贝母10、淡鱼古15、救必应15、蒲公英10、丹参15、黄精15。14剂。

2011月9月23日7诊：胃痛和嗳气均愈，上肢麻痹亦减轻，咽有白黏痰，无肝区疼，舌略红苔薄，脉细数。2011年9月9日查：HBV-DNA<500拷贝/毫升。柴胡10、白芍15、枳实10、甘草6、法夏10、茯苓20、浙贝母10、淡鱼古15、救必应15、蒲公英10、瓜蒌壳15、北杏10。14剂。（李永宸整理）

治疗手记

本案患者肝功能正常，乙肝病毒DNA偏高，自觉症状不多，以左少腹痛和乏力为主要不适，治疗上从肝郁血瘀入手，治以疏肝活血解毒。疏肝用柴胡疏肝汤，活血用桃仁、泽兰、丹参、虎杖，解毒用贯众、重楼，第6诊患者出现胃脘不适，则以疏肝和胃论治，疏肝用四逆散，和胃用法夏、茯苓、浙贝母、淡鱼古、救必应、蒲公英，读者可从中体会彭教授治疗胃脘痛的经验。经过3个月治疗，患者症状改善明显，乙肝病毒DNA转为正常。

（李永宸整理）

（三）温补脾肾、疏肝解毒治疗乙肝相关性肾炎

治疗案例

周某，男，18岁，2001年8月发现乙肝相关性肾炎，曾在某西医院住院治疗。各项检测结果如下：乙肝两对半：HBsAg（+）、HBeAg（+）、HBcAb（+）；肝功十二项：ALP：177U/L；AST：41U/L；尿常规：尿蛋白（++）、PRO：1.5g/L；HBV-DNA：2.553×10^7拷贝/毫升。2003年4月前来门诊治疗，主要症状：腰酸，晨起眼睑浮肿，肝区隐痛，易疲劳，尿黄，便烂，舌淡胖边有齿印，苔白腻，脉弦细。证属肾阳亏损，肝郁脾虚。治以温补脾肾，疏肝解毒。补肾酌用锁阳10、巴戟天15、仙灵脾10、川断10、杜仲10、桑寄生30、狗脊10，健脾酌用党参15、云苓20、白术10、炙甘草5、北芪30，疏肝用柴胡10、白芍15、枳壳10、佛手10、郁金10，解毒用贯众15、蚤休10。历时3年余，腰痛减轻，仅偶感不适，眼睑浮肿消除，精神转佳，肝区痛减。但肝功能仍不正常，主要表现在TB：30.2μmol/L；IB：24μmol/L；AST：47U/L；HBV-DNA：1.73×10^8拷贝/毫升；尿常规：尿蛋白（+++）；CRY（±）；CREA：155mmol/L。自2007年2月始，在坚持温补肾阳、益气健脾的基础上，加强清热解毒。温肾用桑寄生30、川断10、杜仲10、狗脊10，健脾用北芪30、太子参15、云苓20、白术10，解毒用升降散（蝉蜕5、僵蚕10、姜黄10、大黄5）以降HBV-DNA，垂盆草15、五味子10、茜草根15以降AST，土茯苓30、川萆薢20以降CREA，历时4个月，自6月22日尿液分析仅CRY（±）后，7月16、19、25、27日尿液分析（-），肝功十二项（-），HBV-DNA降至4.398×10^6拷贝/毫升。

治疗手记

本案历时四年余，患者素禀不足，腰酸，晨起眼睑浮肿为肾阳虚损，肝区隐痛为肝气郁结所致，疲劳，便烂为脾虚气弱之症，尿黄为里有热毒，舌淡胖边有齿印，苔白腻为脾肾阳虚之象。本案为虚实夹杂且以虚为主之证。本案成功的关键有二：一是紧扣脾肾阳虚之病机以治本，坚持温补脾肾。二是不忘清热解毒以治标。针对肝功能、尿液分析的异常以升

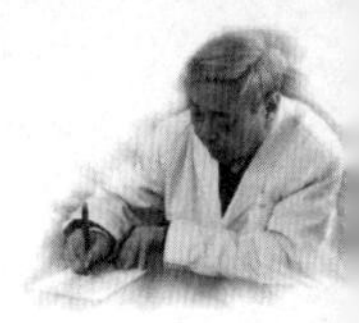

降散为主的治疗对病情的好转起着关键作用。

（李永宸整理）

（四）疏肝和胃法治疗慢乙肝

治疗案例

徐某，男，29岁。乙肝小三阳20余年。2012年2月10日初诊。症见：胃脘不适，嗳气反酸（有霉菌性食道炎和慢性胃炎史），疲劳，夜难入睡，舌淡红苔薄腻，脉缓。2012年2月1日检查：HBV-DNA：2.41×10^8拷贝/毫升；AFP：4.7ng/ml；ALT：195.5U/L；AST：74.7U/L；CHOL：5.45mmol/L；LDL-C：3.62mmol/L。B超：胆囊壁稍高回声，附壁小结石与息肉待鉴别。西医诊断：慢乙肝；中医诊断：肝着。中医辨证：肝胃不和。治以疏肝和胃。方用四逆散加味。柴胡10、白芍15、枳实10、甘草6、法夏10、茯苓20、浙贝母10、淡鱼古15、救必应15、蒲公英10、贯仲15、垂盆草15。7剂。

2012年2月17日2诊：反酸减轻，睡眠改善，现胃胀，疲劳，舌暗红苔薄黄，脉细缓。川朴10、苍术10、甘草6、陈皮5、法夏10、茯苓20、浙贝母10、淡鱼古15、贯仲15、垂盆草15、重楼10、五味子10。7剂。

2012年2月27日3诊：胃脘痛除，无嗳气反酸，现肝区隐痛，舌淡红有齿印，苔薄白，脉弦缓。柴胡10、白芍15、枳实10、甘草6、法夏10、茯苓20、浙贝母10、淡鱼古15、救必应15、蒲公英10、贯仲15、垂盆草15。7剂。2012年2月17日查：HBV-DNA：7.8×10^7拷贝/毫升；ALT：190U/L；AST：68U/L。

2012年3月5日4诊：肝区偶有不适，寐较差，余无不适，舌淡苔白，脉弦细。柴胡10、白芍15、枳实10、甘草6、川芎10、香附15、垂盆草15、五味子10、贯仲15、重楼10、桃仁10、泽兰10。7剂。

2012年3月12日5诊：胃脘胀满，嗳气反酸，大便硬，口干口苦，舌边尖稍红，苔薄黄腻，脉滑。丹参15、连翘15、浙贝母10、淡鱼古15、救必应15、蒲公英10、枳实10、竹茹10、蝉蜕5、僵蚕10、姜黄10、大黄5。7剂。

2012年8月20日6诊：四肢乏力，寐差，口干，舌偏红苔薄黄，脉细。

2012年7月5日查HBV-DNA：1.58×10^6拷贝/毫升；ALT：966U/L；AST：385U/L；GGT：130U/L；TBA：12.5μmol/L。柴胡10、白芍15、枳实10、甘草6、苦参15、败酱草20、溪黄草30、蛇舌草20、夜交藤15、合欢皮15、桃仁10、泽兰10。4剂。嘱查心酶五项，多休息，必要时急诊就诊。

2012年8月27日7诊：四肢乏力较前减轻，寐差易醒，醒后难入睡，口气重，舌偏红苔薄黄，脉细。柴胡10、白芍15、枳实10、甘草6、苦参15、败酱草20、溪黄草30、蛇舌草20、夜交藤15、合欢皮15、桃仁10、香附15、栀子10、佛手10、丹皮10。7剂。

2012年9月3日8诊：夜寐改善。现疲乏困倦，自觉呼出热气，纳呆，痤疮，舌偏红苔白，脉细。生地20、玄参15、麦冬10、鱼腥草15、贯仲15、桃仁10、北杏10、地骨皮15、桑白皮15、柴胡10、白芍15、枳实10。7剂。

2012年9月10日9诊：四肢乏力除，现寐时胸前酸胀不适，寐较差，较难入睡，舌偏红苔薄黄，脉弦细。2012年9月8日查ALT：573U/L，AST：269U/L，GGT：87U/L；TB：23.9mol/L；DB：7.4mol/L；TBA：13.8μmol/L。柴胡10、白芍15、枳实10、甘草6、苦参15、败酱草20、溪黄草30、蛇舌草20、贯仲15、重楼10、秦艽15、威灵仙15。7剂。

2012年9月17日10诊：寐改善，腹痛，腹泻，舌淡红苔薄白，脉细。柴胡10、白芍15、枳实10、甘草6、苦参15、败酱草20、溪黄草30、蛇舌草20、贯仲15、重楼10、王不留行15、路路通30。7剂。

2013年1月7日11诊：自诉无不适，舌淡红苔薄白，脉细。柴胡10、白芍15、枳实10、甘草6、苦参15、败酱草20、溪黄草30、蛇舌草15、贯仲15、重楼10、秦艽15、威灵仙15。4剂。

2013年1月11日12诊：无肝区痛，无胃痛。现腰酸，活动可减轻，夜尿偶1次，偶有疲劳，大便偏硬，色暗，日一次，唇暗，舌淡红边有齿印，苔白滑，脉缓。2013年1月7日查HBV-DNA：2.58×10^5拷贝/毫升，肝功十三项正常。北芪30、太子参15、茯苓20、白术10、法夏10、浙贝母15、陈皮5、贯仲15、重楼10、桃仁10、泽兰10。7剂。

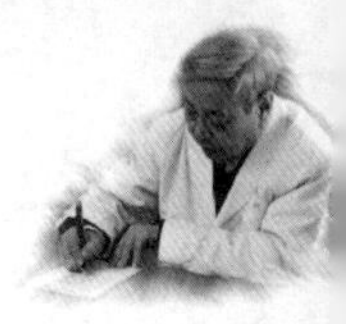

治疗手记

肝胃不和是贯穿本案的病机。以四逆散疏肝，以法夏、茯苓、浙贝母、淡鱼古、救必应、蒲公英和胃，至2012年3月12日第5诊时，患者病情逐渐向愈，此时彭教授因病停诊数月，患者未做系统治疗，肝功能较前损坏非常明显，ALT：966U/L，AST：385U/L，GGT：130U/L。至8月复诊，此时彭教授加用苦参、败酱草、溪黄草、蛇舌草、贯仲、重楼等味，以重挫病邪，患者随后亦逐渐康复。

（李永宸整理）

（五）疏肝、和胃、降脂治疗慢乙肝

治疗案例

李某，男，26岁。以“发现乙肝小三阳10年余、脂肪肝2周（中度）”于2013年3月1日就诊。症见：肝区偶有不适，胃脘亦偶有疼痛，脐周胀痛作于辛辣饮食后，大便2次/日，困倦，无嗳气反酸，腰酸，舌略红苔薄黄，脉细数。

2013年2月15日查肝功能ALT：91.96U/L，AST：60.72U/L，GGT：63.9U/L。HBV-DNA则处于正常值。B超示：脂肪肝（中度）。西医诊断：慢乙肝；中度脂肪肝。中医诊断：肝着。中医辨证：肝胃不和。治以疏肝和胃。方用四逆散合乌贝散加味。柴胡10、白芍15、枳实10、甘草6、法夏10、茯苓20、浙贝母10、淡鱼古15、佛手10、郁金10、香附10、川芎10。7剂。

2013年3月8日2诊：肝区不适除，现仅胃脘微痛。治以疏肝和胃降脂。前方减佛手、郁金、香附、川芎，加入决明子、鸡内金、泽泻、荷叶降脂。7剂。随后仍遵循疏肝和胃降脂法，以柴胡、白芍、枳实、甘草疏肝，法夏、茯苓、浙贝母、淡鱼古和胃，决明子、鸡内金、泽泻、荷叶降脂调治1月余，患者4月10日查肝功能ALT、AST、GGT已转为正常值。

（李永宸整理）

（六）中西医结合治愈慢乙肝

治疗案例

欧阳某，女，28岁。乙肝小三阳20年，半月前发现肝功能异常，于2011年8月15日前来就诊。症见：饭后胃胀，嗳气，无反酸，唇周痤疮，舌红苔黄腻而干，脉细滑。2011年7月10日查肝功能ALT：208U/L，AST：213U/L；肝纤四项：层粘连蛋白：272.9ng/ml。B超：肝胆脾未见异常。西医诊断：慢乙肝。中医诊断：肝着。中医辨证：肝肾阴虚，肝胃不和。治以滋养肝肾、柔肝和胃。方用：生地20、女贞子15、楮实子15、桑椹子15、桃仁10、泽兰10、垂盆草15、五味子10、法夏10、茯苓20、浙贝母10、淡鱼古15。7剂。恩替卡韦片，3盒。sig：0.5mg，qd。至2011年11月14日病毒定量<500拷贝/毫升，肝功十三项：正常。

治疗手记

肝肾阴虚是本案的主要病机。生地、女贞子、楮实子、桑椹子这组药对贯穿各诊。患者是女性，有脱发、舌暗，故酌加桃红四物汤；口干则加沙参麦冬汤；口腔溃疡则玉女煎加细辛；面生痤疮则酌加桑白皮、青天葵、野菊花、北杏、蒲公英、鱼腥草。阴虚易生内热，因此容易口干、口腔溃疡、痤疮等症，治疗则遵养阴清热原则。

（李永宸整理）

（七）疏肝健脾解毒法合恩替卡韦片临床治愈慢乙肝

治疗案例

汤某，男，23岁，发现乙肝大三阳10年，2007年12月21日初诊。症见：纳谷欠馨，夜难入寐，余无不适，舌偏红苔薄，脉弦细。2006年7月19日：CHE：13041U/L；TP：81.6g/L；A/G：1.07g/L；HBV-DNA：2.173×10^{9}拷贝/毫升。西医诊断：慢乙肝。中医诊断：肝着。中医辨证：肝郁化火。治以疏肝健脾解毒，方用四逆散加味。处方：柴胡10、白芍15、枳实10、甘草5、郁金10、佛手10、板蓝根15、苦

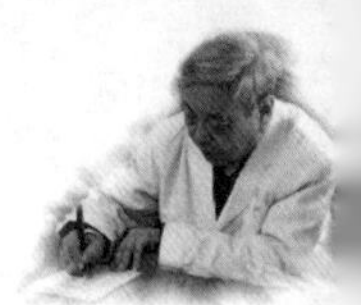

参15、溪黄草30、贯众15、法夏10、云苓20。14剂。恩替卡韦片贰盒Sig：0.5mg，qd。2008年1月4日2诊：夜寐转佳，现仍纳谷欠馨，舌淡红中裂，苔黄滑，脉弦细。治以疏肝健脾，消食和胃。方用柴胡、白芍、枳实、甘草、北芪、太子参、云苓、白术、怀山、鸡内金、山楂、法夏。14剂。恩替卡韦片贰盒Sig：0.5mg，qd。

2008年1月7日：HBV-DNA：1.115×10^5拷贝/毫升。随后仍用疏肝健脾解毒法合恩替卡韦片治疗，2008年10月10日肝功十二项(-)，2008年10月13日：HBV-DNAPCR<1000拷贝/毫升(-)，乙肝两对半：乙肝小三阳。

治疗手记

患者自觉症状虽然不多，但病毒嚣张，HBV-DNA高达2.173×10^9拷贝/毫升。彭教授对于自觉症状不多患者，每以疏肝健脾论治，疏肝用四逆散，健脾用北芪、太子参、云苓、白术、怀山。对于HBV-DNA高达6次方以上且肝功能异常的患者，彭教授常建议患者使用恩替卡韦片，并坚持服药2年以上。本案经中西医结合治疗10个月，达临床治愈目的。

（李永宸整理）

（八）化痰祛湿、疏肝和胃法临床治愈慢乙肝

治疗案例

陈某，男，22岁。2007年4月23日体检发现乙肝大三阳。2007年5月14日初诊。患者稍头晕，咳嗽，痰少色白，无肝区不适，略疲倦，纳一般，舌淡暗，苔白腻，脉滑。2007年4月23日肝功能检查：AST：65U/L，ALT：122U/L，TB：31.9μmol/L，DB：7.5μmol/L，IB：24.4μmol/L。乙肝两对半示“大三阳”。西医诊断：慢乙肝。中医诊断：肝着。辨证：痰湿内阻。治以化痰祛湿。方用藿朴夏苓汤合三仁汤加减。藿香10、川朴10、法夏10、云苓20、北杏10、白蔻仁后下10、生薏苡仁30、佩兰10、鸡内金15、板蓝根15、垂盆草15、五味子10。7剂。

2007年5月21日2诊至5月28日3诊：证不变，方亦同前。6月4

日 4 诊至 6 月 18 日 5 诊：针对患者疲倦和舌底络脉瘀曲，分别加以健脾益气和活血化瘀药。健脾益气用北芪、太子参、茯苓、白术。活血化瘀用泽兰、丹参。病邪嚣张，转氨酶显著升高则酌加清热解毒药苦参、败酱草、溪黄草、蛇舌草、贯众、重楼。2007 年 10 月 29 日查：肝功十二项示正常范围。HBV-DNA<1000 拷贝 / 毫升。

（李永宸整理）

（九）疏肝健脾解毒临床治愈慢乙肝

治疗案例

何某，女，23 岁，南海人。发现乙肝大三阳 5 年。2006 年 12 月 22 日初诊。患者长期服用联苯酸脂，疗效不佳。患者无明显不适，舌淡红苔薄，脉细。2006 年 12 月 19 日查肝功能：ALT：132.8U/L，AST：287.7U/L，S/L：2.2，GGT：180.2U/L。西医诊断：慢乙肝。中医诊断：肝着。辨证：肝郁脾虚。治以疏肝健脾解毒。处方：柴胡 10、白芍 15、枳实 10、炙甘草 5、北芪 30、太子参 15、云苓 20、白术 10、蝉蜕 5、僵蚕 10、姜黄 10、大黄 5、茜草根 15、垂盆草 15、五味子 10。14 剂。2007 年 1 月 5 日 2 诊和 2007 年 1 月 19 日 3 诊，沿用上方。2007 年 1 月 18 日查肝功能：IB：13.9mol/L，GLO：32.8g/L，AST：68.7U/L，S/L：1.9，GGT：84.1U/L。2007 年 2 月 2 日 4 诊和 3 月 5 日 5 诊：患者出现流涎，脐周隐痛，便烂，大便 1 日 1 次，舌淡红苔薄腻，脉细。治以健脾祛湿解毒。方用参苓白术散合升降散加减。其间 3 月 2 日查肝功能：IB：14.2mol/L，GLO：30.7g/L，其余正常，乙肝两对半转为小三阳。后经疏肝、健脾解毒法调治 2 月，肝功能和乙肝病毒定量降至正常范围。

治疗手记

患者发现乙肝大三阳且肝功能异常后，长期服用联苯酸脂治疗，但肝功能一直明显偏高：ALT：132.8U/L，AST：287.7U/L，S/L：2.2，GGT：180.2U/L。但经彭教授治疗 4 个多月后，肝功能基本正常。尽管患者接受彭教授治疗后，仍然服用联苯酸脂，纵观患者治疗全过程，可以

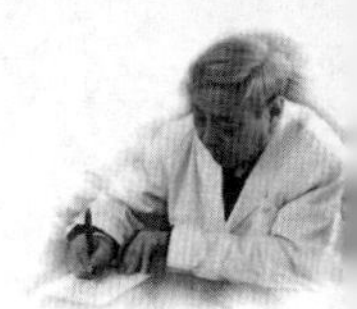

发现中药在患者肝功能转为正常的过程中起到关键作用。本案有一特点：患者自觉症状少，对此彭教授沿用疏肝健脾解毒治法，即以四逆散疏肝，北芪、太子参、云苓、白术健脾，升降散、茜草根、垂盆草、五味子解毒，最终取得满意疗效。

（李永宸整理）

（十）疏肝健脾清热解毒法治疗慢乙肝

治疗案例

汤某，男，22岁，东莞人。患者于2005年体检时发现乙肝大三阳，2006年12月18日初诊。2006年12月2日查肝功能：ALT：148U/L，AST：122U/L，r-GT：78U/L，CK：416U/L。患者自诉无不适，舌红苔黄腻，脉弦滑。西医诊断：慢乙肝。中医诊断：肝着。中医辨证：肝郁化火。治以疏肝清热解毒。方用四逆散加味。柴胡10、白芍15、枳实10、甘草5、郁金10、佛手10、栀子15、五味子10、垂盆草15、苦参15、败酱草20、溪黄草30、蛇舌草20。7剂。

2006年12月25日2诊至2007年1月8日3诊：无明显不适，纳寐可，二便调，舌边尖红，苔薄稍黄，脉弦数。上方去郁金、佛手、栀子、五味子，加入贯众、重楼、茜草根等。

2007年2月5日4诊至2007年3月5日5诊：患者乏力，自汗，运动后易大出汗，纳寐可，二便调，舌红苔黄腻，脉细。治以健脾祛湿，清热解毒。健脾用北芪、太子参、云苓、炙甘草，祛湿用生薏仁、法夏、佩兰、藿香，解毒则用茜草根、垂盆草、白僵蚕、露蜂房等。2007年4月6日6诊：精神转佳，现感无明显不适，舌红苔白浊，脉滑。治以疏肝健脾解毒，方用柴胡、白芍、枳实、甘草、北芪、太子参、云苓、白术、蝉蜕、僵蚕、姜黄、大黄。28剂。2007年5月6日查肝功：AST：38U/L，GGT：62U/L，IBiL：15.8mol/L。HBV-DNA<1000拷贝/毫升。

治疗手记

本案有以下特点：患者年轻，身体较壮实，发现肝炎后能及时治疗；

证型较单一，以肝郁化火、湿浊困脾为主；处方用药上，虽然在第4、5诊时，患者有疲乏感，彭教授处以平和的健脾药，但组以芳香化湿醒脾之药，而不是呆补。患者家居东莞，基本每月1诊，每次带回28剂药，经过6诊近半年治疗，患者肝功能趋于正常，HBV-DNA＜1000拷贝/毫升。

（李永宸整理）

（十一）疏肝解毒、滋阴益气临床治愈慢乙肝

治疗案例

刘某，男，21岁，东莞人。2007年2月5日初诊。

患者以“发现乙肝大三阳2年”就诊。2006年10月23日肝功能：ALT：142IU/L，AST：67IU/L，HBV-DNA定量：3.99×10^6拷贝/毫升。西医诊断：慢乙肝。中医诊断：肝着。症见：疲劳，入睡困难，余无明显不适，舌淡红苔薄白，脉弦。辨证：肝气郁结。治以疏肝解郁。方用：柴胡疏肝汤加味：柴胡10、白芍15、枳壳10、甘草5、川芎10、香附15、垂盆草15、五味子10、茜草根15、露蜂房10、夜交藤15、合欢皮15。2月16日、26日2、3诊，继用上方，患者夜寐改善，精神转佳。自3月26日4诊开始，根据口干，舌体略小，质略红，苔少，脉细略数。辨证：气阴两虚。治以益气养阴。方药：干地黄20、女贞子15、楮实子15、山萸肉10、北芪30、太子参15、云苓20、甘草6、蝉蜕5、白僵蚕10、姜黄10、大黄5。28剂。患者自4诊后，彭教授以气阴两虚论治，一直沿用上方，至11月23日12诊。10月21日查肝功能：ALT：93U/L，AST：50U/L。乙肝两对半示：乙肝“小三阳”，HBV-DNA：1.69×10^3拷贝/毫升。2007年12月28日13诊至2008年5月16日17诊：治以疏肝健脾解毒。方药：北芪30、太子参15、云苓20、白术10、柴胡10、白芍15、枳实10、甘草5、垂盆草15、五味子10、板蓝根15、贯众10。其间2008年3月10日，肝功十二项：全部正常。HBV-DNA：4.742×10^3拷贝/毫升。2008年6月30日18诊至10月31日21诊：干地黄20、女贞子15、楮实子15、山萸肉10、玉竹30、花粉15、沙参15、石斛10、蝉蜕5、白僵蚕10、姜黄10、大黄5。2008年8月25日肝功十二项正常，HBV-

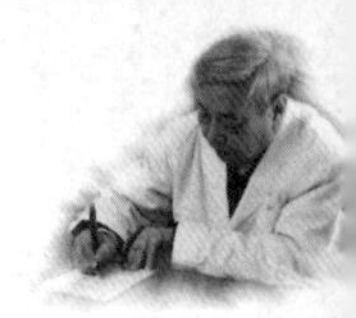

DNA：3.06×10^3 拷贝 / 毫升。

治疗手记

本案从 2007 年 2 月 5 日初诊至 2008 年 10 月 31 日，共计 21 诊，历时 20 个月。患者家住东莞，自第 3 诊始，每月来门诊 1 次，每次带回 28 剂药。本案有一个显著特点，即患者症状少。彭教授靠自己治疗慢乙肝的丰富经验，完全使用中药临床治愈该慢乙肝患者。本案辨证可分四个阶段：前 3 诊，以肝气郁结论治，用柴胡疏肝汤疏肝解郁。第 4 ～ 12 诊：以气阴两虚论治，用干地黄、女贞子、楮实子、山萸肉滋养肝肾之阴，北芪、太子参、云苓、甘草健脾益气。这一阶段，乙肝两对半已从大三阳转为小三阳，病毒定量大减。第 13 ～ 17 诊：以肝郁脾虚论治，以四逆散疏肝，以北芪、太子参、云苓、甘草健脾益气。这一阶段，肝功能已正常，病毒定量已趋于正常。第 18 ～ 21 诊：以滋肝肾、养胃阴论治，用干地黄、女贞子、楮实子、山萸肉滋肝肾，用玉竹、花粉、沙参、石斛养胃阴。本案成功的另一关键：清热解毒贯穿治疗的全过程。使用最频繁的是升降散，本方具有降浊阴升清阳的功效，垂盆草、五味子、茜草根、贯众，以及苦参、溪黄草、蛇舌草、败酱草亦交替使用。

（李永宸整理）

（十二）疏肝益气补血治疗慢乙肝

治疗案例

何某，女，46 岁。患者“发现乙肝大三阳 10 余年”，于 2007 年 4 月 23 日初诊。症见：肝区无疼痛，疲倦乏力，咽干，口干口苦，大便质硬，二三日一行，月经量多，有血块，舌质淡苔薄，脉弦细。2007 年 4 月 18 日乙肝两对半示：“大三阳”。肝功示：ALT：68.2 U /L，AST：57.5 U /L，HBV-DNA：3.34×10^6 拷贝 / 毫升。西医诊断：慢乙肝。中医诊断：肝着。中医辨证：肾虚肝郁。治以补肾疏肝解郁。柴胡疏肝汤加味：柴胡 10、白芍 15、枳壳 10、甘草 5、川芎 10、香附 15、郁金 10、佛手 10、枸杞子 15、菟丝子 15、仙灵脾 15、补骨脂 15。2 诊症见头晕，寐差，疲倦，口淡口酸，盗汗，口唇淡白，面色无华，大便硬，舌淡苔薄腻，脉弦细。4 月 28 日查肝功示：AST：40.5 U /L，A/G：0.8，其余正常。血分析：WBC：10.9×10^9/L，HGB：94g/L。辨证：气血亏损，肝气郁结。治以气血双补，辅以疏肝解郁。北芪 30、党参 15、云苓 20、白术 10、柴胡 10、白芍 15、枳壳 10、甘草 5、川芎 10、鸡血藤 15、熟地黄 20、丹参 15。3 诊：大便较前转正常，仍疲劳甚，口干，夜难入寐。2007 年 5 月 3 日查：Fe:1.9μmol/L。仍遵疏肝益气补血。北芪、党参、云苓、白术、柴胡、白芍、枳壳、甘草、川芎、丹参、熟地黄、枸杞子、菟丝子、垂盆草。6 月 3 日 Fe：5.8μmol/L。患者头晕，疲乏减轻，面色较前红润。效不更法，患者坚持服药到 2007 年 9 月 20 日，肝功十三项和 HBV−DNA 已处于正常范围。见“2007 年 4 月 18 日 − 9 月 20 日肝功和 HBV−DNA”表。

2007 年 4 月 18 日 − 9 月 20 日肝功和 HBV−DNA

日期	ALT	AST	GGT	A/G	HBV-DNA
2007-4-18	68.2	57.5	—	—	3.34×10^6
2007-4-28	40.5		—	0.8	
2007-6-1	51	57	61	1.2	4.298×10^7
2007-6-27	—	44	59		4.059×10^4
2007-9-20	—	—	—	>1.5	<1000

治疗手记

本案为慢乙肝、缺铁性贫血患者。症见疲劳，头晕，大便硬，口淡口酸，盗汗，口唇淡白，面色无华，寐差。辨证为气血亏损，肝气郁结。治以气血双补，辅以疏肝解郁。历时不到半年，患者肝功能转为正常，病毒定量亦转为正常值内。

（李永宸整理）

（十三）疏肝和胃解毒法治疗慢乙肝患者肝功能和 AFP 显著偏高

治疗案例

孙某，男，32 岁，以“发现乙肝小三阳 5 年”于 2004 年 9 月 3 日就诊。

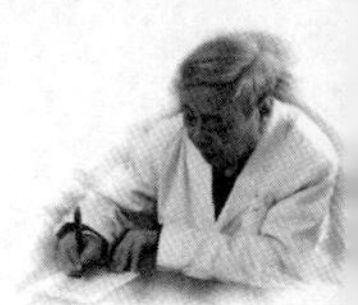

症见：两胁疼痛，胃脘不适，嗳气，恶心，呕吐黄疸苦水，纳差，面黄，巩膜黄染，大便溏，尿黄，舌红苔黄腻，脉弦数。2004年8月24日查肝功十二项：ALT：220U/L，AST：144U/L，GGT：67U/L，TBA：25μmol/L，TB：23.3mol/L。西医诊断：慢乙肝。中医诊断：肝着。中医辨证：湿热黄疸，痰浊内阻。治以清热、利湿、退黄、化痰。方用茵陈蒿汤加味。茵陈30、栀子10、大黄[后下]8、法夏10、茯苓20、鸡内金15、麦芽30、川朴花10、枳壳10、滑石15、甘草5、生薏仁30。7剂。2诊黄疸减退，恶心呕吐明显好转，前方去麦芽、滑石、甘草、生薏仁，加白蔻仁、春砂仁、陈皮、扁豆花。3～4诊患者黄疸进一步减退，大便先硬后溏，以健脾利湿。方用党参、茯苓、白术、白蔻仁、春砂仁、佛手、鸡内金、法夏、川朴花、扁豆花、滑石、甘草。5诊以疏肝和胃治疗，2004年11月21日肝功：TBA：34μmol/L，TB：19.8mol/L，IB：14.3mol/L，其余正常。后以疏肝和胃利胆法调治而肝功能转为正常。

2007年12月3日，患者又以“肝区和胃脘疼痛，恶心呕吐，呕吐物为黄色液体，纳差，厌油，嗳气，疲倦”前来就诊，2007年12月1日珠海人民医院肝功示：ALT：891 U /L，AST：758 U /L，GGT：64 U /L，TB：38mol/L，DB：15mol/L，IB：23mol/L。2007年10月17日HBV-DNA：2.02×10^9拷贝/毫升。2天后再查肝功：ALT：1480 U /L，AST：1146 U /L，GGT：87 U /L，TB：36.7mol/L，DB：14.2mol/L，IB：22.5mol/L。AFP：158.4ng/ml。建议患者住院治疗，全天候休息。患者不能做到，坚持门诊治疗。治以疏肝和胃解毒。方用四逆散合温胆汤加味：柴胡10、白芍15、枳实10、甘草6、法夏10、茯苓20、陈皮5、竹茹10、苦参15、溪黄草30、蛇舌草20、贯仲15。此后一直沿用疏肝和胃解毒治法，并酌加贯众、重楼、猫爪草、垂盆草、茜草根，至2008年1月24日查肝功能：GGT：56U/L，TB：21.8mol/L，DB：7.3mol/L，IB：14.5mol/L，A/G：1.4，HBV-DNA<1000拷贝/毫升。2008年3月27日：肝功十二项（-），AFP亦降到正常值。

治疗手记

患者家居珠海，能坚持前来门诊诊治。肝功能大多数时间能保持正常。2007年年底，患者肝功能、病毒定量和AFP显著攀升，其数值之高，实属罕见。彭教授建议其住院治疗，患者无经济条件，坚持门诊诊治。可喜的是患者体质尚可，所表现的证型属于疗效较好的肝胃不和证，且证型较为固定。对此类证型患者，彭教授治以疏肝和胃，同时加强解毒，以重挫病势。这类解毒药主要有苦参、溪黄草、蛇舌草、败酱草、贯众、重楼、猫爪草、垂盆草、茜草根等。患者经过治疗后病情明显改善。突然肝功能和病毒骤升，临床也颇常见，但像本案患者之严重者则较少见。这种现象的出现常有以下引发因素：停服降病毒西药；治疗不当；误用补药，将钱买憔悴；休息不好；心绪不佳等。

（李永宸整理）

（十四）乙肝表面抗原转阴3例

治疗案例1

何某，男，60岁，广东南海人。

2008年7月7日初诊：患者以“乙肝小三阳病史，胃脘痛16年”前来就诊。西医诊断：乙肝小三阳；胃溃疡和十二指肠球部溃疡。症见：仅感胸胁部胀闷，口苦，舌淡苔白，脉细。中医诊断：肝着。中医辨证：肝胃不和。治以疏肝和胃。处方：柴胡10、白芍15、枳壳10、甘草6、川芎10、香附15、法夏10、云苓20、川朴10、北杏10、郁金10、佛手10、救必应15、蒲公英10。14剂。

2008年7月21日2诊：胃脘胀闷、口苦减轻，大便较前通畅，间有腹痛便稀，舌淡苔白，脉细。柴胡10、白芍15、枳壳10、甘草6、川芎10、香附15、法夏10、云苓20、川朴10、北杏10、陈皮5、鸡内金15、延胡索10、救必应15、蒲公英10。14剂。

2008年8月1日3诊：胃脘饭前微痛，饭后微胀，嗳气偶作，舌淡红苔薄白，脉弦细。北杏10、川朴10、法夏10、云苓20、浙贝母10、

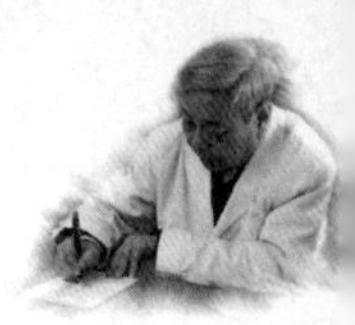

淡鱼古 15、春砂仁后下 10、白蔻仁后下 10、白及 10、五倍子 10、广木香后下 15、佛手 10。14 剂。

2008 年 8 月 18 日 4 诊：胃脘胀明显减轻，头少许坠胀感，舌淡苔薄黄，脉细。北杏 10、川朴 10、法夏 10、云苓 20、浙贝母 10、淡鱼古 15、白及 10、五倍子 10、青蒿后下 10、荷叶 20、滑石 20、甘草 6。14 剂。

2008 年 9 月 5 日 5 诊：胃脘痛好转，头重以前额为主，寐差梦多，口有辛辣感，舌淡红苔薄，脉细。黄连 10、阿胶烊化 15、白芍 15、知母 10、女贞子 15、楮实子 15、丹参 15、川芎 10、干地黄 20、何首乌 30、白芷 10、蔓荆子 10。14 剂。

2008 年 9 月 19 日 6 诊：诸症悉减，胃脘痛好转，头重消失，寐纳香，口有辛辣感除，舌偏红苔薄黄，脉细。黄连 10、阿胶烊化 15、白芍 15、知母 10、浙贝母 10、淡鱼古 15、川芎 10、白芷 10、蔓荆子 10、白蒺藜 15、苍耳子 10、女贞子 15。14 剂。

2008 年 10 月 10 日 7 诊：胃脘痛，矢气频作，无嗳气泛酸，口苦口干，头痛以前额和巅顶为主，舌淡红苔薄白，脉细。法夏 10、北杏 10、川朴 10、云苓 20、救必应 15、蒲公英 10、枳实 10、竹茹 10、藁本 10、川芎 10、白芷 10、苍耳子 10。14 剂。

2008 年 10 月 27 日 8 诊：间有胃脘隐痛，偶有头痛，以前额和巅顶为主，舌红苔白少，脉沉细。法夏 10、北杏 10、川朴 10、云苓 20、救必应 15、蒲公英 10、白及 10、五倍子 10、川芎 10、白芷 10、藁本 10、蔓荆子 10、麦冬 10、玉竹 30、沙参 15。14 剂。

2008 年 11 月 14 日 9 诊：头痛大减，胃脘痛减，现胃痛仅偶作，空腹时甚，吃凉食可加剧。舌淡红苔薄，脉细。法夏 10、云苓 20、干姜 10、白术 10、香附 15、陈皮 5、救必应 15、蒲公英 10、五倍子 10、柏子仁 15、白及 10、川芎 10、白芷 10、茯神 20。14 剂。

2008 年 11 月 28 日 10 诊：胃脘痛明显减轻，头痛亦好转，深呼吸则舒，舌淡红苔薄白，脉细。法夏 10、云苓 20、白术 10、干姜 10、救必应 15、蒲公英 10、五倍子 10、白及 10、川芎 10、白芷 10、蔓荆子 10、茯神 20。14 剂。

2008年12月12日11诊：胃脘痛基本痊愈，现前额和巅顶胀痛，寐差，舌淡红苔薄白，脉弦细。法夏10、云苓20、浙贝母10、淡鱼古15、救必应15、蒲公英10、五倍子10、白及10、郁金10、佛手10、川芎10、桃仁10、川红花10、怀牛膝10、泽兰10。14剂。

2008年12月26日12诊：头胀痛减轻，现寐差，左胁微痛，舌偏红苔薄，脉弦细。连翘15、丹参15、浙贝母10、淡鱼古15、救必应15、蒲公英10、五倍子10、白及10、桃仁10、川红花10、泽兰10、丹皮10。14剂。

2009年1月9日13诊：胃脘痛基本痊愈，偶感胀闷不适，无嗳气泛酸，梦多，大便干，日二次，舌淡苔薄，脉细。连翘15、丹参15、浙贝母10、淡鱼古15、救必应15、蒲公英10、玄胡10、佛手10、香附15、桃仁10、川红花10、泽兰10。14剂。

2010年12月24日14诊：胃脘痛隐痛偶作，无泛酸，口苦，梦多，晚早醒，二便调，舌淡红苔薄，脉细。2010年3月19日查：慢性浅表性胃炎、十二指肠球部多发息肉。连翘15、丹参15、浙贝母10、淡鱼古15、救必应15、蒲公英10、五倍子10、白及10、栀子10、淡豆豉[后下]10、夜交藤15、合欢皮15。14剂。

2011年1月7日15诊：胃脘痛和口苦均减，梦减少，现大便干结，舌淡红苔薄，脉沉细。连翘15、丹参15、浙贝母10、淡鱼古15、救必应15、蒲公英10、郁李仁[打]15、火麻仁[打]15、秦艽[后下]15、栀子10、淡豆豉[后下]10、合欢皮15。14剂。

2011年1月21日16诊：胃脘痛减，痛作于空腹为主，晚饭后左侧胃胀，无嗳气反酸，大便较前变软，口气重，舌淡红苔白，脉细弱。连翘15、丹参15、浙贝母10、淡鱼古15、救必应15、蒲公英10、延胡索10、广木香[后下]15、鸡内金15、枳实10、川朴10、陈皮5。21剂。

2011年2月18日17诊：左侧胃胀除，空腹胃脘隐痛不适，左胁隐隐不适，二便调，舌淡红苔微黄，脉弦细。柴胡10、白芍15、枳实10、甘草6、连翘15、丹参15、浙贝母10、淡鱼古15、救必应15、蒲公英10、郁金10、佛手10。14剂。

2011年3月11日18诊：胃脘胀痛明显减轻，现仅空腹饥饿时胀痛，

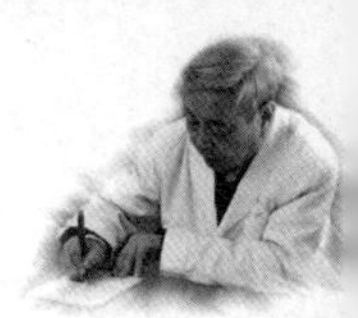

余无不适，舌淡红苔薄，脉细。柴胡10、白芍15、枳实10、甘草6、连翘15、丹参15、浙贝母10、淡鱼古15、救必应15、蒲公英10、茯苓20、白术10。14剂。

2011年4月1日19诊：胃脘痛仅作于空腹，余无不适，舌淡红苔薄白，脉细。2011年3月10日查乙肝两对半：乙肝表面抗原：0.08，表面抗体：582.32，E抗原：0，E抗体：0.57，C抗体：16。柴胡10、白芍15、枳实10、甘草6、法夏10、茯苓20、浙贝母10、淡鱼古15、救必应15、蒲公英10、怀山30、白术10。14剂。

治疗手记

本案患者以“胃脘痛、头痛”为主要症状，治疗则以和胃疏肝为主，和胃药的选用则据患者的寒热而定，热象不显则酌用法夏、云苓、浙贝母、淡鱼古，热象明显则酌用连翘、丹参、浙贝母、淡鱼古、救必应、蒲公英，胃有寒象则加香附、干姜，胃胀则用半夏厚朴杏子汤加减，疏肝用柴胡疏肝汤或四逆散，头痛则酌加川芎、白芷、藁本、蔓荆子、白蒺藜、苍耳子。经过两年多的治疗，症状明显得到改善，肝功能恢复正常，乙肝表面抗原相应转阴。

治疗案例2

罗某，女，27岁，汕头人。

2009年6月12日初诊：以“发现乙肝小三阳2年”前来就诊。症见：胃脘痛，吃寒凉加剧，无嗳气反酸，月经愆期8天，量多，寐纳可，二便调，舌淡红苔薄，脉细。西医诊断：乙肝病毒携带者；慢性胃炎。中医诊断：肝着；胃脘痛。中医辨证：肝血不足，肝气犯胃。治以疏肝和胃，怡养肝血。处方：法夏10、云苓20、浙贝母10、淡鱼古15、白背叶根30、陈皮5、高良姜10、香附15、艾叶10、虎杖15、阿胶烊化15、白芍15、熟地黄20、何首乌30、茵陈20。7剂。

2009年6月22日2诊：胃脘痛明显减轻，尿黄，舌淡红苔薄白，脉弦细。法夏10、云苓20、浙贝母10、淡鱼古15、白背叶根30、陈皮5、高良姜10、香附15、艾叶10、虎杖15、阿胶烊化15、白芍15、熟地黄30、何首乌30、救必应15。7剂。

2009年7月10日3诊：胃脘痛减轻，现仍干呕，颈项强直，舌淡红苔薄，脉细。法夏10、云苓20、浙贝母10、淡鱼古15、高良姜10、香附15、葛根30、白芍15、桂枝10、甘草6、大枣15、生姜3片自备。7剂。

2009年7月27日4诊：胃脘痛基本缓解，干呕除，颈项强直亦愈，现鼻塞，舌淡苔白，脉弦细。柴胡10、白芍15、枳实10、甘草6、法夏10、云苓20、浙贝母10、淡鱼古15、苍耳子10、辛夷花10、蝉蜕5、薄荷后下6。7剂。

2009年8月21日5诊：胃脘痛除，鼻塞亦减轻，月经正常2月，舌淡红苔腻，脉细。柴胡10、白芍15、枳实10、甘草6、法夏10、云苓20、浙贝母10、桃仁10、泽兰10、北芪30、阿胶烊化15。7剂。

2009年9月10日6诊：仅感烦躁，上嘴唇长小疖，余无不适，舌略红苔薄黄，脉细。丹皮10、栀子10、白芍15、何首乌30、柴胡10、甘草6、云苓20、白术10、薄荷后下6、淡竹叶10、法夏10、大枣15、生姜3片自备。7剂。

2009年9月26日7诊：烦躁减少，月经愆期10天，喉中有痰不易咳出，舌红苔少，脉细。丹皮10、栀子10、白芍15、何首乌30、柴胡10、甘草6、云苓20、白术10、薄荷后下6、川红花10、桃仁10、泽兰10。7剂。

2009年11月27日8诊：咽痛咽干，喉中有痰不易咳出，舌淡红苔薄黄，脉细数。玄参20、麦冬10、桔梗10、甘草6、沙参15、丹参15、玉竹30、花粉15、柴胡10、白芍15、枳实10、佛手10。7剂。

2010年1月8日9诊：月经已正常，咽不适，有异物感，舌红苔薄黄，脉细数。玄参20、麦冬10、桔梗10、甘草6、阿胶烊化15、艾叶10、何首乌30、白芍15、香附15、川芎10、熟地20、白芷10。7剂。

2010年2月12日10诊：近日外出进餐较多，便烂，余无不适，舌淡红苔白，脉弦。2010年2月10查：乙肝表面抗原0.963ng/ml、E抗体>2.125PEI U/m、C抗体>4.05PEI U/m。HBV-DNA<1000。肝功十三项，仅ALB：37.2g/L，其余正常。柴胡10、白芍15、枳实10、甘草6、法夏

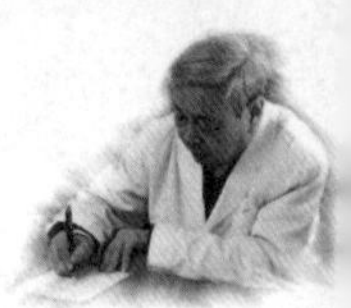

10、云苓20、陈皮5、藿香10、佩兰10、神曲15、连翘15、泽泻15。7剂。

2010年3月5日11诊：大便正常，余无不适，舌暗红苔腻，脉细。柴胡10、白芍15、枳实10、甘草6、佛手10、郁金10、丹参15、川芎10、阿胶烊化15、艾叶10、山楂15、鸡内金15。7剂。

2010年4月2日12诊：咽痛咽干，有痰，咽有异物感，烦躁，唇红，唇内侧溃疡，近一周饭后小腹痛，痛则欲便，便后痛止，舌红微暗、苔薄，脉细数。岗梅根30、桔梗10、甘草6、射干10、陈皮5、细辛3、怀牛膝10、紫菀10、白前10、姜黄10、百部10、冬花10、白术10、防风10。7剂。

2010年5月14日13诊：唇内侧溃疡愈。现咽痛，小腹痛，便带黏液，月经愆期1周，舌淡红苔薄，脉弦细。岗梅根30、桔梗10、甘草6、布渣叶15、火炭母15、藿香10、佩兰10、陈皮5、防风10、白术10、白芍15、柴胡10。7剂。

2010年6月25日14诊：腹痛除，便已无黏液。现咽仍痛，颈项僵硬，二便调，舌淡红苔薄，脉细。2010年6月18日，查乙肝两对半，表面抗原(-)。桔梗10、甘草6、玄参20、麦冬10、葛根30、桂枝10、白芍15、大枣15、生姜3片、防风10、陈皮5、柴胡10。7剂。

治疗手记

本案患者是27岁的女性，主要症状除胃脘不适外，还有月经愆期、咽有异物感等与肝气郁结有关的症状，故治以疏肝和胃，又因女子以血为本，故酌加阿胶、白芍、熟地黄、何首乌等怡养肝血之品。经过近一年的治疗，患者乙肝两对半的表面抗原转为阴性。

治疗案例3

朱某，男，47岁，顺德人。

2007年12月14日初诊：以“发现慢乙肝3年”前来诊治。2007年11月19日本市某三甲医院：ALT：62U/L，AST：68U/L，DB：5.4μmol/L，其余正常。HBV-DNA：1.41×10^5拷贝/毫升。B超：肝稍大；轻度胆囊炎；脾稍大。症见：肝区不适，皮肤瘙痒，心烦，梦多，大便不爽，舌红稍暗，苔白腻，脉弦细。西医诊断：慢乙肝；轻度胆囊炎。中医诊断：肝着。中医辨证：肝郁气滞。治以疏肝解郁。处方：柴胡10、白芍15、枳实10、甘草6、夜交藤15、合欢皮15、郁金10、佛手10、银柴胡10、五味子10、防风10、乌梅10。7剂。恩替卡韦2盒，Sig：0.5mg，qd。（一直未服用）

2009年3月9日2诊：肝区偶有不适，稍疲倦，舌暗红，苔白腻，脉细。2009年2月28日查：GLO：35.6g/L,TC：3.4mmol/L,LDL-C：3.29mmol/L,HBV-DNA<500拷贝/毫升；AFP和肝纤四项（-）。B超：肝无明显增大或缩小。

柴胡10、白芍15、枳实10、甘草6、法夏10、茯苓20、浙贝母10、淡鱼古15、决明子15、鸡内金15、泽泻15、荷叶20。7剂。

2009年3月23日3诊：肝区不适除，稍疲倦，皮肤瘙痒，头晕，舌暗红，苔薄微黄，脉细。

银柴胡10、五味子10、防风10、乌梅10、柴胡10、白芍15、枳实10、甘草6、决明子15、鸡内金15、泽泻15、荷叶20。7剂。

2009年4月13日4诊：皮肤瘙痒，洗澡后为甚，无皮疹，舌淡红而暗，苔白滑腻浊，脉细而滑。

土茵陈30、白薇10、白扁豆15、川朴花10、滑石15、白通草10、佩兰10、藿香10、决明子15、鸡内金15、泽泻15、荷叶20。7剂。

2009年5月4日5诊：皮肤瘙痒，口干口苦，舌偏红，苔白腻。

银柴胡10、五味子10、防风10、乌梅10、决明子15、鸡内金15、泽泻15、荷叶20、土茵陈30、白薇10、白扁豆15、川朴花10。7剂。

2009年5月15日6诊：口干口苦除，皮肤瘙痒减，舌淡红，苔薄黄腻，脉滑。

土茵陈30、川萆薢15、苦参15、土茯苓20、佩兰10、银柴胡10、地骨皮10、防风10、乌梅10、芥穗10、泽泻15、荷叶20。7剂。

2009年6月15日7诊：前述症状除，仅偶见头晕，舌暗红，苔白滑，脉弦滑。

银柴胡10、五味子10、防风10、乌梅10、土茵陈30、白薇10、苦

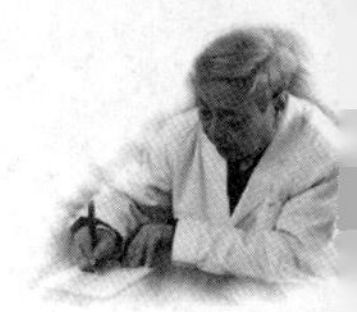

参15、土茯苓20、佩兰10、藿香10、石菖蒲10、郁金10。7剂。

2009年7月6日8诊：头晕除，偶有瘙痒，舌暗红，苔腻偏黄，脉弦滑。

银柴胡10、五味子10、防风10、乌梅10、蝉蜕5、薄荷[后下]5、芥穗10、土茯苓20、土茵陈30、苦参15、佩兰10、藿香10。7剂。

2009年7月27日9诊：皮肤瘙痒减，舌淡暗，苔腻偏黄，脉弦滑。2009年7月6日查AST：47U/L，GLO：31.7g/L，TC：3.2mmol/L，HBV-DNA<1000拷贝/毫升；乙肝表面抗原：(-)，E抗体：（+），C抗体：（+）。

银柴胡10、五味子10、防风10、乌梅10、蝉蜕5、薄荷[后下]5、芥穗10、土茯苓20、土茵陈30、苦参15、佩兰10、藿香10。7剂。

2009年8月17日10诊：间有皮肤瘙痒，舌暗红，苔黄微腻，脉细滑。

银柴胡10、五味子10、防风10、乌梅10、决明子15、鸡内金15、泽泻15、荷叶20、丹参15、蝉蜕5、薄荷[后下]6、怀牛膝10。7剂。

2009年9月7日11诊：皮肤瘙痒减轻，疲乏，舌红，苔黄浊，脉弦。

银柴胡10、五味子10、防风10、乌梅10、佩兰10、藿香10、石菖蒲10、荷叶20、土茯苓20、绵茵陈30、川萆薢20、生薏仁30。7剂。

2009年9月28日12诊：疲乏减，现皮肤偶瘙痒，尿黄，汗出，舌暗，苔薄白，脉弦滑。

苦参15、蛇舌草20、白鲜皮15、苍术10、黄柏10、土茯苓15、土茵陈20、川萆薢20、佩兰10、藿香10、蝉蜕5、薄荷[后下]6。7剂。

2009年10月19日13诊：皮肤瘙痒除，现感冒3天，咳嗽，流鼻水。

桑叶10、杭菊15、桔梗10、连翘15、决明子15、北杏10、甘草6、薄荷[后下]6、蝉蜕5、鸡内金15、牛蒡子10、辛夷花10、苍耳子10、玄参20、泽泻15。7剂。

2009年12月21日14诊：血脂高，大便软，舌红，苔薄白，脉弦滑。2009年11月9日：ALT：36U/L，GLO：40.5g/L，TC：2.46mmol/L，LCL-C：3.16mmol/L。

柴胡10、白芍15、枳实10、甘草6、苦参15、败酱草20、蛇舌草20、贯仲15、土茵陈20、决明子15、鸡内金15、泽泻15。7剂。

2010年1月11日15诊：晨起口干口苦，大便干硬，烦躁，自觉易上火，舌红、苔白滑，脉弦滑。

柴胡10、白芍15、枳实10、甘草6、决明子15、鸡内金15、泽泻15、荷叶20、郁金10、玄参20、麦冬10、生地30。7剂。

2010年2月1日16诊：夜寐早醒，舌红，苔黄腻，脉弦滑。

柴胡10、白芍15、枳实10、甘草6、郁金10、佛手10、垂盆草15、五味子10、决明子15、鸡内金15、泽泻15、泽兰10。7剂。壳脂胶囊拾盒，Sig：5#，tid。

2010年3月1日17诊：近2天，鼻塞，流涕，咳嗽，咽痛，口干，舌红，苔黄，脉浮。

桑叶10、杭菊15、连翘10、银花15、佩兰10、桔梗10、甘草6、辛夷花10、苍耳子10、生薏仁30、北杏10、薄荷后下6、蝉蜕5、苏叶10、芦根30。7剂。

2010年3月22日18诊：前症愈，无不适，舌红，苔黄薄腻，脉弦。

柴胡10、白芍15、枳实10、甘草6、决明子15、鸡内金15、泽泻15、荷叶20、苦参15、贯仲10、垂盆草15、五味子10。7剂。建议复查肝功十二项、血脂六项。

2010年4月12日19诊：自觉无不适，舌淡红、苔薄白，脉细。2010年3月22日查CHOL：5.53mmol/L，TC：2.8mmol/L。2010年4月12日：HDL-C：0.91mmol/L，LDL-C：3.76mmol/L，APOB：1.18g/L。B超：肝胆脾未见异常。

柴胡10、白芍15、枳实10、甘草、决明子15、鸡内金15、泽泻15、荷叶20、丹参15、怀牛膝15、茯苓20、法夏10。7剂。

2010年5月7日20诊：自觉无不适，舌暗红、苔薄腻，脉弦细。柴胡10、白芍15、枳实10、甘草、决明子15、鸡内金15、泽泻15、荷叶20、丹参15、怀牛膝15、山楂15、桃仁10。7剂。

2010年5月28日21诊：自觉无不适，舌偏红，苔薄白腻，脉弦。

柴胡10、白芍15、枳实10、甘草6、决明子15、鸡内金15、泽泻15、荷叶20、山楂15、怀牛膝15、丹参15、桃仁10。7剂。壳脂胶囊拾盒，Sig：5#，tid。

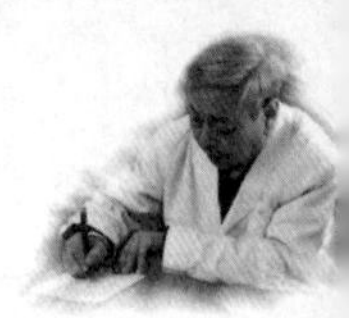

2010年6月18日22诊：大便偏烂，日一次，舌暗红，苔薄黄腻，脉弦。

柴胡10、白芍15、枳实10、甘草6、决明子15、鸡内金15、泽泻15、荷叶20、山楂15、怀牛膝15、丹参15、桃仁10。7剂。

2010年7月23日23诊：口苦微干，舌淡红微暗，苔薄，脉沉细。

干地黄20、女贞子15、楮实子15、桑椹子15、决明子15、鸡内金15、泽泻15、荷叶20、柴胡10、白芍15、枳实10、甘草6。7剂。

2010年8月20日24诊：自觉无不适，舌暗红，苔白腻，边齿印。肝功十三项和血脂六项如下：A/G：1.4，TC：3.23mmol/L，HDL-C：0.76mmol/L，APOA：0.86g/L，其余（-）。

柴胡10、白芍15、枳实10、甘草、决明子15、鸡内金15、泽泻15、荷叶20、山楂15、北芪30、太子参15、云苓20。7剂。

2010年9月17日25诊：感冒后咳嗽，咽不痛，大便偏硬，日一次，舌淡红、苔白滑，脉滑。

紫菀10、白前10、百部10、冬花10、法夏10、云苓20、甘草6、陈皮、蝉蜕5、僵蚕10、姜黄10、大黄5。7剂。

2010年10月22日26诊：自觉无不适，舌暗红，苔薄白腻，舌体偏大，脉弦细。

柴胡10、白芍15、枳实10、甘草6、北芪30、云苓20、白术10、怀山30、蝉蜕5、僵蚕10、姜黄10、大黄5。7剂。

2010年11月19日27诊：右上腹（胃区）偶有不适，背部酸疼，舌淡红，苔黄滑腻，脉滑。

法夏10、茯苓20、浙贝母10、淡鱼古15、救必应15、蒲公英10、柴胡10、白芍15、枳实10、甘草6、僵蚕10、姜黄10。7剂。

2010年12月3日28诊：背部酸疼除，现胃脘偶有不适，尿黄，舌边红，苔薄白腻，脉弦细。2010年11月19日查肝功十三项：GLO：35.6g/L，A/G：1.3，其余（-）。HBV-DNA<500拷贝/毫升。乙肝两对半HBsAb（+），HBeAb（+），HBcAb（+），其余（-）。

法夏10、茯苓20、浙贝母10、淡鱼古15、救必应15、蒲公英10、决明子15、鸡内金15、泽泻15、荷叶20、丹参15、桃仁10。7剂。

2011年1月21日29诊：胃脘不适减轻，现梦多，口臭，大便偏硬，日一次，舌淡红微暗，苔白滑，脉滑。

法夏10、茯苓20、甘草6、陈皮5、枳实10、竹茹10、决明子15、泽泻15、荷叶20、丹参15、火麻仁打15、郁李仁打15。7剂。

2011年4月15日30诊：胃痛除，梦减少，大便转正常，现仍口气重，舌淡红而胖，苔薄白腻，脉滑。2011年4月12日查肝功十三项和血脂六项：A/G：1.4，CHOL：5.5mmol/L，TC：3.45mmol/L，HDL−C：0.93mmol/L，LDL−C：3.62mmol/L，APOB：1.15g/L，其余（−）。

柴胡10、白芍15、枳实10、甘草6、决明子15、鸡内金15、泽泻15、荷叶20、丹参15、桃仁10、茯苓20、竹茹10。7剂。

治疗手记

本案患者有以下特点，一是“皮肤瘙痒”“胃脘不适”为其最显著的症状，二是患者体质素丰、血脂偏高，因此，治疗则从疏肝和胃、化痰消脂、清中下二焦湿浊入手。肝炎患者表现为“皮肤瘙痒”者，并不少见，这可能与“胆盐刺激皮肤感觉神经末梢所致或因门静脉血内胆盐不能有效地被肝脏清除，使周围血内胆盐浓度较高”[1]有关。治皮肤瘙痒方法有二：一是驱风止痒，方用银柴胡、五味子、防风、乌梅等味；二是清中下焦湿浊，若偏凉（苔白腻）则用土茵陈、白薇、白扁豆、川朴花、佩兰、藿香、滑石、白通草等味，若偏热（苔黄腻）则选用苦参、川萆薢、土茯苓、土茵陈、生薏仁、蛇舌草、白鲜皮、苍术、黄柏等味。若患者无明显不适，则以疏肝降脂为治，疏肝用柴胡、白芍、枳实、甘草、郁金、佛手等味，降脂用决明子、鸡内金、泽泻、荷叶、丹参、怀牛膝、山楂、桃仁等味。前后经3年治疗，患者症状改善明显，相关检查指标转为正常，乙肝表面抗原转阴。

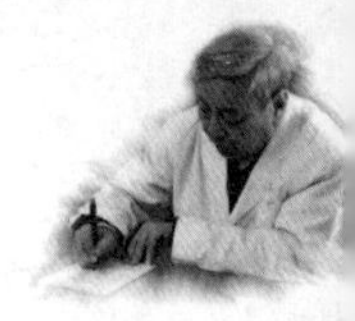

【参考文献】

[1] 刘克洲，郑树森，陈智．实用肝脏病手册 [M]. 杭州：浙江科学技术出版社，2006：75.

（李永宸整理）

（十五）治疗慢乙肝病人抗原转阴病例实录

“医之有案，如国之有史”[1]，国史可为治国之借鉴，医案可为治病之参考。据“乙肝表面抗原转阴3例”中的“治疗案例3”，分析如下：

1. 病人基本情况

朱某，男，47岁，顺德人。2004年发现慢乙肝，经中西医治疗，未见效。2007年11月19日本市某三甲医院查：ALT：62U/L，AST：68U/L，DB：5.4mol/L，HBV-DNA：1.41×10^5拷贝/毫升。B超：肝稍大；轻度胆囊炎；脾稍大。自2007年12月14日首次前来诊治，至2011年4月15日，历时3年零4个月，共30诊。其中第13、17、25诊为感冒咳嗽。

2. 症状舌脉和治法方药

（1）主要症状

皮肤瘙痒是患者就诊2年来最常见、最突出和最具特征性的症状，且集中于前12诊，共出现10诊次，彭教授抓住这一症状，在辨证基础上，结合辨病，采用疏肝、清中下二焦湿浊、降脂和抗过敏等方法进行治疗，不仅消除了皮肤瘙痒，也起到缓解其他症状的作用。肝病患者皮肤瘙痒是因胆盐刺激皮肤感觉神经末梢所致或因门静脉血内胆盐不能有效地被肝脏清除，使周围血内胆盐浓度较高，因而瘙痒。[2] 中医解释皮肤瘙痒从病因上一般可分为风、湿、热邪单一或交结一起伤及人体所致。风、湿、热邪又可分内生的或外侵的。本案患者体质素丰，并结合舌象脉诊，其皮肤瘙痒主要为内生湿浊所致。

降脂和抗过敏虽然是西医术语，这两种治法属于“辨证为体”基础上的“辨病为用”。彭教授降血脂主要用决明子、鸡内金、泽泻、荷叶，抗过敏则用银柴胡、五味子、防风、乌梅。患者体质素丰，又土生土长在经济发达地区和美食之乡——顺德，长期营养过度而不能消化吸收可致内生湿浊，进而表现为皮肤瘙痒，故用决明子、鸡内金、泽泻、荷叶升清降浊，银柴胡、五味子、防风、乌梅凉血、收涩、祛风。

患者自诉无不适共6诊次，且集中于疗程后期，说明经过较长时间的治疗，症状改善显著。

表1　患者在治疗全过程中的症状、出现诊次、合计

症状	诊次	合计
皮肤瘙痒	1、3～6、8～12	10
肝区不适	1、2	2
胃不适	27～29	3
背酸疼	27	1
心烦梦多	1、15、29、30	4
早醒	16	1
疲倦	2、3、11、12	4
口干口苦	5、15、23	3
口臭	29、30	2
汗出	12	1
头晕	3、7	2
尿黄	12	1
大便不爽	1	1
便硬	15、29	2
便稀软	14、22	2
自诉无不适	18～21、24、26	6

（2）舌象

舌质：舌红和暗红19次，其中前12诊占8次；舌淡红9次；舌暗1次；空缺1次。舌苔：苔腻、滑、浊23次（色黄9次，色白13次、缺色1次），其中前12诊占10次；苔薄：6次；空缺1次。

舌质红和暗红代表素体偏热，腻、滑、浊则表明湿浊偏盛且阳气被遏，在治法上，清中下二焦湿浊共8次（集中于第4～9、11、12诊），说明舌象与治法具有高度对应性。

（3）脉象

肝胆病常见弦脉，患者弦脉和弦细脉共出现8次；滑脉主痰饮、食

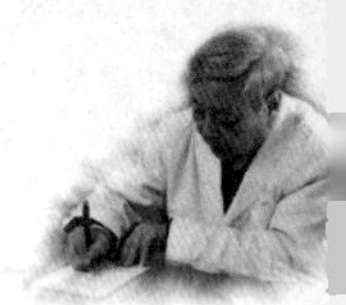

滞和实热，滑脉、弦滑、细滑脉共 15 次。上述脉象是患者 30 诊次中最常见的脉象。以王孟英之明达，犹认为脉诊“微妙难言，变化不易测”[3]，虽然四诊资料为彭教授多个助手笔录，但综合 30 诊的脉象并结合舌诊等资料，是能客观反映患者的相应病机，并为辨证提供客观依据。

表 2 患者在治疗全过程中的脉象合计

脉象	合计
弦、弦细	8
弦滑	8
滑	5
细	3
细而滑	2
浮	1
沉细	1

（4）治法

在疗程前 12 诊，针对患者皮肤瘙痒，在疏肝基础上，抗过敏或者抗过敏加降血脂是用得最频繁的治法（见前述）。值得注意的是，“肝区不适”这一肝炎患者最常见的症状，本例患者仅出现 2 诊次（见表 1），但疏肝法却是用得最多的治法，共 16 次（见表 3），这体现彭教授辨证与辨病相结合的学术思想。患者既有慢乙肝，又有胆囊炎和代谢综合征，尽管患者自觉症状不多，少有肝区不适，然而据彭教授一贯的思想，疏肝应放在首位。

由表 3 可看出，疏肝和降血脂使用次数最多，且贯穿治疗始终，即使在疗程后期，患者“自诉无不适”，彭教授仍使用四逆散疏肝，用决明子、鸡内金、泽泻、荷叶降脂，这是疗程后期使用最多的治法。患者“自诉无不适”，就是临床上有时会遇见的“无证可辨”的情况，彭教授对此常综合三个方面进行处理，第一，参考脉象和舌象；第二，参考患者的体质及生活状况；第三，结合西医诊断结果。

胃脘不适是慢乙肝患者极为常见的症状，脏腑相关理论可以解释此现象，此外与患者的生活习惯和其他社会因素（工作条件、经济环境）

亦有关系。一般而言，上述条件优越者较少见，反之亦然（但不绝对）。本案患者这一症状只出现3次，可能与生活环境较好有关。

表3　各种治法在各诊次运用次数合计

治法	诊次	合计
疏肝	1～3、14～16、18～24、26、27、38	16
和胃	2、19、27～29	5
疏肝和胃	2、19、27	3
降血脂	2、4、14～16、18～24、28～30	15
抗过敏	1、7～9、11	5
降血脂加抗过敏	3、5、6、10	4
祛中下二焦湿浊	4~9、11、12	8

（5）遣方用药

疏肝：柴胡、白芍、枳实、甘草。和胃：法夏、茯苓、浙贝母、淡鱼古。胃不和而梦多：法夏、茯苓、甘草、陈皮、枳实、竹茹。降血脂：决明子、鸡内金、泽泻、荷叶。抗过敏：银柴胡、五味子、防风、乌梅。祛中下二焦湿浊，若苔白腻，证型偏凉用土茵陈、白扁豆、川朴花、佩兰、藿香；若苔黄腻，证型偏热用苦参、川萆薢、土茯苓、土茵陈、生薏仁，甚则酌加蛇舌草、白鲜皮、苍术、黄柏。散风（取消风散意）：蝉蜕、薄荷[后下]、芥穗、防风、苦参。

患者分别于第13、17、25诊（2009年10月19日、2010年3月1日、2010年9月17日）外感咳嗽，遵先贤旧病外感新病，先治新病之训，分别按外感风热、痰湿内扰论治。

3. 疗效

自2007年12月14日首次前来诊治，经过彭教授1年的中医治疗，至2008年12月13日B超检查：肝脏无明显增大或缩小，仅实质回音增粗，肝脾已无肿大，也未见胆囊炎，并在此后的检查中未发现肝、胆、脾有明显异常（见表5）。2009年2月28日查HBV-DNA已在正常值内，并且在随后2年的检查，该指标一直正常。肝功能也趋于好转，到2011年已基本正常（见表4）。2009年7月6日乙肝表面抗原HBsAg（-）、HBeAb（+）、HBcAb（+），其余（-）。2010年11月19日乙肝两对半HBsAb（+）、

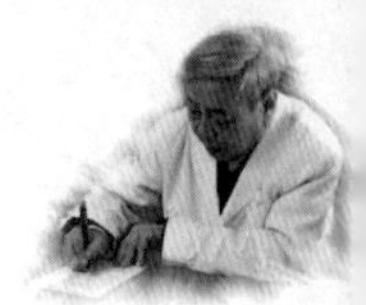

HBeAb（+），HBcAb（+），其余（-）。

表 4　2007 - 2011 年肝功十三项及 HBV - DNA 检查结果

时间	ALT	AST	GLO	A/G	HBV - DNA
2007 年 11 月 19 日	62U/L	68 U/L	正常	正常	1.41×10^5
2009 年 2 月 28 日 正常	正常	38g/L	正常	正常	
2009 年 7 月 6 日　正常	47U/L	35.7 g/L	正常	正常	
2009 年 11 月 9 日 36 u/L	正常	40.5 g/L	正常	—	
2010 年 4 月 12 日 正常	正常	36.1 g/L	1.3	—	
2010 年 8 月 20 日 正常	正常	正常	1.4	—	
2010 年 11 月 19 日	正常	正常	35.6 g/L	1.3	正常
2011 年 4 月 12 日 正常	正常	正常	1.4	—	

注：每次检查肝功十三项，该表所列为异常项目，“—”代表该次检查未查。

表 5　2007 - 2010 年 B 超检查结果

时间	B 超
2007 年 11 月 19 日	肝稍大、肝内光点均匀实质增粗，轻度胆囊炎，脾稍大
2008 年 12 月 13 日	肝脏无明显增大或缩小，实质回音增粗
2009 年 2 月 28 日	肝无明显增大或缩小
2010 年 4 月 12 日	肝胆脾未见异常

4. 结语

评估慢乙肝病人的临床疗效，目前通行的是只要病人肝功能恢复正常，乙肝病毒定量恢复到参考值范围内（通常 < 1000），B 超检查无明显异常即属临床治愈。慢乙肝病人抗原转阴是一项难以达到的标准且不作要求的，至于慢乙肝病人抗原转阴达百分之几的说法，长期从事肝病治疗的医生都知道是不可能的。彭胜权教授是全国名老中医、高等中医药院校本科第六版教材《温病学》主编，临床治愈无数慢乙肝病人和肝炎后肝硬化病人，但慢乙肝病人抗原转阴者相比却少得多。本文旨在完整再现彭教授辨治慢乙肝病人经过，揭示其辨证思路和相应治法以及选方用药特点，并从中探索整理老中医临床经验方法，读者应重在领会彭教授如何动态把握慢乙肝病人病情的变化特征及相应地进行辨治的精髓，

不要误认为慢乙肝病人抗原都能转阴，从而责效于师。

医案评注者首先要“通作者之意”[4]，所做的评注才能“开览者之心”[5]，即评注者要熟悉老中医的辨证思路、诊断方法、学术传承、用药特点，甚至要洞察其瞬间的顿悟，即了解“医者”之“意”，评注要抓住疾病转归的关键所在，让读者能领会老中医的辨证思维的脉络，读后有“重门洞开”之感，这样才能有益于读者。全国名老中医学术经验继承人在3年的跟师期间，最好选择疗程在半年以上，约20诊的病案为佳，一个季度最少整理一案。具体做法：首先拍摄完整的实录性医案，再将它全文输入文档（可附在整理研究文章之后），再按症状、舌象、脉象、治法、方药进行计量统计，梳理老中医的辨治思路，进而得出其辨治规律。这样做的意义有三：其一，切实让老中医的经验显于字里行间；其二，继承人通过认真细致整理，有助于深刻领会其辨治技能的精妙，对老中医经验从感性认识升华成理性认识；其三，读者能参考利用它。

【参考文献】

[1] 吴瑭 . 吴鞠通医案 • 高德僧序 [M]. 李刘坤 . 明清名医全书大成 • 吴鞠通 . 北京：中国中医药出版社，1999：177。

[2] 刘克洲，郑树森，陈智 . 实用肝脏病手册 [M]. 杭州：浙江科学技术出版社，2006 年：75.

[3] 清 • 王学权 . 重庆堂随笔 • 卷下 . 盛增秀主编《明清名医全书大成 • 王孟英》. 北京：中国中医药出版社，1999：675.

[4] 黄煌 . 医案助读 [M]. 北京：人民卫生出版社，2001：114。

[5] 黄煌 . 医案助读 [M]. 北京：人民卫生出版社，2001：114。

（李永宸整理）

（十六）临床治愈乙肝大三阳5年患者完整医案

治疗案例

田某，男，34岁。2013年8月19日，以“发现乙肝大三阳5年”就诊。

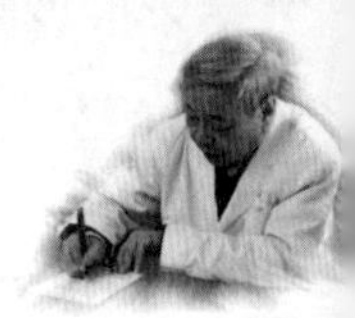

自述无明显不适，纳稍差，睡眠差，梦多，易早醒，难入睡，口干口苦，小便黄，大便溏，舌淡红少苔，脉弦滑。体查：2013 年 8 月 8 日肝功能 ALT：298.5U/L，AST：239U/L，r-GT：186.5U/L。B 超：肝光点粗，脾大。西医诊断：慢乙肝。中医诊断：肝着。中医辨证：肝郁血虚。治以疏肝养血，宁心安神。方药：熟枣仁 15、知母 10、茯神 20、川芎 10、甘草 6、远志 10、柏子仁 15、石菖蒲 10、柴胡 10、白芍 15、枳实 10、白术 10。7 剂。

2013 年 8 月 26 日 2 诊：病史前述，自述无明显不适，睡眠欠安，梦多，尿黄，口干，大便正常，舌淡苔薄黄，脉弦滑细。方药：柴胡 10、白芍 15、枳壳 10、甘草 6、川芎 10、香附 15、远志 10、柏子仁 15、石菖蒲 10、茯神 20、珍珠母先下 30、连翘 10。7 剂。

2013 年 9 月 2 日 3 诊：病史前述，尿黄减，间有口干口苦口臭，睡眠好转，纳可，二便调，舌淡苔薄黄，脉弦滑。方药：柴胡 10、白芍 15、枳壳 10、甘草 6、川芎 10、香附 15、栀子 10、苦参 15、败酱草 20、溪黄草 30、桃仁 10、泽兰 10。7 剂。

2013 年 9 月 13 日 4 诊：现无肝区痛，疲劳，夜难入睡，二便调，舌淡红苔白中裂，脉弦细。方药：柴胡 10、白芍 15、枳实 10、甘草 6、苦参 15、败酱草 20、溪黄草 30、贯仲 15、重楼 10、桃仁 10、泽兰 10、夜交藤 15。7 剂。

2013 年 9 月 23 日 5 诊：两胁时有隐痛不适，时觉疲乏，纳可，较前易入睡，舌红苔薄，脉弦细。方药：柴胡 10、白芍 15、枳壳 10、甘草 6、川芎 10、香附 15、川楝子 10、郁金 10、桃仁 10、泽兰 10、夜交藤 15、合欢皮 15。7 剂。

2013 年 9 月 30 日 6 诊：两胁隐痛较前好转，眠稍差易醒，疲乏除，舌红苔薄，脉弦细。2013 年 9 月 23 日 HBV-DNA 定量 2.08×10^3 拷贝 / 毫升。方药：柴胡 10、白芍 15、枳壳 10、甘草 6、川芎 10、香附 15、川楝子 10、郁金 10、苦参 15、败酱草 20、溪黄草 30、蛇舌草 20。14 剂。

2013 年 10 月 14 日 7 诊：两胁肋处稍胀闷不适，偶觉疲乏，纳可，睡眠稍欠安，舌淡苔白，脉弦细。辅查：肝功能 2013 年 10 月 10 日：正常。方药：柴胡 10、白芍 15、枳壳 10、甘草 6、川芎 10、香附 15、合欢皮15、夜交藤15、贯仲15、重楼10、桃仁10、泽兰10。7剂。

2013年10月21日8诊：两胁不适感已除。下午下班，后脑不适，记忆力减退，眠差（晚上带小孩），舌淡红苔薄黄，脉细。方药：柴胡10、白芍15、枳实10、甘草6、生地20、女贞子15、楮实子15、桑椹子15、枸杞子15、川芎10、丹参15、桃仁10。7剂。

2013年10月28日9诊：无特殊不适，纳好，大便每日1次，质烂，口干热，口臭，舌略红、苔薄黄腻，有裂纹，脉弦细。方药：生地黄20、麦冬10、枸杞子15、柴胡10、女贞子15、楮实子15、桑椹子15、川芎10、丹参15、桃仁10、泽兰10、佛手10。7剂。

2013年11月4日10诊：诉药后下午不适症状好转，眠可，晚11时睡5时醒，口干，舌略红，苔少、有裂纹，脉弦细。方药：生地黄20、麦冬10、玄参15、枸杞子15、女贞子15、楮实子15、桑椹子15、夜交藤15、合欢皮15、贯仲15、重楼10、桃仁10。7剂。

2013年11月11日11诊：自觉疲乏，眠稍差，纳可，二便调，晨起口干口苦，舌略红苔少，裂纹较前减少，脉弦细。方药：生地黄20、麦冬10、玄参15、枸杞子15、柴胡10、白芍15、贯仲15、重楼10、桃仁10、泽兰10、合欢皮15、夜交藤15。7剂。

2013年11月18日12诊：诉眠差，口干无口苦，舌略红苔薄有裂纹，脉弦细。方药：生地20、玄参15、麦冬10、枸杞子15、沙参15、柴胡10、白芍15、枳壳10、甘草6、夜交藤15、合欢皮15、熟枣仁15。7剂。

2013年11月25日13诊：眠差易醒，夜起小便2次，晨起口干口苦，纳佳，肝区无不适，舌红苔薄黄中裂纹，脉弦细。方药：熟枣仁15、知母10、茯神20、川芎10、甘草6、连翘15、远志10、石菖蒲10、柏子仁15、柴胡10、白芍15、枳实10。7剂。

治疗手记

本案患者以“发现乙肝大三阳5年”就诊。经3个多月不间断中医治疗，未服西药。肝功能从ALT：298.5U/L，AST：239U/L，r-GT：186.5U/L，转为正常，病毒定量亦转为正常。患者最突出的症状为胁痛和寐差。彭

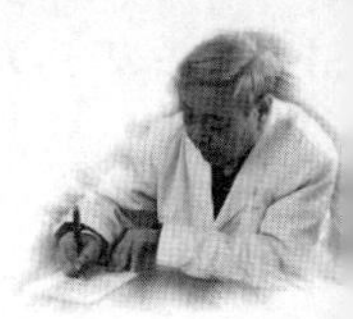

教授常以四逆散或柴胡疏肝汤治胁痛，至于具体选择何方，则据患者偏寒偏热而定。偏寒用柴胡疏肝汤，偏热则用四逆散。寐差则以酸枣仁汤为主。肝功能自2013年10月10日转为正常后，从第8诊开始，彭教授加入滋养肝血肝阴之药，依据有二：一是此前病邪嚣张，故以苦参、败酱草、溪黄草重挫病势，此时不用滋养药，是避免闭门留寇。二是据患者舌脉象，此时患者舌红苔少有裂纹，脉弦细，此舌脉象指示患者肝脏阴血受损。

（李永宸整理）

（十七）疏肝清热解毒为主治疗慢乙肝完整医案

治疗案例

冯某，男，25岁。2013年5月13日，以“发现乙肝小三阳10多年”就诊。患者2012年9月开始ALT反复升高。2012年9月至2013年3月底注射赛若金抗病毒治疗，患者因该药物的副作用（纳差、头痛）拒绝继续用药，要求中医治疗。症见：口苦，口臭，尿黄，纳可，大便正常，口不渴，舌暗红，苔白腻，脉弦数。2013年4月10日查：肝功能ALT：89U/L，AST：66U/L，HBV-DNA：2.36×10^5拷贝/毫升。西医诊断：慢乙肝。中医诊断：肝着。中医辨证：肝郁化火，热毒嚣张。治以疏肝清热解毒。方药：柴胡10、白芍15、枳实10、甘草6、苦参15、败酱草20、溪黄草30、蛇舌草20、贯众15、重楼10、垂盆草15、五味子10。7剂。

2013年5月20日2诊：仍有轻微口苦，口臭，余无特殊不适，舌胖，苔黄腻较厚，脉弦数。方药：柴胡10、白芍15、枳实10、甘草6、苦参15、败酱草20、溪黄草30、蛇舌草20、贯众15、重楼10、桃仁10、泽兰10。14剂。

2013年6月3日3诊：自觉无特殊不适，昨日咽痛，今日已经好转，口苦较前好转，舌淡红苔厚，脉弦数。方药：柴胡10、白芍15、枳实10、甘草6、苦参15、败酱草20、溪黄草30、蛇舌草20、贯众15、重楼10、桃仁10、泽兰10。14剂。

2013年6月17日4诊：现无明显不适，轻微口苦口臭，大便2～3

日一行，舌胖淡红，苔黄白腻，脉弦数。方药：柴胡10、白芍15、枳实10、甘草6、苦参15、败酱草20、溪黄草30、蛇舌草20、桃仁10、泽兰10、丹参15、虎杖15。14剂。

2013年7月1日5诊：自觉胃纳较前改善，舌红苔中厚腻，脉滑。6月26日查肝功ALT：121U/L，AST：76U/L，GLO：36g/L，A/G：1.18，UA：477μmol/L，HBV-DNA：1.125×10^6拷贝/毫升。方药：柴胡10、白芍15、枳壳10、甘草6、香附15、川芎10、茯苓20、白术10、苦参15、败酱草20、贯众15、重楼10。14剂。

2013年7月15日6诊：无明显不适，服药后晨起轻微咽痛，口不干，大便调，舌淡红胖，苔黄白腻，脉弦细。方药：北芪30、太子参15、茯苓20、炙甘草6、柴胡10、白芍15、枳实10、白术10、苦参15、败酱草20、贯众15、重楼10。14剂。

2013年7月29日7诊：病史前述，咽痛不适，纳眠可，二便调，口干，舌淡苔白，脉弦细。方药：柴胡10、白芍15、枳壳10、甘草6、香附15、川芎10、丝瓜络15、郁金10、苦参15、败酱草20、贯众15、重楼10。14剂。

2013年8月6日8诊：病史前述，无明显不适，纳眠可，二便调，舌淡苔黄白微腻，脉弦细。方药：柴胡10、白芍15、枳壳10、甘草6、香附15、川芎10、苦参15、败酱草20、贯众15、重楼10、蛇舌草20、生薏仁30。14剂。

2013年9月16日9诊：无明显不适，舌淡苔白，脉弦细。复查：2013年9月14日查：HBV-DNA：2.9×10^4拷贝/毫升；肝功：ALT：43U/L，AST：34U/L，GGT：47U/L，B超：肝胆脾正常。血分析：WBC7.48×10^9/L；LY：55.8%。方药：柴胡10、白芍15、枳壳10、甘草6、香附15、川芎10、苦参15、败酱草20、贯众15、重楼10、桃仁10、泽兰10。14剂。

2013年9月30日10诊：无明显不适，纳眠可，二便调，舌淡红苔薄，脉弦细。方药：柴胡10、白芍15、枳壳10、甘草6、香附15、川芎10、北芪30、茯苓20、贯众15、重楼10、桃仁10、泽兰10。14剂。

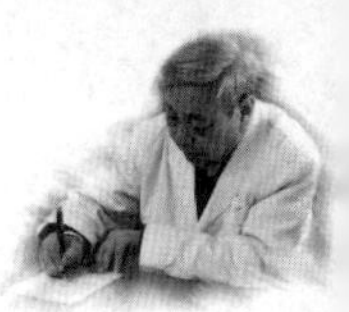

2013年10月14日11诊：稍疲乏，易困倦，纳眠可，二便调，舌淡苔白，脉弦细。方药：柴胡10、白芍15、枳壳10、甘草6、香附15、川芎10、北芪30、太子参15、茯苓20、白术10、贯众15、重楼10。14剂。

2013年10月28日12诊：病史前述，无明显不适，疲乏减轻，舌淡苔白，脉弦细。方药：柴胡10、白芍15、枳实10、甘草6、北芪30、太子参15、茯苓20、白术10、桃仁10、泽兰10、贯众15、重楼10。14剂。

2013年11月11日13诊：眠差，略烦躁，纳可，舌淡苔白，脉弦滑。方药：法夏10、茯苓20、甘草6、陈皮5、枳实10、竹茹10、黄连10、柴胡10、白芍15、枳壳10、川芎10、香附15。14剂。

2013年11月25日14诊：自诉眠可，纳可，二便调，肝区少许不适，舌淡红苔白腻，脉弦细。方药：柴胡10、白芍15、枳实10、甘草6、北芪30、太子参15、茯苓20、白术10、桃仁10、泽兰10、贯众15、重楼10。14剂。

治疗手记

患者年方25岁，却以“发现乙肝小三阳10多年”就诊。患者乙肝病毒极有可能传自母体。患者前来就诊时肝功能异常，病毒定量达HBV-DNA：1.125×10^{6}拷贝/毫升，症状主要为口苦，口臭，尿黄为主。彭教授抓住患者年轻，正气未衰，且热毒嚣张这一特点，抓住时机，利用疏肝清热解毒治法，以柴胡、白芍、枳实、甘草疏肝，以苦参、败酱草、溪黄草、蛇舌草、贯众、重楼重挫病势。当乙肝病毒定量和转氨酶下降后，则据舌胖这一脾虚症状，以北芪、太子参、茯苓、白术健脾扶正。历时半年而收功。

（李永宸整理）

三、丙型肝炎

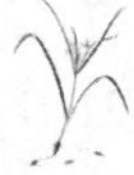

治疗案例1

张某，女，62岁。

以“反复腹水，8月余”于2006年6月16日初诊。何时发现丙肝不详，症见：双下肢水肿，大量腹水，曾在某三甲医院住院治疗，有糖尿病和高血压病史，肾功能损害，尿少，舌淡胖苔白腻，脉弦细。患者 UA：612 μmol/L，GGT 和 ALP 升高（具体不详）。西医诊断：丙肝肝硬化（腹水）。中医诊断：臌胀。辨证：水湿浸渍。治以健脾化湿，通阳利水。方用五皮饮合胃苓汤、防己黄芪汤加减。处方：大腹皮 15、苍术 10、白术 10、云苓 20、北芪 30、防己 10、川木瓜 15、车前草 30、玉米须 30、五加皮 10、桑白皮 15、地骨皮 10。7 剂。另：北芪 120，糯米 60（布包煎），5000ml 煮至 1500ml，当茶饮。

2006 年 6 月 23 日 2 诊：尿量增加，大便次数增加，口咸口苦，舌淡苔薄腻，脉沉。处方：茯苓 20、白芍 15、熟附子[先下] 10、白术 10、甘草 5、苍术 10、大腹皮 15、枳壳 10、苏叶 10、北芪 30、防己 15、陈皮 5、生姜 3 片。7 剂。

2006 年 6 月 30 日 3 诊：双下肢水肿开始消退，精神转佳。现腹泻日 10 余次，寐差，舌淡苔白，脉沉。处方：茯苓 20、白芍 15、熟附子[先下] 10、白术 10、甘草 5、大腹皮 15、川朴 10、苍术 10、北芪 30、防己 15、陈皮 5、生姜 3 片。7 剂。

2006 年 7 月 7 日 4 诊：双下肢水肿改善，颜面浮肿消退，精神增，睡眠转佳，腹水减少，抽腹水由 10 斤减为 6 斤，口咸，口微苦，大便 2 ~ 3 次 / 日，便溏，舌淡苔白腻，脉沉细。处方：茯苓 20、白芍 15、熟附子[先下] 12、白术 10、甘草 5、大腹皮 15、川朴 10、苍术 10、北芪 40、防己 15、陈皮 5、生姜 3 片、川木瓜 15。7 剂。

2006 年 7 月 14 日 5 诊：双下肢水肿消减，尿量增多，口咸，寐差，舌淡苔白腻，脉沉细。处方：茯苓 20、白芍 15、熟附子[先下] 12、白术 10、大腹皮 15、川朴 10、苍术 10、北芪 40、防己 15、陈皮 5、生姜 3 片、川木瓜 15。7 剂。

2006 年 7 月 21 日 6 诊：双下肢水肿进一步减轻，尿量增多，口干口咸，入睡难，舌淡苔白腻，脉沉细。处方：茯苓 20、白芍 15、熟附子[先下] 12、白术 10、苍术 10、苏叶 10、怀牛膝 10、泽泻 15、猪苓 15、玉米须 30、生姜 3 片、甘草 5、川木瓜 15。7 剂。复方鳖甲软肝片 4 盒，Sig: 4#，tid。

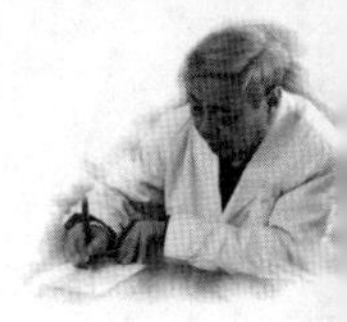

治疗手记

本案患者病情重，但中医疗效佳。初诊以水湿浸渍论治，治疗重点在脾。2诊后，以肾气衰微论治，重点在肾，治以温肾助阳、化气行水，方用真武汤合济生肾气丸加减，双下肢水肿和颜面水肿渐次消退。本案西医检查、诊断、治疗资料记载不够详细，中医治疗后相关检查资料亦缺如。这是一大遗憾。

（李永宸整理）

治疗案例 2

骆某，女，28岁，厄瓜多尔华侨。2006年3月17日初诊。

患者发现丙型肝炎半年。2006年3月14日查肝功AST：44 U /L，GGT：81 U /L，GLO：23.93g/L。2006年1月10日查心电图：窦性心动过缓，频发窦性早搏二联律。西医诊断：1.病毒性丙型肝炎（中度）。2.窦性心动过缓，频发窦性早搏二联律。3.三尖瓣关闭不全（轻度）。症见：尿黄，口干，夜尿4～5次，胃脘胀，呃逆，舌红苔白腻，脉弦缓。中医诊断：肝着。辨证：肝胃不和。治以疏肝和胃。处方：柴胡10、白芍15、枳实10、甘草5、郁金10、佛手10、法夏10、云苓20、泽兰10、桃仁10、丹参15、虎杖15。7剂。

2006年3月24日至5月12日患者主要症状有胃胀、口干口苦，夜尿4～5次/晚，治疗则在疏肝（柴胡、白芍、枳实、甘草）基础上，分别用法夏、茯苓和胃，蚤休、贯众或用苦参、败酱草、溪黄草、蛇舌草清热解毒，桑寄生、狗脊、杜仲、续断补肾，但是疗效不明显。这一时期患者查了5次肝功（每2周查1次），检查结果见下表：

2006年3月28日至5月23日肝功能

时间	ALT	AST	GGT
20060328	95	275	183
20060411	42	87	258
20060428	正常	正常	156
20060509	正常	50	103

20060523	63	98	235

2006年5月26日至8月7日，加入升降散，并用连翘、丹参、救必应、蒲公英清胃热，肝功能很快转为正常。见下表：

2006年5月26日至8月7日肝功能

时间	ALT	AST	GGT
20060606	正常	正常	160
20060704	正常	正常	60
20060807	正常	正常	51

治疗手记

患者长期生活在南美厄瓜多尔，本次回广州找中医诊治，希望能早日康复回厄瓜多尔，所以每周来1次门诊，每2周检查1次肝功能，其急迫心情可知矣。患者症状主要表现为胃胀，口干口苦和夜尿多。令人奇怪的是近半年达20余诊中，从未出现肝区疼痛或胁痛。彭教授治疗肝病，无论是乙肝、丙肝还是脂肪肝，疏肝是最常用的治法，所以，虽然未出现肝区不适，仍用四逆散。2006年3月24日至5月12日这一阶段，和胃用法夏、茯苓，加以清热解毒，然而效不显。2006年5月26日至8月7日这一阶段疗效如此迅速，何也？原因有二：一是高度重视患者“舌质红”这一症状，以清胃热的连翘、丹参、救必应、蒲公英代替法夏、茯苓，药性更符合病性。二是以升降散代替清热解毒药，加强升清降浊。此方“取僵蚕、蝉蜕，升阳中之清阳；姜黄、大黄，降阴中之浊阴，一升一降，内外通和，而杂气之流毒顿消矣[1]。”

【参考文献】

[1] 清·杨栗山．伤寒瘟疫条辨[M]．北京：中国中医药出版社，2002：117．

（李永宸整理）

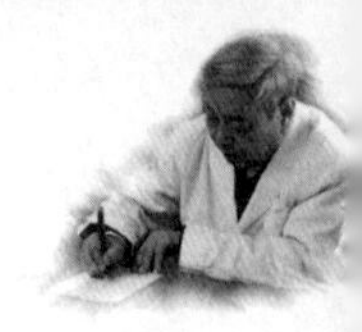

四、肝炎后肝硬化

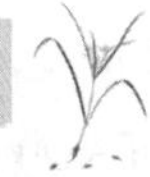

（一）疏肝健脾利胆和胃法临床治愈肝硬化

治疗案例

刘某，男，家住湖南，50岁。以“慢性乙肝病史20年，发现肝硬化半年”于2010年9月20日前来就诊。患者今年3月开始用干扰素治疗，近日因头痛，牙龈出血（白细胞、血小板较低）已停用一周。现症见：头痛，疲倦，睡眠差，右胁隐痛不适，胃纳一般，大便1～2次/天，成型，舌淡苔白，脉弦细。2010年3月17日外院磁共振示：肝弥漫性结节，脾大，考虑肝硬化。2010年9月19日外院彩超：肝硬化声像图，微量腹水，脾大。HBV-DNA定量：6.66×10^3拷贝/毫升。血常规示：WBC：3.81×10^9/L，PLT：108×10^9/L，乙肝e抗原阴性，肝功、胆红素正常。西医诊断：慢乙肝，肝硬化。中医诊断：癥瘕。中医辨证：肝郁脾虚水停。治以疏肝健脾利水。柴胡10、白芍15、枳实10、甘草6、北芪30、党参15、茯苓20、白术10、炮干姜10、桑白皮15、地骨皮15、冬瓜皮30、大腹皮15、怀牛膝10、川木瓜15。30剂。

2010年11月19日2诊：服药后前症好转，肝区偶有不适，易疲劳，面黄，睡眠差，胃纳可，大便干，舌淡苔白，脉弦细。叩诊未见腹水。柴胡10、白芍15、枳实10、甘草6、川芎10、香附15、佛手10、北芪30、太子参15、白术10、桃仁10、泽兰10、秦艽15、威灵仙15、路路通30。30剂。复方鳖甲软肝片15盒，Sig：4#，tid。

2011年1月9日3诊：慢乙肝病史多年，轻度肝硬化，服中药2个多月，自觉有好转。现偶有肝区隐痛不适，易疲劳，睡眠一般，醒后难再入睡，夜尿1-2次/晚，胃纳可，口角易烂，大便调，嗳气，舌淡苔白，脉弦细。柴胡10、白芍15、枳实10、甘草6、川芎10、香附15、夜交藤15、合欢皮15、北芪30、茯苓20、白术10、贯众15、重楼10、法夏10，陈皮5。28剂。复方鳖甲软肝片15盒，Sig：4#，tid。

2011年4月18日4诊：睡眠欠佳，易醒或梦多，夜尿1～2次/晚，肝区无不适，胃纳可，大便1日2解，成形，舌淡，苔白微黄，脉弦细。4月18日B超示：肝实质回声光点稍粗。4月13日肝功示：ALT、AST正常。总胆红素：34.5mol/L，直接胆红素：13.3mol/L，间接胆红素：21.2mol/L。柴胡10、白芍15、枳壳10、炙甘草6、川芎10、香附15、夜交藤15、合欢皮15、王不留行15、桃仁10、泽兰10、丹参15。28剂。

2011年6月3日5诊：右胁偶有隐痛，易疲倦，睡眠有好转，胃痛，大便4～6次/天，成形，胃纳一般，舌淡苔白，舌底络脉稍暗，脉右弦左细。2011年4月27日肝纤四项：正常范围。HBV-DNA<500拷贝/毫升。血常规正常。肝功示：总胆红素：17.5mol/L，ALT、AST正常。柴胡10、白芍15、枳壳10、炙甘草6、川芎10、香附15、法夏10、茯苓20、浙贝母10、淡鱼古15、路路通30、王不留行15、秦艽15、桃仁10、泽兰10。28剂。随后按疏肝健脾和胃法调治2月而临床治愈。

治疗手记

本案有以下特点：发现肝硬化时间较短（半年）；证型较固定；家居离广州市远且工作忙，无法每周或半月前来就诊，有时两三个月前来一次；但能坚持服药。彭教授据有少量腹水，就在疏肝健脾基础上，加入桑白皮、地骨皮、冬瓜皮、大腹皮利水；据胆红素升高，则酌加秦艽、威灵仙、路路通、王不留行利胆，胃脘不适则酌加法夏、茯苓、浙贝母、淡鱼古和胃。经过近2年，而收功于临床痊愈。

（李永宸整理）

（二）健脾清热利湿法治疗肝硬化失代偿期

治疗案例

房某，男，41岁，连南县人。2004年3月14日初诊。

主诉：反复排黑便3年余，加重3月余。

病史：发现乙肝3月。喝白酒史20年。2000、2002、2003年因酒后排黑便三次入连南人民医院治疗。症见：疲劳，尿黄，纳呆，恶心呕吐，下肢轻度浮肿，舌红苔黄腻，舌底静脉曲张，脉弦滑。

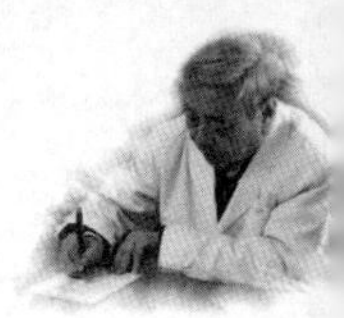

西医诊断：慢乙肝，肝硬化（失代偿期），脾大，酒精肝，失血性休克，重度贫血，低蛋白血症。

中医诊断：癥瘕。中医辨证：脾虚湿热。治法：健脾清热祛湿。方药：苦参15、溪黄草30、蛇舌草20、败酱草20、绵茵陈30、茯苓20、猪苓15、泽泻15、鸡内金15、白术10、法夏10、苏梗10。7剂。大黄虫䗪丸2盒，Sig：2#，bid。复方鳖甲软肝片4盒，Sig：4#，bid。

3月21日2诊：胃纳转香，尿黄减，舌淡苔腻，脉细。绵茵陈40、茯苓20、猪苓15、泽泻15、苦参15、溪黄草30、蛇舌草20、败酱草20、枳壳10、鸡内金15、北芪30、太子参15、玉米须15、大腹皮15、麦芽30。7剂。大黄虫䗪丸2盒，Sig：2#，bid。复方鳖甲软肝片4盒，Sig：4#，bid。

3月28日3诊：双下肢浮肿除，尿转白，舌淡红苔薄黄，脉弦。绵茵陈30、茯苓20、猪苓15、泽泻15、法夏10、大腹皮15、厚朴10、枳壳10、北芪30、鸡内金15、白术10、玉米须15。7剂。大黄虫䗪丸2盒，Sig：2#，bid。复方鳖甲软肝片4盒，Sig：4#，bid。

4月25日4诊：精神转佳，偶有肠鸣，舌淡红苔薄白，脉细。北芪30、太子参15、茯苓20、法夏10、鸡内金15、枳壳10、厚朴花10、扁豆花10、绵茵陈30、豨莶草15、茜草根15、麦芽30。21剂。大黄虫䗪丸2盒，Sig：2#，bid。复方鳖甲软肝片4盒，Sig：4#，bid。

5月30日5诊：纳转香，无肝区痛，无尿黄，大便3～4次/日，不成型，周身皮肤瘙痒，舌淡红苔薄白，脉细缓。北芪30、党参15、茯苓20、白术10、何首乌30、川芎10、白芍15、熟地黄15、蝉蜕5、僵蚕10、豨莶草15、茜草根15。28剂。大黄虫䗪丸2盒，Sig：2#，bid。复方鳖甲软肝片4盒，Sig：4#，bid。

8月8日6诊：二便已正常，无肝区痛，肤痒亦除，现双下肢疲软行走后为甚，口腔溃疡，舌淡红苔白，脉细弱。北芪30、党参15、茯苓20、白术10、鸡内金15、山楂15、麦芽30、豨莶草15、茜草根15、何首乌30、丹参15、当归5。28剂。大黄虫䗪丸2盒，Sig：2#，bid。复方鳖甲软肝片4盒，Sig：4#，bid。

治疗手记

患者为乡镇干部，因长期大量饮白酒，导致黑便而住院诊治。检查发现：有慢乙肝史，发展成肝硬化（失代偿期）、脾大。主要症状有疲倦，下肢微肿，纳呆等脾虚表现；尿黄，舌红苔黄腻等湿热症状。脾虚湿热为主要病机，属本虚标实。治以健脾清热利湿。方用北芪、党参、茯苓、白术健脾，苦参、溪黄草、蛇舌草、败酱草、豨莶草、茜草根清热解毒，绵茵陈、茯苓、猪苓、泽泻、玉米须利湿，为贯彻始终的治则。同时服用大黄虫䗪丸、复方鳖甲软肝片软坚散结。经过近半年治疗，患者 WBC、RBC、HGB、PLT 逐渐趋于正常，A/G 不断升高，GGT 转为入正常值。本案治疗特点在于标本兼治、攻补兼施。

（李永宸整理）

（三）养肝阴、通肝络、解肝毒法治疗早期肝硬化

治疗案例

肖某，男，35 岁，广东云浮人。以“乙肝大三阳 4 年和肝炎后肝硬化”于 2006 年 6 月 30 日初诊。症见：疲劳，大便 2 次 / 日，尿黄，无肝区痛，无胃痛，无双下肢肿，无衄血，舌偏红苔少，脉细。西医诊断：1、早期肝硬化；2、脾大；乙肝大三阳。2006 年 6 月 17 日查：AFP：72.64 ng/mL；A/G：1.43；PAB：0.21g/L；乙肝 DNA-PCR 定量：3.19×10^7 拷贝 / 毫升。中医诊断：癥瘕。中医辨证：肝肾阴虚，毒瘀阻络。治以养阴解毒，化瘀通络。处方：干地黄 25、女贞子 15、楮实子 15、山萸肉 10、丹参 15、桃仁 10、泽兰 10、虎杖 15、苦参 15、败酱草 20、溪黄草 30、蛇舌草 20。7 剂。

2006 年 7 月 7 日 2 诊：仅感疲劳，余无不适，舌偏红苔少，脉细数。2006 年 7 月 4 日查：AFP：30.86 ng/mL。效不更方，方药同前。7 剂。

2006 年 7 月 14 日 3 诊：疲劳大减，精神转佳，余无不适，舌偏红苔少，脉细数。效不更方，方药同前。7 剂。

2006 年 7 月 21 日 4 诊：疲劳，夜难入睡，口干欲饮，余无不适，舌红苔薄白中裂，脉弦细。柴胡 10、白芍 15、枳实 10、甘草 6、夜交藤

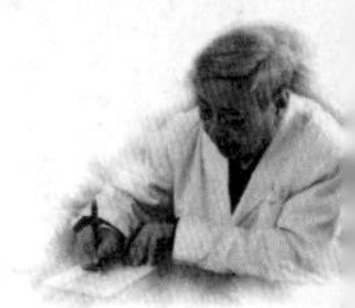

15、合欢皮15、丹参15、北芪30、太子参15、茯苓20、白术10、鸡内金15。7剂。

2006年7月28日5诊：疲劳大减，夜寐转香，舌淡红中裂苔少而滑，脉细。柴胡10、白芍15、枳实10、甘草6、夜交藤15、合欢皮15、丹参15、北芪30、太子参15、茯苓20、郁金10、佛手10。14剂。

2006年8月18日6诊：疲倦减，胃脘偶胀，纳呆，余无不适，舌淡红中裂苔薄白，脉弦细。柴胡10、白芍15、枳实10、甘草6、桃仁10、泽兰10、丹参15、虎杖15、大腹皮15、川朴花10、扁豆花10、陈皮5。7剂。

2006年8月25日7诊：疲劳除，精神佳，偶胃脘胀，尿黄，纳谷欠馨，舌淡红少苔，脉细。2006年8月21日查AFP：18.3ng/mL。干地黄25、女贞子15、楮实子15、山萸肉10、丹参15、桃仁10、泽兰10、虎杖15、垂盆草15、五味子10、法夏10、茯苓20。7剂。此后仍以养阴解毒，化瘀通络，患者病情稳定，AFP、肝功能均转为正常。

治疗手记

患者自觉症状不多为本案特点，不适主要表现为疲劳。据患者舌红苔少，脉弦细，辨为肝肾阴虚，治以滋养肝肾之阴为主，药用干地黄、女贞子、楮实子、山萸肉。彭教授对肝硬化患者，每用丹参、桃仁、泽兰、虎杖活血通络；以苦参、败酱草、溪黄草、蛇舌草清热解毒。患者精神转好，肝功能及AFP指标逐渐趋向正常。

（李永宸整理）

（四）滋阴降火、祛风利水法治疗肝硬化

治疗案例

何某，男，60岁，以“肝硬化2年，反复双下肢浮肿”于2005年6月3日初诊。症见：反复双下肢浮肿，乏力，尿少，舌嫩红，苔薄腻，脉弦。西医诊断：慢乙肝；肝硬化（失代偿期）。中医诊断：癥瘕。中医辨证：风水。治以益气祛风，健脾利水。方用防己黄芪汤加味。北芪

30、防己 10、云苓 20、白术 10、川萆薢 30、川木瓜 10、苍术 10、川朴 10、泽泻 15、猪苓 20、车前草 30、玉米须 30。7 剂。并建议查肝功十二项。2005 年 6 月 12 日 2 诊：症同前，用桑寄生、川断、狗脊、续断加强补肾；四苓散合苏叶、蝉蜕、生薏苡仁、滑石祛风利水。7 剂。2005 年 6 月 19 日 3 诊：尿少，色黄，下肢浮肿，近日上肢亦肿。6 月 12 日查肝功十二项，AST：56U/L，GGT：75U/L，TB：33.6mol/L，DB：9.9mol/L，IB：23.7mol/L，ALB：131.4g/L，A/G：1.0，TBA：194μmol/L。以阳虚水肿论治，治以温阳健脾，行气利水。方用实脾饮合平胃散加减。川朴、苍术、甘草、陈皮、北芪、云苓、白术、大腹皮、熟附子、木瓜、泽泻、苏叶。7 剂。2005 年 6 月 26 日 4 诊：尿增多，颜色由黄变浅，上下肢浮肿略有消退，但仍不理想。2005 年 7 月 10 日：双下肢仍有水肿，双手乏力，口苦，口干，尿黄，大便硬结，舌偏红而嫩，苔薄，脉弦细。辨证：阴虚火旺，水饮内停。治以滋阴降火，祛风利水，方用知柏地黄丸加味。黄柏 10、知母 10、干地黄 25、女贞子 15、山萸肉 10、泽泻 15、怀山 30、丹皮 15、玉米须 30、怀牛膝 10、川木瓜 10、大黄后下 5。7 剂。服上方后，四肢水肿消退明显。效不更方，随后仍用知柏地黄丸加玉米须、怀牛膝、车前草、苏叶，服用近 3 个月，水肿消退，胃纳转香，体重增加。

（李永宸整理）

（五）温阳利水法治疗肝硬化

治疗案例

熊某，男，54 岁。以“乙肝小三阳 15 年，腹胀 1 月，伴双下肢浮肿，尿少 15 天”于 2004 年 7 月 20 至 30 日在本院住院治疗。8 月 1 日来门诊治疗。症见：腹胀，乏力，胃脘胀食后为甚，头晕，腰酸，尿少，黄如茶色，1 天 500ml，双下肢轻微浮肿，乏力，舌淡红苔白腻，脉弦细。西医诊断：1. 肝炎后肝硬化；2. 胆石症并胆囊炎；3. 肝肾综合征；4. 高血压病 I 级。中医诊断：臌胀。中医辨证：脾虚湿困。治以健脾祛湿。方用党参 15、陈皮 5、鸡内金 15、云苓 20、川朴花 10、大腹皮 10、白术 10、生薏仁 30、北芪 30、扁豆 10、泽泻 15、太子参 15。7 剂。2 ~ 4 诊

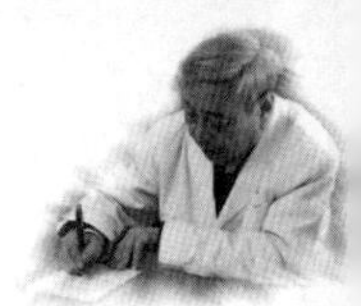

均以健脾祛湿论治。乏力、头晕等症状有所减轻，而双下肢水肿未见改善。2004 年 8 月 29 日第 5 诊开始以脾肾阳虚、水气内停论治，取温阳利水，用真武汤合五苓散加减。茯苓 20、白术 10、熟附子先下 10、生姜 3 片、白芍 15、大腹皮 15、枳壳 10、川朴 10、泽泻 15、猪苓 15、桂枝 10、鸡内金 15。7 剂。6 诊患者诉：服药后自觉舒适，尿量增多，大便较正常，矢气减少。效不更方，以玉米须易鸡内金，后仍以脾肾阳虚、水气内停论治，至 11 月下旬，患者双下肢水肿消失，大便成型，胃纳转香，疲倦减，精神增，体重增加约 5 斤。

治疗手记

脾肾阳虚、水气内停证常见于中老年肝硬化患者。辨证准确，选方用药对证，疗效甚捷。适于用真武汤的患者常见：双下肢水肿，神疲，怕冷喜温，大便溏甚则五更泄，腰酸，尿少，舌淡苔白等症。

（李永宸整理）

（六）疏肝清热、化瘀散结治疗肝炎后肝硬化

治疗案例

朱某，男，56 岁，广州市人。

2005 年 1 月 3 日以“肝区疼痛 30 天”就诊：伴口干，尿多，神疲，舌嫩红，苔黄腻，脉弦。西医诊断：乙肝大三阳；肝炎后肝硬化。中医诊断：癥瘕。中医辨证：肝郁脾虚，瘀血内结。治以疏肝健脾，化瘀散结。方用柴胡 10、白芍 15、枳实 10、甘草 5、川楝子 10、郁金 10、丹参 15、泽兰 10、北芪 30、太子参 15、元胡 10、桃仁 10。7 剂。大黄䗪虫丸 2 盒，Sig：2#，tid。

2005 年 1 月 9 日 2 诊：肝区隐痛，口干，寐差，舌体瘦薄，舌暗红苔黄腻，脉弦略数。柴胡 10、白芍 15、枳实 10、甘草 5、郁金 10、佛手 10、栀子 10、茵陈 30、桃仁 10、丹参 15、夜交藤 15、合欢皮 15。14 剂。大黄䗪虫丸 2 盒，Sig：2#，tid。

2005 年 1 月 23 日 3 诊：肝区隐痛，口干，舌体瘦薄，舌暗红、苔黄

腻，脉弦细。柴胡10、白芍15、枳实10、甘草5、桃仁10、泽兰10、丹参15、虎杖15、女贞子15、干地黄25、楮实子15、山萸肉10。14剂。大黄䗪虫丸2盒，Sig：$2^{\#}$，tid。

2005年2月6日4诊：肝区隐痛，口干，舌暗红、苔薄黄腻，脉弦。何首乌30、柴胡10、白芍15、甘草5、枳壳10、元胡10、川楝子10、怀牛膝10、川红花10、桃仁10、虎杖15、丹参15。14剂。大黄䗪虫丸2盒，Sig：$2^{\#}$，tid。

2005年2月20日5诊：肝区隐痛，口苦口干，纳差，舌暗红，苔黄腻，脉弦数。茵陈30、栀子10、大黄5、柴胡10、白芍15、枳实10、甘草5、蛇舌草20、法夏10、川朴花10、泽泻15、苦参15。7剂。大黄䗪虫丸2盒，Sig：$2^{\#}$，tid。

2005年3月6日6诊：肝区隐痛，口苦口干，纳差，神疲，舌红苔黄腻，脉弦滑。茵陈30、栀子10、大黄5、法夏10、云苓20、甘草5、陈皮5、枳实10、竹茹10、丹参15、桃仁10、泽兰10。14剂。大黄䗪虫丸2盒，Sig：$2^{\#}$，tid。

2005年3月20日7诊：胃纳转佳，肝区隐痛，口苦口干，以口干为主，醒后难入睡，舌暗红，苔黄腻，脉弦滑。柴胡10、白芍15、枳实10、甘草5、金钱草30、威灵仙15、秦艽15、郁金10、泽兰10、桃仁10、丹参15、三棱10。14剂。大黄䗪虫丸2盒，Sig：$2^{\#}$，tid。

2005年4月3日8诊：肝区隐痛，口干为主，咳嗽，痰少，喉痒，舌暗红，苔白腻，脉弦滑。柴胡10、白芍15、枳实10、甘草5、威灵仙15、桃仁10、蝉蜕5、薄荷后下6、百部10、冬花10、芒果核30、布渣叶15。14剂。大黄䗪虫丸2盒，Sig：$2^{\#}$，tid。

2005年4月17日9诊：咳嗽，胸痛，舌红，苔厚色黄，脉滑数。紫菀10、白前10、百部10、冬花10、黄芩15、鱼腥草15、浙贝母10、瓜蒌壳15、云苓20、胆星10、芒果核30、海浮石15。7剂。

2005年4月24日10诊：咽痛，咳嗽，有少量痰，肝区痛，舌暗红，苔黄腻，脉弦滑。蝉蜕5、僵蚕10、姜黄10、大黄5、紫菀10、白前10、百部10、冬花10、布渣叶15、火炭母15、桔梗10、甘草5。7剂。

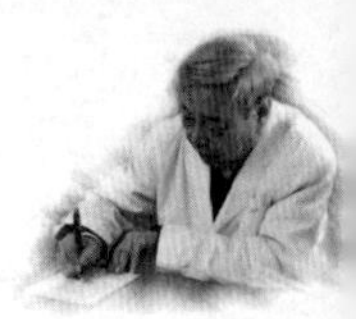

复方鲜竹沥液2盒，Sig：2支，tid。

2005年5月8日11诊：咽痒，咳嗽，痰白，肝区隐痛，舌暗红苔黄，脉弦滑。X光：心肺无异常。苦参15、败酱草20、溪黄草30、蛇舌草20、蝉蜕5、僵蚕10、姜黄10、大黄5、紫菀10、白前10、百部10、冬花10。14剂。

2005年5月22日12诊：咽干，双下肢有红疹，瘙痒，微咳，痰黄，胸不痛，肝区隐痛，压痛，饮食睡眠尚可，大便1天2次，小便正常，舌暗红，苔薄腻，脉滑数。2005年5月12日查：HBV-DNA-PCR定量 $<1\times10^3$ 拷贝/毫升；肝功十二项GGT：51U/L，TBA：28μmol/L，其余正常。柴胡10、白芍15、枳实10、甘草5、蝉蜕5、僵蚕10、姜黄10、大黄5、土茯苓20、苦参15、败酱草20、蛇床子15。14剂。

治疗手记

本案患者虽年近花甲，而体质甚健。主要症状为肝区疼痛，结合舌红苔黄滑、脉滑数，辨为肝郁化火、瘀血内结，治以疏肝解郁、清热解毒、化瘀散结，方用四逆散疏肝，茵陈蒿汤清热，泽兰、桃仁、丹参化瘀，大黄䗪虫丸软坚散结。经过4个月治疗，乙肝病毒定量转为正常，肝功能基本正常。由于患者前来就诊前在西医院诊治的记录缺如，无法与中医治疗后的情况进行对比，不无遗憾。

（李永宸整理）

（七）利水祛瘀、清热凉血、疏肝散结法治疗肝硬化

治疗案例

张某，女，66岁。

2007年11月23日初诊：以“发现乙肝大三阳10年、肝硬化3个月”前来就诊。2007年11月5日查：凝血四项：PT：18s（11～14.3s）；PT%：51.9%，PTR：1.46（1.00±00.5），PT-INR：1.51，APTT：53.5s（24～35s）；Fbg1.56g/L（2～4 g/L）。肝功四项：ALT：88U/L，AST：91U/L，L/S：1.0，GGT：141U/L。血常规：MCH：110（pg），

PLT：73×10^9/L，HBV-DNA＜1000拷贝/毫升。2007年10月12日：AFP：118.7ng/ml。症见：腹胀，下肢不肿，尿少，大便3~5次/日，质稀烂，胃脘痛，嗳气，肝区隐痛，双胁痛，纳谷欠馨，口干，齿衄，鼻衄，面颊和鼻孔满布血丝，舌淡胖苔黄腻，脉滑。西医诊断：1. 肝炎后肝硬化；2. 乙肝大三阳；3. 高血压。2007年10月起服替比夫定，Sig：1#，qd。中医诊断：癥瘕。中医辨证：肝胃不和，气滞血瘀。治以疏肝和胃，理气化瘀。柴胡10、白芍15、枳实10、甘草6、法夏10、云苓20、浙贝母10、淡鱼古15、春砂仁后下10、白蔻仁后下10、陈皮5、大腹皮15、桑白皮15、五加皮15、玉米须30。7剂。复方鳖甲软肝片4盒，Sig：4#，tid。

2007年11月30日2诊：精神转佳，小便量增加，1050ml/天，胃脘胀减轻，齿衄严重，牙龈肿而不痛，鼻衄，面颊和鼻孔满布血丝，口干，脐周痛作欲便，便后痛减，日4~5次，黏液便，舌淡红苔薄腻，脉细。厚朴10、苍术10、甘草6、陈皮5、大腹皮15、五加皮15、桑白皮15、仙鹤草15、豨莶草15、白茅根10、茜草根15、泽兰10、桃仁10。7剂。

2007年12月7日3诊：鼻衄、齿衄减轻，面颊和鼻孔满布血丝，近日尿量稍减，大便较前成形，舌淡红苔黄腻，脉细。茵陈30、云苓20、泽泻15、猪苓15、车前草30、大腹皮15、桑白皮15、地骨皮15、黄连10、川朴10、法夏10、仙鹤草15、白茅根10、茜草根15、桃仁10。7剂。复方鳖甲软肝片3盒，Sig：4#，tid。

2007年12月14日4诊：尿量较前增加，大便日4次，时齿衄、鼻衄，右脚麻，下肢酸，胃脘饭后痛胀，稍有嗳气，舌淡红苔黄腻而干，脉细。茜草根15、白茅根10、藕节15、仙鹤草15、车前草15、栀子10、淡豆豉后下10、地骨皮15、桑白皮15、大腹皮15、川黄连10、石菖蒲10、川朴10、法夏10、茵陈30。7剂。复方鳖甲软肝片3盒，Sig：4#，tid。

2007年12月21日5诊：胃脘痛，大便1~3次/日，齿衄，鼻衄，精神较前清爽，舌偏红苔薄黄腻，脉滑。法夏10、云苓20、浙贝母10、淡鱼古15、救必应15、蒲公英10、柴胡10、白芍15、桑叶15、杭菊15、藕节15、干地黄20、仙鹤草15、白茅根10、秦艽后下15。7剂。复方

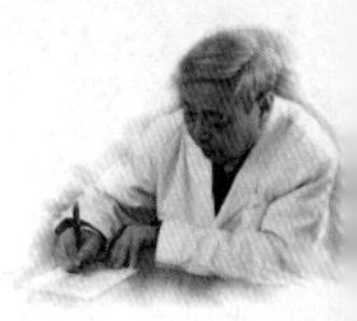

鳖甲软肝片 3 盒，Sig：4#，tid。

2007 年 12 月 28 日 6 诊：大便 5~6 次 / 日，齿衄，鼻衄，腹胀，下肢酸软，尿量少，舌淡暗苔薄黄，脉滑。桑白皮 15、地骨皮 15、陈皮 5、五加皮 15、大腹皮 15、泽泻 15、云苓 20、车前草 15、仙鹤草 15、紫珠草 15、白茅根 10、玉米须 30。7 剂。复方鳖甲软肝片 3 盒，Sig：4#，tid。

2008 年 1 月 4 日 7 诊：尿量增，大便 4~5 次 / 日，稀溏，齿衄，鼻衄，腹胀较前减轻，叩击实音，舌淡红苔黄腻，脉滑。2007 年 12 月 31 日查血分析：RBC：2.91×10^{12}/L，Hb：40.9g/L，PLT：64×10^{9}/L。桑白皮 15、地骨皮 15、五加皮 15、大腹皮 15、陈皮 5、车前草 15、仙鹤草 15、紫珠草 30、白茅根 15、泽泻 15、猪苓 15、藕节 20。7 剂。复方鳖甲软肝片 3 盒，Sig：4#，tid。

2008 年 1 月 11 日 8 诊：尿量增，大便 2~3 次 / 日，较成型，鼻衄齿衄亦减，腹胀较前亦减轻，口苦，舌淡苔腻，脉细。茵陈 30、云苓 20、白术 10、猪苓 15、泽泻 15、北芪 30、大腹皮 15、丹皮 10、川木瓜 15、干姜 10、仙鹤草 30、紫珠草 15、白茅根 10、苍术 10、藕节 30。7 剂。复方鳖甲软肝片 3 盒，Sig：4#，tid。

2008 年 1 月 18 日 9 诊：面部红丝明显减少，齿衄减，尿较多，大便 1~2 次 / 日，舌淡苔白腻，脉细。北芪 30、干姜 10、苍术 10、川木瓜 15、法夏 10、云苓 20、白术 10、泽泻 15、猪苓 15、大腹皮 15、五加皮 15、陈皮 5、丹皮 10、仙鹤草 15、紫珠草 15、白茅根 10、藕节 30。7 剂。复方鳖甲软肝片 3 盒，Sig：4#，tid。

2008 年 1 月 25 日 10 诊：齿衄，口气臭，梦多，大便日 1~2 次，尿量增加，舌淡苔黄腻，脉细。北芪 30、干姜 10、苍术 10、川木瓜 10、大腹皮 15、茵陈 30、白术 10、云苓 20、泽泻 15、猪苓 15、豨莶草 15、藕节 15、蛇舌草 30、栀子 10、桃仁 10。7 剂。复方鳖甲软肝片 3 盒，Sig：4#，tid。

2008 年 2 月 1 日 11 诊：齿衄，鼻衄，矢气频作，大便烂，舌淡苔薄黄腻，脉细。茵陈 30、白术 10、云苓 20、泽泻 15、猪苓 15、川木瓜 10、大腹皮15、地骨皮10、桑白皮15、陈皮5、蛇舌草20、紫珠草15、仙鹤草15、藕节15、桃仁10。7剂。复方鳖甲软肝片3盒，Sig：4#，tid。

2008年2月4日12诊：无腹胀，下肢无浮肿，尿量可，大便正常，鼻衄、齿衄少量，颈项疼痛，鼻中热气，纳眠可，左胁下不适，肠鸣，舌淡红苔薄黄，脉弦缓。PE：腹稍膨隆，肝脾可及，腹水征（+）。茵陈30、云苓20、泽泻15、猪苓15、川木瓜10、大腹皮15、地骨皮10、桑白皮15、栀子10、丹皮10、赤芍15、藕节15、桃仁10、泽兰10、丹参15。7剂。

2008年2月15日13诊：腹胀明显减轻，现口苦，鼻衄，齿衄，上下牙龈肿，舌淡红苔黄腻，脉数。生石膏先下30、知母10、生地黄20、麦冬10、怀牛膝10、玉竹30、栀子10、丹皮10、赤芍15、泽泻15、猪苓15、云苓20。7剂。复方鳖甲软肝片3盒，Sig：4#，tid。

2008年2月22日14诊：鼻衄、齿衄减少，大便每日4~5次，质稀，口微苦，寐浅，舌淡苔黄腻，脉细。2008年2月22日B超：肝硬化，胆囊结石，胆囊壁水肿，脾大，腹水（少量至中量）。茵陈30、云苓20、泽泻15、猪苓15、车前草15、丹皮10、赤芍15、桃仁10、泽兰10、丹参15、柴胡10、白芍15、枳实10、甘草6、威灵仙15。7剂。复方鳖甲软肝片3盒，Sig：4#，tid。

2008年2月29日15诊：肠鸣，矢气，大便2~4次/日，质稀，鼻衄，齿衄，口苦，舌淡红而暗苔黄腻，脉细缓。柴胡10、赤芍15、枳壳10、北芪30、太子参15、云苓20、白术10、川朴花10、扁豆花10、桃仁10、泽兰10、丹参15、大腹皮15、泽泻15、车前草15。7剂。复方鳖甲软肝片3盒，Sig：4#，tid。

2008年3月7日16诊：鼻衄、齿衄较前减少，大便较前成形，3次/日，口苦，上腹部偶有疼痛，舌淡红苔黄腻，脉沉细。柴胡10、白芍15、枳壳10、甘草6、北芪30、云苓20、白术10、川朴花10、扁豆花10、大腹皮15、广木香后下15、苍术10、桃仁10、泽兰10、赤芍15。7剂。复方鳖甲软肝片3盒，Sig：4#，tid。

2008年3月14日17诊：鼻衄、齿衄明显减少，腹胀减轻，大便次

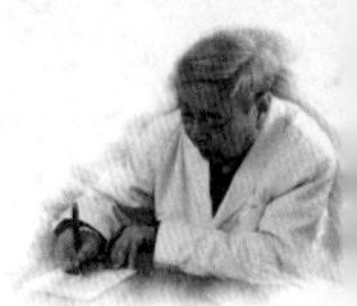

数减少，口舌生疮，心烦，寐差，舌淡红苔黄腻，脉弦滑。腹水征（+）。桑白皮15、地骨皮15、大腹皮15、五加皮10、泽泻15、车前草15、栀子10、淡豆豉后下10、桃仁10、泽兰10、丹参15、连翘15、川木瓜15、生薏仁30、藕节30。7剂。复方鳖甲软肝片3盒，Sig：4#，tid。

2008年3月21日18诊：大便次数减少，腹胀减，鼻衄减少，现仅肠鸣，齿衄，舌淡红苔薄黄，脉弦滑。桑白皮15、地骨皮15、大腹皮15、五加皮10、紫珠草15、仙鹤草15、车前草15、川木瓜15、生薏仁30、土茯苓20、桃仁10、泽兰10、丹参15、虎杖15、藕节30。7剂。复方鳖甲软肝片3盒，Sig：4#，tid。

2008年3月28日19诊：齿衄，余无明显不适，舌淡红苔黄腻，脉弦细。桑白皮15、地骨皮15、大腹皮15、五加皮10、紫珠草15、仙鹤草15、车前草15、蛇舌草20、川木瓜15、生薏仁30、土茯苓20、藕节15。7剂。复方鳖甲软肝片3盒，Sig：4#，tid。

2008年4月11日20诊：面部红丝不显，齿衄，大便每日1~2次，质稀，夜寐醒后难入睡，舌淡红苔腻微黄，脉细。北芪30、太子参15、云苓20、白术10、桃仁10、泽兰10、川红花10、丹皮15、栀子10、紫珠草15、仙鹤草15、车前草15、茜草根15、白茅根10、泽泻15。7剂。

2008年4月25日21诊：齿衄减少，现肝区不适，胃脘不适，口苦，大便稀烂，日2次，舌淡胖暗苔黄腻，脉弦。银柴胡10、地骨皮10、桑白皮15、茵陈20、知母10、法夏10、云茯苓20、浙贝母10、淡鱼古15、桃仁10、泽兰10、丹参15、牡蛎先下30、龟板先下30、土鳖虫10。7剂。复方鳖甲软肝片3盒，Sig：4#，tid。

2008年5月5日22诊：患者现肝区无不适，偶有胸闷，心慌，齿衄少量，大便质可，时肠鸣，舌淡暗苔白腻，脉细。2008年4月28日查HBV-DNA<1000拷贝/毫升；乙肝两对半：小三阳。北芪30、太子参15、云苓20、白术10、法夏10、薤白10、瓜蒌壳15、丝瓜络30、桃仁10、泽兰10、丹参15、茵陈20、牡蛎先下30、龟板先下30、土鳖虫10。7剂。复方鳖甲软肝片3盒，Sig：4#，tid。

2008年4月26日查：AFP：18.7ng/ml；肝功十三项：AST：43U/L，

GGT：94U/L，A/G：0.9，TBA：17.5μmol/L，CHE：4423U/L，PA：170mg/L。

2008年5月16日23诊：胸闷减，现齿衄，矢气，舌淡暗苔薄黄腻，脉缓。法夏10、薤白10、瓜蒌壳15、枳壳10、丝瓜络30、桃仁10、丹参15、赤芍15、藕节15、牡蛎先下30、龟板先下30、鳖甲先下30、土鳖虫10、柴胡10、白芍15。7剂。复方鳖甲软肝片3盒，Sig：4#，tid。

2008年5月23日24诊：齿衄减，现便意频，腰骶痛，舌淡暗苔黄腻，脉弦细。柴胡10、白芍15、枳实10、甘草5、佛手10、法夏10、云苓20、浙贝母10、淡鱼古15、桃仁10、赤芍15、丹参15、虎杖15、牡蛎先下30、土鳖虫10。7剂。复方鳖甲软肝片3盒，Sig：4#，tid。

2008年5月30日25诊：大便次数3–4次/日，胃脘微胀，纳香寐佳，舌淡暗苔薄黄腻，脉滑。柴胡10、白芍15、枳实10、甘草5、法夏10、云苓20、浙贝母10、淡鱼古15、桃仁10、赤芍15、丹参15、土鳖虫10。7剂。复方鳖甲软肝片3盒，Sig：4#，tid。

2008年6月6日26诊：胃脘微有灼热感，微有鼻衄，寐浅，大便3次/日，白天汗多，痰多，舌淡微暗，苔腻微黄，脉滑。查BRT：WBC：3.1×10^9/L，RBC：3.42×10^{12}/L，PLT：68×10^9/L。丹参15、连翘15、救必应15、蒲公英10、紫珠草15、仙鹤草15、茜草根15、土鳖虫10、桃仁10、泽兰10、赤芍15、丹皮10、女贞子15、干地黄20、山萸肉10。7剂。复方鳖甲软肝片3盒，Sig：4#，tid。

2008年6月13日27诊：胃脘部偶有隐痛，大便溏烂，3~4次/日，纳可，舌淡苔黄微腻，脉细缓。柴胡10、白芍15、枳实10、甘草5、法夏10、云苓20、浙贝母10、淡鱼古15、北杏10、川朴10、桃仁10、泽兰10、丹参15、土鳖虫10，牡蛎先下30。7剂。

2008年6月20日28诊：胃脘痛减轻，大便日2次，现轻微齿衄，右嘴角溃疡，口苦，白天汗多，舌淡暗苔黄腻，脉滑。法夏10、云苓20、浙贝母10、淡鱼古15、北杏10、川朴10、桃仁10、泽兰10、茜草根15、豨莶草15、知母10、黄柏10。7剂。复方鳖甲软肝片3盒，Sig：4#，tid。

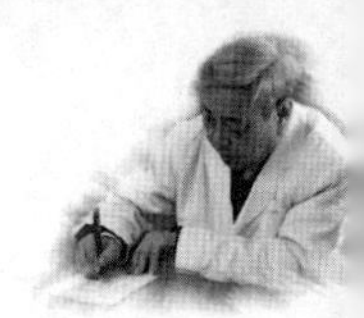

2008年6月27日29诊：胃脘胀闷，间有齿衄，纳眠可，舌淡暗苔腻，脉细滑。PE：肝脾胁下未及，腹水征(—)。法夏10、云苓20、浙贝母10、淡鱼古15、北杏10、川朴10、桃仁10、泽兰10、茜草根15、仙鹤草15、猪苓15、泽泻15。7剂。复方鳖甲软肝片3盒，Sig：4#，tid。

2008年7月4日30诊：少许口苦，牙龈渗血，双手指痒，汗多，纳眠可，二便可，舌淡胖苔黄腻。北芪30、云苓20、白术10、怀山30、法夏10、北杏10、川朴花10、佩兰10、茜草根15、豨莶草15、鸡血藤30、络石藤15。7剂。复方鳖甲软肝片3盒，Sig：4#，tid。

2008年7月11日31诊：齿衄减少，现口苦，胃脘烧灼感，偶有嗳气，双手麻痹，舌淡暗苔腻微黄，脉细。北芪30、太子参15、云苓20、白术10、法夏10、浙贝母10、淡鱼古15、救必应15、蒲公英10、春砂仁后下10、白蔻仁后下10、茜草根15、豨莶草15、白芷10、蔓荆子10。7剂。复方鳖甲软肝片3盒，Sig：4#，tid。

2008年7月18日32诊：近期外感，入夜咳嗽，痰白多有泡，鼻塞流涕，右胁隐痛，龈出血，纳可，大便偏烂，矢气稍多，喉咙胸部烧灼感，口干饮不多，舌淡暗苔黄腻，脉细。处方一（先服）：银花10、连翘15、桔梗10、甘草6、淡竹叶10、牛蒡子10、薄荷后下6、芦根30、北杏10、紫菀10、冬花10、百部10。4剂。处方二（后服）：柴胡10、白芍15、枳实10、甘草5、佛手10、郁金10、桃仁10、泽兰10、丹参15、茜草根15、豨莶草15、紫珠草30。7剂。复方鳖甲软肝片3盒，Sig：4#，tid。

2008年7月25日33诊：感冒基本痊愈，现双手麻痹，左手为甚，大便烂，日1~2次，右胁偶感隐痛，舌淡暗苔黄腻，脉沉细。柴胡10、白芍15、枳实10、甘草5、佛手10、郁金10、桃仁10、泽兰10、丹参15、当归5、何首乌30、茜草根15、豨莶草15、全蝎5、蜈蚣10。7剂。复方鳖甲软肝片3盒，Sig：4#，tid。

2008年8月1日34诊：失眠，入睡困难，双目干涩，指麻反复，便烂日3次，纳一般，舌淡暗苔中黄厚，脉沉细。川连10、阿胶烊化15、白芍15、知母10、女贞子15、楮实子15、干地黄20、山萸肉10、鸡血藤30、何首乌30、泽兰10、桃仁10。7剂。复方鳖甲软肝片3盒，Sig：4#，tid。

2008年8月8日35诊：夜寐转香，现口苦，眼干涩，咽有痰滞，胃脘胀，善叹息，矢气频作，舌淡暗苔黄腻，脉弦细。法夏10、云苓20、浙贝母10、淡鱼古15、北杏10、川朴花10、扁豆花10、鸡内金15、布渣叶15、桑叶15、夏枯草15、杭菊15、瓜蒌壳15。7剂。复方鳖甲软肝片3盒，Sig：4#，tid。

2008年8月15日36诊：眼干涩减少，口苦减少，矢气减少，咽有痰滞减少，夜寐差，腹胀，胃脘偶有疼痛，纳可，牙疼，舌淡红胖苔黄腻厚，脉细。柴胡10、白芍15、枳实10、甘草5、佛手10、法夏10、云苓20、泽兰10、桃仁10、桑叶10、夏枯草15、杭菊15、栀子10、淡豆豉[后下]10、布渣叶15、鸡内金15。7剂。复方鳖甲软肝片3盒，Sig：4#，tid。

2008年8月22日37诊：手指麻感减少，眼干涩减少，口干口苦减少，腹胀消除，现眠差，牙周红肿，纳可，舌暗红体胖苔腻黄，脉弦细。柴胡10、白芍15、枳壳10、甘草5、川芎10、香附15、佛手10、栀子10、淡豆豉[后下]10、泽兰10、桃仁10、丹参15、赤芍15、苦参15、何首乌30。7剂。复方鳖甲软肝片3盒，Sig：4#，tid。

2008年8月29日38诊：口干口苦减，牙周红肿减，眼干涩减，现眠差，纳可，牙龈出血，二便调，舌暗红体胖苔腻黄厚，脉细。柴胡10、白芍15、枳壳10、甘草5、川芎10、香附15、泽兰10、桃仁10、茜草根15、豨莶草15、藕节30、白茅根15、秦艽15、威灵仙15、路路通30。7剂。复方鳖甲软肝片3盒，Sig：4#，tid。

2008年9月5日39诊：眠差减，口干口苦减，牙周红肿减，牙龈出血减，眼干涩减，纳佳，大便稀，小便可，舌暗红体胖大苔黄腻，脉细。柴胡10、白芍15、枳壳10、甘草5、川芎10、香附15、泽兰10、桃仁10、茜草根15、豨莶草15、藕节30、白茅根15、法夏10、川朴花10、北杏10。7剂。复方鳖甲软肝片3盒，Sig：4#，tid。

2008年9月12日40诊：眠差减，口干口苦减，牙周红肿减，牙龈出血减，现大便1日3行，偏烂，纳佳，舌暗红体胖大苔黄腻厚，脉细。党参15、云苓20、白术10、北芪30、甘草6、白背叶根30、桃仁10、泽兰10、丹参15、土鳖虫10、茜草根15、豨莶草15、藕节20、白茅根

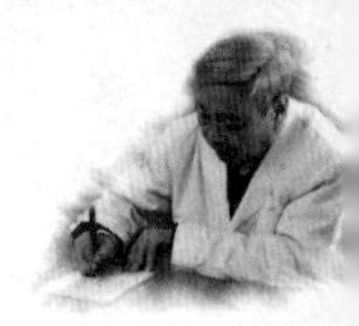

10。7 剂。复方鳖甲软肝片 3 盒，Sig：4#，tid。

2008 年 9 月 19 日 41 诊：眠佳，大便转好，汗多，夜寐时觉口干，坐骨神经痛，纳佳，舌暗红苔腻体胖，脉细。独活 10、桑寄生 30、秦艽 15、熟地 20、川芎 10、白芍 15、茯苓 20、细辛 3、茜草根 15、豨莶草 15、防风 10、白茅根 10、黄柏 10、知母 10、怀牛膝 10。7 剂。复方鳖甲软肝片 3 盒，Sig：4#，tid。

2008 年 9 月 26 日 42 诊：脚痛减轻，牙龈出血减少，现胃脘不适、隐痛，嗳气反酸水，矢气多，口苦，舌淡暗苔黄厚，舌体胖有齿痕，脉沉细。柴胡 10、白芍 15、枳壳 10、甘草 5、川芎 10、香附 15、法夏 10、云苓 20、浙贝母 10、淡鱼古 15、救必应 15、蒲公英 10、仙鹤草 15、川朴 10、陈皮 5。7 剂。复方鳖甲软肝片 3 盒，Sig：4#，tid。

2008 年 10 月 10 日 43 诊：胃脘不适，嗳气反酸，尿频尿急，排尿疼痛，右侧腰痛，齿衄，舌淡暗苔腻，脉沉细。法夏 10、云苓 20、浙贝母 10、淡鱼古 15、救必应 15、蒲公英 10、珍珠草 15、旱莲草 15、蛇舌草 20、车前草 30、桑寄生 30、川断 10、狗脊 10、杜仲 10。7 剂。复方鳖甲软肝片 3 盒，Sig：4#，tid。

2008 年 10 月 17 日 44 诊：尿痛除，腰痛减，现胃脘仍有烧灼样感，矢气频作，齿衄，夜寐易醒，醒后难入睡，舌淡红微暗苔黄腻，脉沉细。连翘 15、丹参 15、浙贝母 10、淡鱼古 15、川朴花 10、扁豆花 10、鸡内金 15、香附 15、夜交藤 15、合欢皮 15、茜草根 15、仙鹤草 15。7 剂。复方鳖甲软肝片 3 盒，Sig：4#，tid。

2008 年 10 月 24 日 45 诊：夜寐转好，现口苦，齿衄，双下肢乏力，腰痛，小腹痛，大便日 2 次，成型，舌淡微暗苔黄腻，脉细。桑叶 15、杭菊 15、夏枯草 15、木贼 10、决明子 15、泽泻 15、鸡内金 15、山楂 15、荷叶 20、茜草根 15、藕节 15、怀山 30。7 剂。复方鳖甲软肝片 3 盒，Sig：4#，tid。

2008 年 10 月 31 日 46 诊：腰痛好转，现口苦夜间甚，齿衄，嗳气，无反酸，无胃胀，头面易出汗，痰多色白，无胸闷，舌淡暗苔黄腻，剥苔，脉弦缓。柴胡 10、白芍 15、枳实 10、甘草 5、郁金 10、法夏 10、云苓20、浙贝母10、淡鱼古15、仙鹤草15、紫珠草15、茜草根15。7剂。复方鳖甲软肝片3盒，Sig：4#，tid。

2008年11月7日47诊：齿衄减，现口苦夜间甚，偶有嗳气，腰痛，纳可，寐可，二便自调，舌淡红体胖苔黄干，脉沉。柴胡10、白芍15、枳实10、甘草5、郁金10、佛手10、法夏10、云苓20、浙贝母10、香砂仁后下10、桑寄生30、狗脊10。7剂。白内停眼水2支，Sig：外用。复方鳖甲软肝片2盒，Sig：4#，tid。

2008年11月14日48诊：齿衄减，现偶有口苦口干，鼻衄，咽干，偶有嗳气，纳可，二便自调，舌淡红苔黄腻，脉沉细。沙参20、麦冬10、玉竹30、玄参15、云苓20、枳壳10、桔梗10、鸡内金15、茜草根15、仙鹤草15、白茅根10、藕节15。7剂。复方鳖甲软肝片3盒，Sig：4#，tid。

2008年11月21日49诊：药后自觉舒服，嗳气减少，但仍有口干，时有矢气，无口苦，无明显咽干，鼻自觉干燥，纳眠可，小便调，大便不爽，舌暗淡苔黄腻剥，脉沉细。沙参15、麦冬10、玉竹30、玄参15、生地20、丹皮10、赤芍15、桃仁10、茜草根15、仙鹤草15、白茅根10、藕节15。7剂。

2008年11月28日50诊：脐周不适，大便日2次，成型，小便微黄，夜尿2次，鼻口微干，舌暗淡苔黄腻，脉沉细。黄连10、法夏10、云苓20、陈皮5、甘草6、枳实10、竹茹10、桃仁10、泽兰10、川红花10、丹参15、藕节15、白茅根15、丹皮10、薄荷后下6。7剂。复方鳖甲软肝片3盒，Sig：4#，tid。

2008年12月5日51诊：脐周不适除，现胃脘不适，喜按，口干，前额和眉棱骨偶感微痛，舌淡暗苔腻微黄，脉细。柴胡10、白芍15、枳实10、甘草5、连翘15、丹参15、浙贝母10、淡鱼古15、救必应15、蒲公英10、桃仁10、泽兰10、土鳖虫10、牡蛎先下30、鳖甲先下30。7剂。

2008年12月12日52诊：前额和眉棱骨微痛除，胃脘不适减，口干减，现鼻衄，太阳穴区偶有微痛，夜寐下肢冷、上身热感，舌暗苔偏厚干，微黄，脉弦。柴胡10、白芍15、枳实10、甘草5、连翘15、丹参15、浙

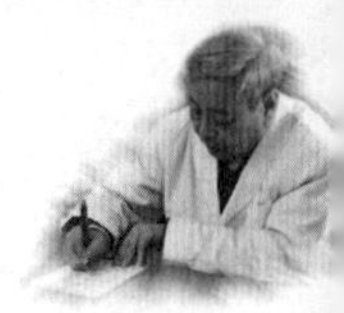

贝母10、淡鱼古15、桃仁10、川红花10、土鳖虫10、茜草根15、赤芍15、仙鹤草15、藕节15。7剂。外用方：巴戟天15、北芪30、杜仲15、川芎10、赤芍30、桃仁10。外用泡脚用，7剂。复方鳖甲软肝片3盒，Sig：4#，tid。

2008年12月19日53诊：胃脘不适明显减少，夜寐下肢冷感少，寐转佳，口干减，鼻干涕中有少量血丝，纳可，小便偏腥臭，大便可，舌暗淡体胖苔偏黄，脉细。柴胡10、白芍15、枳实10、甘草5、连翘15、丹参15、浙贝母10、淡鱼古15、茜草根15、仙鹤草15、赤芍15、藕节15、土鳖虫10、牡蛎先下30、炮山甲先下10。7剂。外用方：巴戟天30、北芪50、杜仲30、川芎20、赤芍50、桃仁20。外用泡脚用，7剂。复方鳖甲软肝片3盒，Sig：4#，tid。

2008年12月26日54诊：咽喉和舌尖痛，刷牙齿衄，鼻痛，膝关节和踝关节微痛，舌尖红苔薄黄腻，脉弦细。桑白皮15、地骨皮15、银柴胡10、淡竹叶10、桑叶15、杭菊15、夏枯草15、丹皮10、赤芍15、茜草根15、仙鹤草15、白茅根10。7剂。复方鳖甲软肝片3盒，Sig：4#，tid。

2009年1月5日55诊：鼻痛，鼻涕，鼻衄，多关节疼痛，舌暗淡苔白腻，脉细。桑白皮15、地骨皮15、银柴胡10、黄芩15、桑叶15、杭菊15、夏枯草15、丹皮10、仙鹤草15、紫珠草30、茜草根15、白茅根10。7剂。复方鳖甲软肝片4盒，Sig：4#，tid。

2009年1月9日56诊：口鼻干，双膝无力，余症好转，舌淡稍暗，苔腻浊稍黄，脉细。柴胡10、白芍15、枳壳10、甘草5、川芎10、香附15、川木瓜15、怀牛膝10、仙鹤草15、豨莶草15、茜草根15、白茅根10。7剂。复方鳖甲软肝片3盒，Sig：4#，tid。

2009年1月16日57诊：鼻衄，夜间醒后难入睡，口干，右侧环跳穴处疼痛，舌淡红苔浊而黄，脉细。2008年12月29日查肝功十三项：GGT：83U/L，AST：41U/L，其余正常。血分析：PLT：71×10^9/L。法夏10、云苓20、陈皮5、甘草6、枳实10、竹茹10、佩兰10、藿香10、藕节15、仙鹤草15、丹参15、赤芍15、桃仁10、泽兰10、丹皮15。7剂。复方鳖甲软肝片3盒，Sig：4#，tid。

2009年1月23日58诊：鼻衄减少，口干减，夜寐好转，现口臭，纳可，二便调，膝关节、踝关节微痛，舌淡红苔偏黄厚，脉细。柴胡10、白芍15、枳壳10、甘草5、川芎10、香附15、络石藤15、鸡血藤30、贯众15、重楼10、藕节15、仙鹤草15、桃仁10、泽兰10、鸡内金15。7剂。复方鳖甲软肝片3盒，Sig：4#，tid。

2009年2月2日59诊：口干鼻干，无鼻血，咽痒，喉中有痰感，腰腿痛，舌淡苔黄微腻，脉弦细。柴胡10、白芍15、枳实10、甘草5、玄参20、麦冬10、五味子10、仙鹤草15、藕节15、桃仁10、赤芍15、泽兰10。7剂。复方鳖甲软肝片3盒，Sig：4#，tid。

2009年2月9日60诊：口干，间中有牙龈出血，下腹胀闷，便溏，腰膝酸软，舌淡有齿印苔白微腻，脉沉细。法夏10、云苓20、浙贝母10、淡鱼古15、救必应15、蒲公英10、川朴花10、扁豆花10、大腹皮15、鸡内金15、葛根15、仙鹤草15。7剂。复方鳖甲软肝片3盒，Sig：4#，tid。

2009年2月16日61诊：牙龈渗血、刷牙时更甚，胃脘胀闷，反酸，舌淡苔黄腻，脉细。连翘15、丹参15、浙贝母10、淡鱼古15、救必应15、蒲公英10、玉竹30、知母10、茜草根15、仙鹤草15、桃仁10、泽兰10。7剂。复方鳖甲软肝片4盒，Sig：4#，tid。

2009年2月23日62诊：无牙龈渗血，现口干，胸前至胃脘部不适，烦躁，大便2次/日，舌暗淡苔黄腻，脉弦细。连翘15、丹参15、浙贝母10、淡鱼古15、救必应15、蒲公英10、地骨皮15、桑白皮15、桃仁10、泽兰10、北杏10、瓜蒌壳15。7剂。复方鳖甲软肝片4盒，Sig：4#，tid。

2009年3月2日63诊：睡醒胸部灼热感，口干，鼻干，鼻痂偶有血，肝区偶隐痛，纳眠可，二便调，舌淡苔白微腻，脉细。柴胡10、白芍15、枳实10、甘草5、地骨皮15、桑白皮15、栀子10、淡豆豉后下10、桑叶15、火麻仁15、北杏10、沙参15。7剂。

2009年3月9日64诊：口干，唇干，舌尖偶疼痛，夜寐易醒，纳可，二便可，舌淡苔微黄腻，脉细。柴胡10、白芍15、枳实10、甘草5、土茯苓20、川萆薢20、土茵陈30、生薏苡仁30、沙参15、玉竹30、花粉

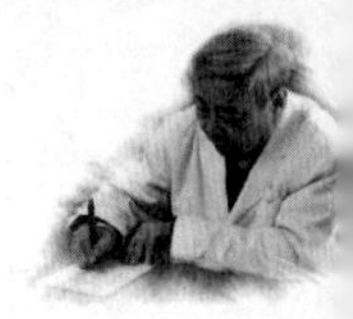

15、茜草根 15。7 剂。

2009 年 3 月 16 日 65 诊：鼻干，干咳，咽部不适，易醒难入睡，膝部无力，昨日大便 5 ~ 6 次，舌淡苔黄薄腻，脉细数。麦冬 10、沙参 30、天冬 10、玉竹 30、花粉 15、五味子 10、白芍 15、阿胶烊化 15、桑叶 15、杭菊 15、枇杷叶 15、茜草根 15。7 剂。复方鳖甲软肝片 3 盒，Sig：4#，tid。

2009 年 3 月 26 日 66 诊：咽有异物感，多痰，眼干涩，鼻干带血丝，嗳气，腰痛酸软，舌淡微暗，苔黄腻，脉细滑。麦冬 10、沙参 30、天冬 10、玉竹 30、花粉 15、葛根 30、茜草根 15、藕节 15、赤芍 15、丹皮 10、土茵陈 20、川萆薢 30。7 剂。复方鳖甲软肝片 3 盒，Sig：4#，tid。

治疗手记

据患者说，2007 年国庆假期与女儿一块到陕西咸阳旅游，其间生病前往陕西中医学院附属医院诊治，恰巧医生是彭教授的学生，医生说：您患了肝炎后肝硬化，回广州后可找彭教授诊治。2007 年 11 月 23 日即前来就诊。本案历时一年半，共 66 诊。患者是退休老师，有时间，每周前来就诊一次。患者有少量腹水以及"齿衄、鼻衄，面颊和鼻孔满布血丝"是最突出症状，"水热互结，瘀血内阻"是其发病机理，治以利水清热，凉血祛瘀。利水以五皮饮加减为主，清热凉血以车前草、仙鹤草、紫珠草、白茅根、茜草根等，疲倦则酌加北芪、太子参、云苓、白术，胃脘不适则加法夏、浙贝母、淡鱼古、救必应、蒲公英。疏肝解郁、活血散结则基本上贯穿始终。疏肝解郁有四逆散或柴胡疏肝汤，活血则用桃仁、泽兰，软坚散结则用复方鳖甲软肝片。随着"齿衄、鼻衄，面颊和鼻孔满布血丝"症状减轻，患者肝硬化的病情亦逐渐好转，肝功能亦趋于正常。

（李永宸整理）

（八）健脾理气活血治疗早期肝硬化

治疗案例

袁某，女，39 岁，广州市人。

1999 年 1 月 22 日初诊：以"乙肝小三阳、早期肝硬化"前来就诊。

检查血RT，PLT：44×10^9/L。复查B超：早期肝硬化，胆正常。脾原：3.8cm。症见：牙龈出血，肝区时隐痛，余无特殊不适，舌淡暗苔薄白，脉弦细。西医诊断：乙肝小三阳、肝炎后肝硬化。中医诊断：癥瘕。中医辨证：脾虚气滞血瘀。治以健脾理气活血。方药：北芪30、太子参15、云苓20、甘草5、枳壳10、佛手12、桃仁10、泽兰12、贯众15、赤芍12、蚤休10、丹皮12。7剂。消瘀灵4盒，Sig：15g，bid。

1999年2月5日2诊：胁痛，嗳气，腹胀明显，口干，舌淡苔薄白，脉弦细。北芪30、太子参15、云苓20、甘草5、枳实10、佛手12、桃仁10、泽兰12、赤芍12、丹参15、贯众15、蚤休10。7剂。消瘀灵4盒，Sig：15g，bid。

1999年2月23日3诊：晨起口苦，胁不痛，诸症好转，舌淡苔白腻，脉弦细。北芪30、太子参15、云苓20、甘草5、春砂仁后下12、白蔻仁后下10、陈皮6、法夏12、佛手12、泽兰12、丹参15、赤芍12。7剂。消瘀灵4盒，Sig：6g，bid。

1999年3月9日4诊：口苦，牙龈出血，舌质淡苔白，脉细。柴胡10、白芍12、枳壳10、甘草5、佛手12、北芪30、太子参15、云苓20、仙鹤草15、紫珠草15、茜根12、丹参15。7剂。消瘀灵8盒，Sig：6g，tid。

1999年3月23日5诊：牙龈出血，晨起口苦，胃胀，舌红苔黄，脉弦细。柴胡10、白芍12、枳壳10、甘草5、佛手12、北芪30、太子参15、云苓20、仙鹤草15、白茅根15、茜根12、益母草15。7剂。消瘀灵8盒，Sig：6g，tid。

1999年4月6日6诊：牙龈出血，便潜血（+），头晕痛，舌淡苔薄黄，脉弦细。北芪30、太子参15、云苓20、甘草6、法夏12、川楝子10、生薏苡仁18、滑石15、贯众15、蚤休10、佛手12、枳壳10。7剂。

1999年4月20日7诊：胃胀，纳可，舌淡有瘀苔白，脉弦缓。柴胡10、白芍12、枳壳10、甘草5、佛手12、北芪30、太子参15、云苓20、泽兰12、苏木10、贯众10、蚤休10。7剂。消瘀灵8盒，Sig：8g，tid。

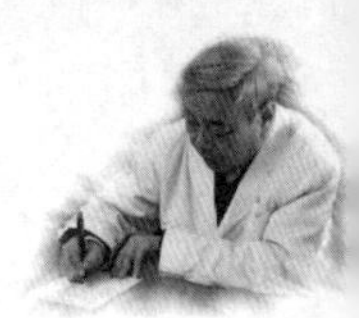

1999年5月4日8诊：晨起口苦，舌偏红胖苔黄腻，脉弦滑。北芪30、太子参15、云苓20、泽泻15、茵陈20、晚蚕砂15、佛手12、川楝子12、贯众15、蚤休10、板蓝根15、威灵仙12。7剂。

1999年5月18日9诊：晨起口苦，近日肝区隐痛不适，余正常，舌淡齿痕苔白，中有裂纹，脉弦。干地黄25、女贞子15、楮实子15、桑椹子15、石斛15、玉竹30、北芪30、太子参15、怀山30、佛手12、扁豆花12、川楝子12。7剂。消瘀灵8盒，Sig：8g，tid。

1999年6月1日10诊：前症均减，近日左侧头部跳痛，眠差，乏力，口腔溃疡，舌红苔黄腻，脉弦细数。柴胡10、白芍12、枳壳10、甘草5、茵陈20、晚蚕砂15、麦芽20、鸡内金15、生薏苡仁20、黄连10、僵蚕10、薄荷后下6。7剂。消瘀灵4盒，Sig：8g，tid。

1999年6月5日11诊：时右胁痛，口臭，舌淡红苔黄腻，脉弦细缓。茵陈20、晚蚕砂15、土茯苓30、蝉蜕10、僵蚕10、姜黄10、大黄8、贯众15、蚤休10、虎杖15、北芪30、太子参15。7剂。

1999年6月29日12诊：晨起时感恶心，胁痛不明显，舌淡苔黄腻，脉弦。柴胡10、白芍12、枳壳10、甘草5、佛手12、北芪30、太子参15、云苓20、贯众15、蚤休10、虎杖15、蛇舌草15。7剂。

1999年7月16日13诊：口苦恶心，纳可，舌淡薄白苔，脉弦。柴胡10、白芍12、枳壳10、甘草5、北芪30、太子参15、云苓20、怀山30、贯众15、蚤休10、泽兰12、法夏12。7剂。消瘀灵2瓶，Sig：8g，tid。

1999年8月3日14诊：早期肝硬化病史，自服药7个月后B超提示：无肝硬化，舌淡苔白腻，脉弦滑。柴胡10、白芍12、枳壳10、甘草5、佛手12、北芪30、太子参15、云苓20、川楝子12、香附12、丹参15、茵陈10。7剂。消瘀灵4瓶，Sig：7g，tid。

1999年8月20日15诊：疲倦，纳一般，恶心症除，刷牙时齿衄，二便调，舌淡红苔薄白腻，脉弦细。柴胡10、白芍12、枳壳10、佛手12、北芪30、党参15、云苓20、白术10、生薏仁20、晚蚕砂15、贯仲15。7剂。消瘀灵4瓶，Sig：8g，tid。

1999年8月31日16诊：刷牙出血，舌淡红苔薄白腻，脉弦细。柴胡10、白芍12、枳实10、甘草5、云苓20、怀山30、丹参15、泽兰12、鸡内金15、茜根12、贯仲15、蚤休10。7剂。

1999年9月21日17诊：受凉后两腿酸痛，周身不适，胁痛，刷牙出血，舌淡红苔白，脉弦。柴胡10、白芍12、枳实10、炙甘草5、佛手12、女贞子15、干地黄25、牡蛎先下30、丹参15、桃仁10、泽兰12、仙鹤草15。7剂。消瘀灵2瓶，Sig：15g，tid。

1999年10月19日18诊：病同前，无明显不适，晨起刷牙仍有血流出，舌红苔黄腻，脉细。柴胡10、白芍12、枳实10、炙甘草5、佛手12、女贞子15、干地黄25、楮实子15、牡蛎先下30、桃仁10、泽兰12、仙鹤草15。7剂。消瘀灵4瓶，Sig：15g，tid。

1999年11月2日19诊：1999年10月19日复查肝功十二项：正常。无特殊不适，舌淡苔薄，脉细。柴胡10、白芍12、枳实10、炙甘草5、佛手12、北芪30、太子参15、云苓20、泽兰12、枸杞子10、白茅根12、旱莲草15。7剂。消瘀灵2瓶，Sig：15g，tid。

2004年11月12日20诊：近日查肝功能示：AST：60U/L，ALT：110U/L，余无异常。偶感肝区隐痛，无特殊不适，纳可，二便调，舌淡红苔薄白，脉细。柴胡10、白芍12、枳实10、甘草5、蝉蜕5、僵蚕10、姜黄10、大黄5、垂盆草15、五味子10、北芪30、泽兰10。7剂。

2004年11月21日21诊：仍有肝区隐痛不适，纳可，二便调，舌淡红苔薄白，脉细。柴胡10、白芍12、枳实10、甘草5、蝉蜕5、僵蚕10、姜黄10、大黄5、垂盆草15、五味子10、桃仁10、泽兰10。7剂。

2004年12月5日22诊：肝区隐痛，伴胃脘胀痛，无嗳气，二便调，舌淡苔白，脉细略数。柴胡10、白芍15、枳实10、甘草5、法夏10、云苓20、浙贝母10、淡鱼古15、垂盆草15、五味子10、苦参15、败酱草20。7剂。

2004年12月24日23诊：病史如前，代取药。柴胡10、白芍15、枳实10、甘草5、法夏10、云苓20、浙贝母10、淡鱼古15、垂盆草15、五味子10、苦参15、败酱草20。4剂。

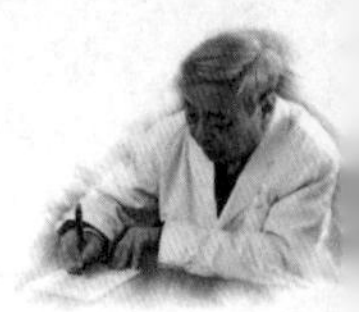

2005年1月9日24诊：大便干，1次/2~3日，余无不适，舌淡红中有裂纹，苔薄白，脉细数。柴胡10、白芍15、枳实10、甘草5、佛手10、北芪30、太子参15、云苓20、白术10、何首乌30、麻仁15、鸡内金15。7剂。

2005年1月30日25诊：大便干，2天1行，时心烦，眠差，余无不适，舌淡苔薄，脉细弦数。干地黄20、女贞子15、楮实子15、山萸肉10、栀子10、淡豆豉后下10、夜交藤15、川朴花10、川连10、酸枣仁15、石菖蒲10、法夏10。7剂。

2005年2月20日26诊：近感肝区隐痛，余无不适。舌淡红苔薄白，脉细滑。柴胡10、白芍15、枳壳10、甘草5、川芎10、香附15、北芪30、太子参15、云苓20、蝉蜕5、僵蚕10、姜黄10。7剂。

2005年3月13日27诊：肝区偶有不适，咳嗽，鼻流清涕，咽痛，有白色痰，舌淡苔白，脉浮数。2005年3月5日检查：肝功十二项正常。柴胡10、白芍15、枳实10、炙甘草5、北芪30、太子参15、云苓20、白术10、蝉蜕5、僵蚕10、姜黄10、大黄5。7剂。

治疗手记

本案可分为两个阶段：第一阶段从1999年1月22日初诊到1999年11月2日19诊，第二阶段从2004年11月12日20诊到2005年3月13日27诊。其间4年（1999～2003年），病情稳定，故未来就诊。本案是本人所见较早的彭教授治疗肝硬化医案，虽然症状记载较简，也未见肝功能检查结果，但从彭教授的处方可看出治法为健脾理气活血，“脾虚气滞血瘀”为患者的主要病机，健脾以北芪、太子参、云苓、甘草为主，通过疏肝以达“理气”目的，疏肝以四逆散加减，活血则用中成药消瘀灵。第二阶段，彭教授在疏肝和胃或疏肝健脾的基础上，加升降散解毒。经过4个月的治疗，患者肝功能恢复正常。

（李永宸整理）

（九）疏肝活血，软坚散结治疗肝硬化

治疗案例

易某，男，55岁，广东湛江人。

2006年6月23日初诊：以“乙肝小三阳、肝炎后肝硬化”前来就诊。患者2003年发现乙肝小三阳，2006年发现肝硬化、脂肪肝、双肾多发性囊肿（2006年6月12日CT诊断），2006年6月9日查肝功十二项，A/G：1.4，ALT：43U/L，GGT：62U/L，其余正常。症见：肝区偶感不适，二便调，寐纳可，体表出现蜘蛛痣，舌淡红而暗，苔白腻而滑，脉弦细。患者已服“贺普丁”2年。西医诊断：乙肝小三阳、肝炎后肝硬化。中医诊断：癥瘕。中医辨证：肝郁血瘀。治以疏肝活血，软坚散结。柴胡10、赤芍15、枳壳10、佛手10、郁金10、北芪30、太子参15、桃仁10、泽兰10、丹参15、虎杖15、丝瓜络30。7剂。复方鳖甲软肝片4盒，Sig：4#，tid。

2006年7月3日2诊：药后肝区隐痛消失，寐差，易醒，纳可，二便调，夜间翻身腰隐痛，夜尿2～3次/日，舌稍红苔薄白，脉弦细。方药：柴胡10、白芍15、枳壳10、甘草5、川芎10、香附15、虎杖15、泽兰10、丹参15、桑寄生30、川断10、狗脊10。14剂。复方鳖甲软肝片3盒，Sig：4#，tid。

2006年7月14日3诊：乏力，纳寐可，二便调，夜尿1～2次/日，舌暗红苔黄厚腻，脉细弦。柴胡10、白芍15、枳实10、甘草5、北芪30、太子参15、云苓20、白术10、桑寄生30、川断10、狗脊10、杜仲10。7剂。

2006年7月21日4诊：乏力除，精神增，现肝区偶有不适，夜尿1～2次/夜，舌暗苔薄白，脉弦细。柴胡10、白芍15、枳实10、甘草5、佛手10、北芪30、太子参15、云苓20、白术10、泽兰10、桃仁10、虎杖15。7剂。复方鳖甲软肝片3盒，Sig：4#，tid。

2006年7月28日5诊：肝区偶有隐痛，口苦，尿2～3次/夜，舌淡暗略胖，苔白滑腻，脉弦细。柴胡10、白芍15、枳实10、甘草5、北芪30、太子参15、云苓20、白术10、贯众15、蚤休10、苦参15、溪黄草30。7剂。复方鳖甲软肝片3盒，Sig：4#，tid。

2006年8月4日6诊：肝区隐痛减轻，口苦除，现夜尿2～3次/日，

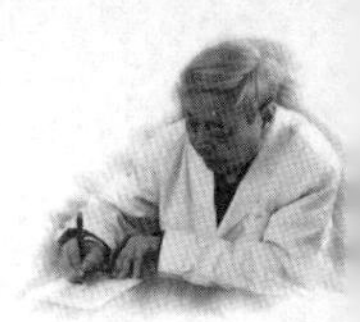

腰不痛，舌淡暗苔白滑，脉弦细。柴胡 10、白芍 15、枳壳 10、甘草 5、川芎 10、香附 15、贯众 15、蚤休 10、垂盆草 15、五味子 10、泽兰 10、桃仁 10。7 剂。复方鳖甲软肝片 4 盒，Sig：4#，tid。

2006 年 8 月 14 日 7 诊：右胁不适，晨起口苦，大便调，夜尿 2 ~ 3 次 / 日，倦怠乏力，舌质暗红，苔薄白，脉弦略数。柴胡 10、白芍 15、枳实 10、甘草 5、桃仁 10、泽兰 10、丹参 15、虎杖 15、龟板先下 30、鳖甲先下 30、牡蛎先下 30、僵蚕 10。7 剂。

2006 年 8 月 25 日 8 诊：夜尿减少，寐纳可，二便调，舌暗红苔薄白，脉弦细。柴胡 10、白芍 15、枳实 10、甘草 5、桃仁 10、泽兰 10、丹参 15、虎杖 15、龟板先下 30、鳖甲先下 30、牡蛎先下 30、僵蚕 10。7 剂。复方鳖甲软肝片 4 盒，Sig：4#，tid。

2006 年 9 月 1 日 9 诊：肝区偶有微痛，余无明显不适，舌淡红而暗、苔白滑，脉弦细。柴胡 10、白芍 15、枳实 10、甘草 5、桃仁 10、泽兰 10、丹参 15、虎杖 15、贯众 15、蚤休 10、垂盆草 15、五味子 10。7 剂。复方鳖甲软肝片 10 盒，Sig：4#，tid。

2006 年 9 月 11 日 10 诊：肝区偶有隐痛，余无明显不适，舌红苔薄白，脉弦细。柴胡 10、白芍 15、枳实 10、甘草 5、郁金 10、佛手 10、桃仁 10、泽兰 10、丹参 15、虎杖 15、贯众 15、蚤休 10。7 剂。复方鳖甲软肝片 4 盒，Sig：4#，tid。

2006 年 9 月 22 日 11 诊：肝区时有隐痛，寐纳可，二便调，舌红苔少，脉弦滑。柴胡 10、白芍 15、枳实 10、甘草 5、郁金 10、佛手 10、桃仁 10、泽兰 10、丹参 15、虎杖 15、龟板先下 30、鳖甲先下 30。7 剂。复方鳖甲软肝片 4 盒，Sig：4#，tid。

2006 年 9 月 29 日 12 诊：肝区隐痛继续减轻，仍服贺普丁，纳寐可，二便调，舌偏红苔薄黄，脉弦滑。柴胡 10、白芍 15、枳实 10、甘草 5、郁金 10、佛手 10、桃仁 10、泽兰 10、丹参 15、牡蛎先下 30、龟板先下 30、鳖甲先下 30。7 剂。复方鳖甲软肝片 10 盒，Sig：4#，tid。

2006 年 10 月 6 日 13 诊：肝区基本不痛，余无明显不适，舌略红苔薄，脉弦缓。柴胡 10、白芍 15、枳实 10、甘草 5、郁金 10、佛手 10、桃仁 10、泽兰 10、丹参 15、栀子 10、赤芍 15。7 剂。9 月查肝功、HBV-DNA 均正常。

治疗手记

本案历时 3 月余，共 13 诊，患者肝功能恢得正常，身体无不适症状。本案有一特点，即病机较固定，患者主要表现为肝区不适，彭教授据患者体表出现蜘蛛痣，舌偏暗等症状，把辨证与辨病相结合，紧扣“肝郁血瘀”病机，治以疏肝活血，软坚散结。以四逆散疏肝，桃仁、泽兰、丹参、虎杖活血，牡蛎、龟板、鳖甲以及中成药复方鳖甲软肝片软坚散结，同时以贯众、蚤休、垂盆草、五味子等解毒，而收功。

（李永宸整理）

（十）疏肝健脾、软坚散结、清热解毒、平补气阴法治疗肝硬化

治疗案例

张某，男，34 岁，广州市人。

2004 年 5 月 28 日初诊：发现“肝硬化”“乙肝小三阳”一年半，在某三甲西医院住院一个月及门诊治疗。外院 2004 年 5 月 26 日查肝功示：ALT：53U/L，2003 年 4 月 25 日查乙肝 DNA-PCR：1.55×10^4 拷贝/毫升，A/G：1.4。2004 年 5 月 26 日 B 超示：肝硬化，脾大，胆囊壁毛糙。PE：脾厚，肝硬。症见：视物眼蒙，二便调，纳眠可，未见蜘蛛痣、肝掌，舌淡苔薄，脉弦细。西医诊断：肝硬化；乙肝小三阳。中医诊断：癥瘕。中医辨证：肝郁血瘀。治以疏肝解郁，活血软坚。方药：柴胡 10、白芍 15、枳实 10、甘草 5、桃仁 10、丹参 15、龟板^先下^30、鳖甲^先下^30、土鳖虫 10、炮山甲^先下^10、僵蚕 10、蝉蜕 5。7 剂。复方鳖甲软肝片 2 盒，Sig：4^#^，tid。

2004 年 6 月 6 日 2 诊：服药后自觉精神良好，无肝区痛，胃纳正常，大小便正常，舌淡红苔薄黄，脉弦细。柴胡 10、白芍 15、枳实 10、甘草 5、北芪 30、太子参 15、云苓 20、白术 10、龟板^先下^30、鳖甲^先下^30、土鳖

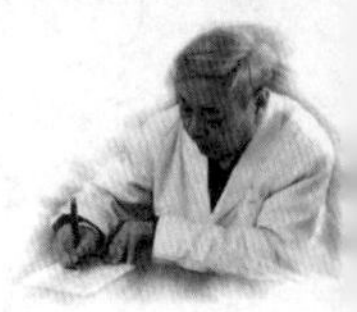

虫10、炮山甲先下10。7剂。

2004年6月13日3诊：自诉无明显不适，舌淡红苔薄白，脉弦细。柴胡10、白芍15、枳壳10、甘草5、川芎10、香附15、北芪30、太子参15、云苓20、白术10、土鳖虫10、炮山甲先下10。7剂。

2004年6月20日4诊：无肝区痛，胃纳香，大小便正常，舌淡红苔薄白，脉弦细。柴胡10、白芍15、枳壳10、甘草5、川芎10、香附15、北芪30、太子参15、云苓20、白术10、土鳖虫10、炮山甲先下10。7剂。

2004年7月4日5诊：背部生疮，舌红苔薄黄，脉弦细。柴胡10、白芍15、枳实10、甘草5、苦参15、败酱草20、溪黄草30、蛇舌草20、蒲公英10、野菊花15、金银花15、紫地丁10。7剂。

2004年7月11日6诊：偶觉眼花，无其他不适，胃纳可，二便调，舌淡苔白，脉弦细。枸杞子15、山萸肉10、女贞子15、干地黄20、怀山30、丹皮10、云苓20、泽泻15、杭菊15、苦参15、败酱草20、溪黄草30。7剂。

2004年7月18日7诊：嘴唇溃疡，余无不适，舌淡暗苔薄白，中有裂纹，脉弦细。干地黄20、女贞子15、楮实子15、桑椹子15、山萸肉10、怀山30、云苓20、泽泻15、细辛5、怀牛膝10、佛手10、郁金10。7剂。

2004年7月25日8诊：嘴唇溃疡已愈，乳房增大，背部长疖，淡红舌薄白苔，脉弦细。干地黄20、女贞子15、楮实子15、桑椹子15、山萸肉10、怀山30、云苓20、泽泻15、蒲公英10、野菊花15、金银花15、紫地丁10。7剂。

2004年8月1日9诊：嘴唇溃疡，舌嫩红苔少，脉细数。干地黄20、女贞子15、楮实子15、桑椹子15、山萸肉10、怀山30、云苓20、泽泻15、细辛5、怀牛膝10、黄柏10、知母10。7剂。

2004年8月8日10诊：口腔溃疡已愈，自诉无不适，舌红苔薄黄，脉细数。北芪30、太子参15、云苓20、甘草5、干地黄20、女贞子15、楮实子15、桑椹子15、豨莶草15、茜草根15、桃仁10、丹参15。7剂。

2004年8月15日11诊：自诉无不适，舌淡红苔薄白，中有裂纹，脉细。北芪30、太子参15、云苓20、甘草5、干地黄20、女贞子15、楮实子 15、桑椹子 15、豨莶草 15、茜草根 15、桃仁 10、丹参 15。7 剂。

2004 年 8 月 29 日 12 诊：现无不适，舌淡红苔薄白，中有裂纹，脉细。北芪 30、太子参 15、云苓 20、甘草 5、干地黄 20、女贞子 15、楮实子 15、桑椹子 15、豨莶草 15、茜草根 15、苦参 15、姜黄 10。7 剂。

2004 年 9 月 3 日 13 诊：近 1 周感疲劳，胸闷，头晕眼花，夜寐差，舌淡苔薄，脉弦细。白芍 15、何首乌 30、柴胡 10、甘草 5、云苓 20、白术 10、佛手 10、素馨花 10、丹参 15、桃仁 10、泽兰 10、鸡内金 15。7 剂。

2004 年 9 月 12 日 14 诊：觉眼花，疲倦，胃纳一般，口涩，睡眠差，二便调，舌淡苔微黄，脉弦细。柴胡 10、白芍 15、枳实 10、甘草 5、川芎 10、香附 15、郁金 10、佛手 10、泽兰 10、桃仁 10、丹参 15、虎杖 15。7 剂。

2004 年 9 月 26 日 15 诊：自诉无明显不适，舌淡苔薄黄，脉弦细。2004 年 8 月 30 日查肝功十二项：正常。柴胡 10、白芍 15、枳实 10、甘草 5、川芎 10、香附 15、郁金 10、佛手 10、泽兰 10、桃仁 10、丹参 15、虎杖 15。7 剂。

治疗手记

本案患者自觉症状不多，治疗大致可分两个阶段：第一阶段，从第 1 诊到第 5 诊，以疏肝健脾、软坚散结、清热解毒为主，疏肝用四逆散，健脾用北芪、太子参、茯苓、白术，软坚散结用龟板、鳖甲、土鳖虫、炮山甲和中成药复方鳖甲软肝片，清热解毒用苦参、败酱草、溪黄草、蛇舌草。第二阶段，从第 6 诊到第 15 诊，据“眼花、疲倦、舌嫩有裂纹”，从气阴两虚论治，补气用北芪、太子参、茯苓、甘草，养阴用干地黄、女贞子、楮实子、桑椹子，酌配解毒、活血药，解毒用豨莶草、茜草根，活血则用丹参、桃仁、泽兰。

（李永宸整理）

（十一）疏肝清热、软坚散结治疗肝硬化

治疗案例

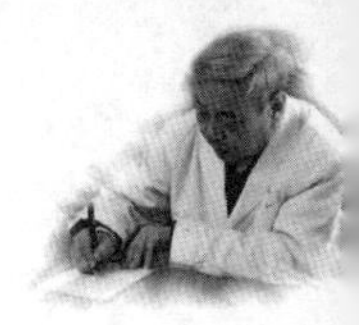

梁某，男，45岁，广州人。

2003年10月31日初诊：乙肝小三阳、肝炎后肝硬化病史。2003年10月18日查肝功：AST：49U/L，ALT：46U/L，TBILI：21.2mol/L。症见：下肢疲乏，偶有右胁胀痛，晨起口干，胃纳可，二便调，舌淡苔薄黄。西医诊断：肝炎后肝硬化。中医诊断：癥瘕。中医辨证：肝郁化火，瘀血内阻。中医治法：疏肝清热，软坚散结。柴胡10、白芍15、枳实10、甘草5、蝉蜕6、僵蚕10、姜黄10、大黄8、茜草根15、豨莶草15、葛根30、升麻5、炮山甲先下自备10、鳖甲先下自备30。7剂。

2003年11月7日2诊：疲乏以双下肢为主，仍感右胁隐痛，胃纳正常，夜寐一般，小便正常，大便日1～3行，质较烂，舌淡苔白，脉弦缓。2003年10月28日肝纤三项：HA：114.3ng/ml，PCIII、LN正常。柴胡10、白芍15、枳实10、甘草5、佛手10、法夏10、云苓20、浙贝母10、淡鱼古15、佩兰10、丹参15、泽兰10、炮山甲先下自备10、鳖甲先下自备30。7剂。复方鳖甲软肝片2盒，Sig：6#，tid。

2003年11月21日3诊：诸症同前，双下肢仍疲乏，右胁隐痛，夜寐欠安，纳一般，二便调，偶有胃脘胀痛，舌淡暗苔薄黄，脉沉弦。柴胡10、白芍15、枳实10、甘草5、川芎10、香附15、佛手10、桑寄生30、狗脊10、怀牛膝10、杜仲10、丹参15、炮山甲先下自备10、鳖甲先下自备30。7剂。

2003年12月5日4诊：时有右胁痛，双下肢乏力，口干，二便正常，睡眠欠佳，舌质淡苔白腻，脉弦。柴胡10、白芍15、枳壳10、炙甘草5、香附15、北芪30、太子参15、云苓20、桑寄生30、狗脊10、续断10、杜仲10。7剂。复方鳖甲软肝片4盒，Sig：4#，tid。

2003年12月19日5诊：仍时有右胁肋胀痛，双下肢乏力，眼花，无头晕，夜寐欠佳，二便正常，舌质淡红，苔薄黄，脉弦缓。柴胡10、白芍15、枳壳10、炙甘草5、北芪30、太子参15、云苓20、桑寄生30、狗脊10、续断10、杜仲10、泽兰10。7剂。

2003年12月26日6诊：肝区间或疼痛，疲乏减轻，舌质淡红，苔薄黄，脉滑。柴胡10、白芍15、枳壳10、甘草5、川芎10、北芪30、太子参15、云苓20、葛根30、升麻5、茜草根15、豨莶草15。7剂。

2004年1月9日7诊：容易疲倦，烦躁，肝区稍胀，胃纳可，二便调，舌淡红苔薄黄。柴胡10、白芍15、枳实10、甘草5、川朴10、苍术10、陈皮5、丹参15、茜草根15、豨莶草15、葛根30、升麻5。7剂。

2004年1月30日8诊：容易疲倦，偶有肝区疼痛，晨起口干，胃纳可，二便调，舌淡苔白，脉弦。柴胡10、白芍15、枳实10、甘草5、北芪30、太子参15、云苓20、延胡索10、桃仁10、泽兰10、丹参15、虎杖15、炮山甲先下15、鳖甲先下15。7剂。

2004年2月20日9诊：觉疲倦，偶有肝区疼痛，眠差，舌淡苔白，脉弦细。2004年2月2日查B超肝胆脾未见异常。乙肝两对半：乙肝小三阳。HBV-DNA定量：正常。肝功十二项：AST：45U/L，ALT：48U/L。肝纤三项：透明质酸（HA）297.5ng/ml。柴胡10、白芍15、枳实10、炙甘草5、北芪30、太子参15、云苓20、桃仁10、泽兰10、虎杖15、炮山甲先下10、怀牛膝10。7剂。

治疗手记

本案患者的突出症状为“右胁痛、双下肢乏力”，加以舌较苔白，辨为肝郁气滞，脾肾两虚，故以疏肝理气、补肾健脾为主要治则，疏肝理气用四逆散或柴胡疏肝汤，补肾用桑寄生、狗脊、续断、杜仲，健脾则用北芪、太子参、云苓。而活血化瘀、软坚散结亦贯穿整个治疗过程，这体现彭教授辨证的同时亦时刻不忘辨病，即辨治肝硬化。

（李永宸整理）

（十二）疏肝理气、温补肾阳治疗早期肝硬化

治疗案例

龙某，男，50岁，广州市人。

2003年11月7日初诊：以“乙肝小三阳10年余，早期肝硬化1年余”前来就诊，2003年7月20日查肝功十二项：AST：43U/L，ALT：55U/L，GGT：70U/L。其余正常。后背隐痛，右胁下间或不适，腰疼，纳可，尿黄，大便调，舌质淡红苔薄腻，脉细。西医诊断：乙肝小三阳；肝炎后肝硬

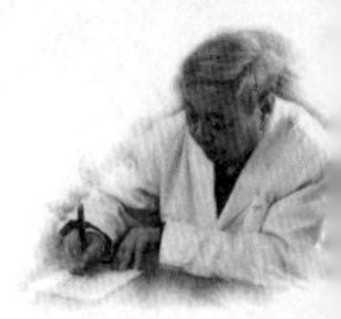

化。中医诊断：癥瘕。中医辨证：肝气郁滞，肾阳虚衰。治以疏肝理气，温补肾阳。柴胡10、白芍15、枳壳10、甘草5、川芎10、香附10、茜草根15、豨莶草15、桑寄生30、川断10、狗脊10、杜仲10。14剂。大黄䗪虫丸（自备）。

2003年11月21日2诊：近日腰痛，余无不适，舌淡苔薄，脉沉细。柴胡10、白芍15、枳壳10、甘草5、川芎10、香附10、茜草根15、豨莶草15、桑寄生30、川断10、狗脊10、杜仲10。14剂。

2003年12月5日3诊：服上药后腰痛消失，近2日尿急，尿频，量少，头痛反复发作，纳可，二便调，寐可，尿液色无异常，舌淡苔白腻，脉沉细。北杏10、白蔻仁后下10、生薏苡仁20、法夏10、白通草10、滑石15、淡竹叶10、川朴花10、茜草根15、豨莶草15、桃仁10、泽兰10。14剂。

2003年12月19日4诊：现腰部轻度疼痛，尿频尿急尿少，纳可，大便调，舌质淡红苔薄黄，脉弦细。桑寄生30、白通草10、车前草15、蛇舌草20、豨莶草15、益母草15、茜草根15、白茅根10、泽泻15、云茯苓20、白术10、赤芍10。7剂。

2003年12月26日5诊：病史同前，腰疼和尿频症状好转，现感腰酸，口苦，尿黄，舌质淡红苔干黄。桑寄生30、川断10、狗脊10、杜仲10、蛇舌草20、黄柏10、知母10、白茅根10、茜草根15、豨莶草15、泽泻15、云苓20。7剂。

2004年1月2日6诊：间中有右胁隐痛，口不苦但觉口干，舌边生疮，尿黄，舌略红苔薄腻微干，脉弦细。柴胡10、白芍15、枳实10、甘草5、豨莶草15、蛇舌草20、白茅根10、茜草根15、生地20、淡竹叶10、泽兰10、桃仁10。7剂。

2004年1月9日7诊：偶感右胁隐痛，口苦，舌边生疮好转，舌红苔黄薄，脉弦滑。柴胡10、白芍15、枳实10、甘草5、蝉蜕6、僵蚕10、姜黄10、大黄6、茜草根15、豨莶草15、桃仁10、泽兰10。21剂。

2004年2月13日8诊：右胁仍有隐痛，口苦，纳可，夜寐一般，小便黄，大便尚调，舌淡红，苔薄黄，脉弦滑。柴胡10、白芍15、枳实10、甘草5、蝉蜕6、僵蚕10、姜黄10、大黄6、茜草根15、豨莶草15、桃仁10、泽兰10。14剂。

2004年2月27日9诊：右胁隐痛，偶有打嗝，胃纳可，尿黄，大便调，舌淡苔黄，脉滑。柴胡10、白芍15、枳实10、甘草5、法夏10、云苓20、春砂仁后下10、白蔻仁后下10、茜草根15、豨莶草15、桃仁10、泽兰10。14剂。

2004年3月14日10诊：右胁隐痛，左肩痛，左手抬举困难，腰椎疼痛，舌淡苔白腻微黄，脉弦细。桑寄生30、川断10、狗脊10、杜仲10、何首乌30、桂枝10、络石藤15、宽筋藤15、羌活10、防风10、桑枝30、蝉蜕6。14剂。

2004年3月28日11诊：右胁不痛，左肩关节痛好转，嗳气，大便正常，舌淡红苔薄白，脉弦滑。柴胡10、白芍15、枳实10、甘草5、苦参15、珍珠草20、溪黄草30、蛇舌草20、桃仁10、泽兰10、丹参15、虎杖15。14剂。

2004年12月5日12诊：腰部时感不适，头晕微痛，寐差，夜尿2次/夜，舌淡红苔黄浊，脉弦细。2004年4月12日查肝功十二项：全部正常。桑寄生30、川断10、狗脊10、杜仲10、法夏10、白术10、天麻10、钩藤15、胆星10、益智仁10、桑螵蛸15、郁金10。7剂。

2004年12月19日13诊：头痛，便秘质硬，寐差，淡红舌薄黄苔，脉弦细。柴胡10、白芍15、枳实10、甘草5、蝉蜕6、僵蚕10、姜黄10、大黄5、夜交藤15、合欢皮15、川芎10、白芷10。7剂。

2005年1月9日14诊：咽痒，上气，咳嗽，无痰，舌淡红苔薄黄，脉数。龙利草10、人参叶10、桔梗10、甘草5、玄参15、麦冬10、蝉蜕5、薄荷后下6、芒果核30、海浮石15、云苓20、法夏10。14剂。

2005年1月23日15诊：咽痒咳嗽已除，无肝区疼痛，无腰酸膝软等不适，舌淡苔白滑，脉弦滑。柴胡10、白芍15、枳实10、甘草5、苦参15、珍珠草20、溪黄草30、蛇舌草20、桃仁10、泽兰10、丹参15、虎杖15。14剂。大黄䗪虫丸（自备）。

2005年3月6日16诊：腰部稍有不适，淡红舌黄腻苔，脉弦滑。柴胡10、白芍15、枳实10、甘草5、桑寄生30、川断10、狗脊10、杜仲

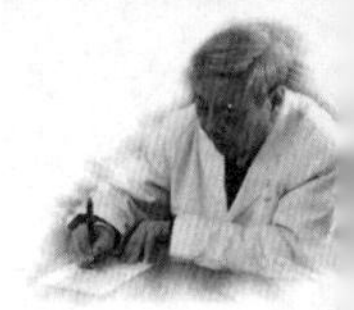

10、蝉蜕5、僵蚕10、姜黄10、大黄5。7剂。

2005年3月20日17诊：胃脘时有隐痛，头晕，左背酸痛，口干，舌淡苔黄腻，脉弦细。黄连10、法夏10、陈皮5、云苓20、枳实10、竹茹10、柴胡10、白芍15、甘草5、狗脊10、桑寄生30、瓜蒌壳15。7剂。大黄䗪虫丸（自备）。

2005年4月3日18诊：头晕，舌淡红苔黄腻，脉弦细。黄连10、法夏10、陈皮5、云苓20、甘草5、枳实10、竹茹10、白芷10、藿香10、川芎10、丹参15、泽兰10。7剂。

2005年4月17日18诊：头晕已除，口尖有辣味，舌淡红苔黄腻，脉弦细。黄连10、法夏10、陈皮5、云苓20、甘草5、枳实10、竹茹10、白芷10、藿香10、白通草10、蛇舌草20、泽兰10。7剂。

2005年5月8日19诊：肝区偶有不适，大便秘结，口干，舌淡红苔黄腻，脉弦细。柴胡10、白芍15、枳实10、甘草5、郁金10、蝉蜕5、姜黄10、大黄5、花粉15、玉竹20、葛根30、桃仁10。7剂。大黄䗪虫丸（自备）。

2005年5月8日查：乙肝病毒PCR定量 $<1\times10^3$，肝功能正常。

治疗手记

本案患者以“腰痛”为主要症状，彭教授以桑寄生、川断、狗脊、杜仲补肾，进行对症治疗，又结合肝硬化的具体实际，用四逆散疏肝、大黄䗪虫丸活血化瘀进行对病治疗。这是本案的一大特点。其间，针对“尿频尿急”，则酌加白通草、车前草、蛇舌草、豨莶草、益母草、茜草根、白茅根、泽泻、云茯苓、白术等味清热利尿以清膀胱实热。针对“左肩痛，左手抬举困难”，则酌加何首乌、桂枝、络石藤、宽筋藤、羌活、防风、桑枝以养血驱风，针对“头晕”，则用温胆汤化痰除眩。

（李永宸整理）

（十三）疏肝和胃、活血软坚治疗肝硬化

治疗案例

江某，男，56岁，广东四会人。

2009年8月7日初诊：患者患乙肝20余年。2009年7月体检疑为肝硬化（早期），伴糖尿病一年余。今年上半年体重减轻约10公斤。2009年7月24日体查，CT示：1. 肝硬化再生结节，门静脉高压侧支循环形成。2. 肝脏及左肾多发小囊肿。肝脏B超示：考虑早期肝硬化。胆、脾、胰未见异常。

肝功示：GGT：94U/L，ALB：33.3g/L，TBIL：27.6mol/LDBIL：9.0mol/L，TBA：14.6μmol/L。糖化血红蛋白：12.2%。乙肝两对半：HBsAg(+)；HBcAb(+)。AFP：12.38ng/ml。HBV-DNA-PCR：5.48×10^5拷贝/毫升。

现无明显不适，纳寐可，二便自调，肝掌，颈前毛细血管充血，舌淡红苔薄微黄，脉沉细。

西医诊断：慢乙肝；肝炎后肝硬化；糖尿病。中医诊断：癥瘕。中医辨证：肝郁血瘀。治以疏肝活血，软坚散结。处方：柴胡10、白芍15、枳实10、甘草6、泽兰10、桃仁10、泽泻15、丹参15、土鳖虫10、牡蛎先下30、鳖甲先下30、炮山甲先下10。7剂。复方鳖甲软肝片10盒，Sig：4#，tid。

2009年8月14日2诊：现觉下肢乏力，肝区无不适，近期测空腹血糖：4.7mmol/L，未服降糖药。舌淡红苔薄微黄，脉细。柴胡10、白芍15、枳实10、甘草6、北芪30、太子参15、云苓20、白术10、泽兰10、桃仁10、土鳖虫10、炮山甲先下10。7剂。

2009年8月21日3诊：病史如前，患者药后仍下肢乏力，疲倦，胃脘不适，肝区无不适，眠纳可，大便偏烂，1～2次/天，小便黄，夜尿1～2次。舌淡红体胖，苔腻偏黄，中裂纹，脉细。柴胡10、白芍15、枳实10、甘草6、北芪30、怀山30、茯苓20、葛根30、土鳖虫10、牡蛎先下30、鳖甲先下30、龟板先下30、法夏10、浙贝母10、淡鱼古15。7剂。

2009年8月28日4诊：疲倦除，现胃脘不适，颈项强直，尾骶部痛，肝区不痛，舌淡红苔薄腻，中裂，脉细。柴胡10、白芍15、枳实10、甘草6、法夏10、茯苓20、浙贝母10、淡鱼古15、葛根30、土鳖虫10、牡蛎先下

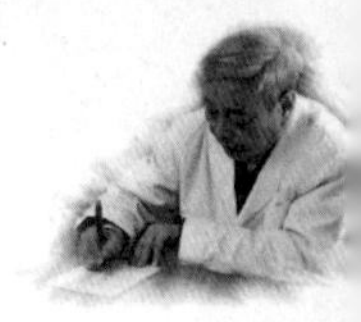

30、炮山甲先下10、桑寄生30、川断10、杜仲10。7剂。

2009年9月4日5诊：胃脘不适除，现略感疲倦，尾骶部仍痛，舌淡中裂、苔薄腻微黄，脉沉细。柴胡10、白芍15、枳实10、甘草6、北芪30、太子参15、云苓20、白术10、泽兰10、桃仁10、泽泻15、丹参15。7剂。另复方鳖甲软肝片自备续服。

2009年9月11日6诊：胃脘不适已愈，现下肢酸软乏力，腰骶时痛，舌淡红苔黄腻中裂，脉细弦。干地黄20、女贞子15、楮实子15、桑椹子15、柴胡10、白芍15、枳实10、甘草6、泽兰10、桃仁10、土鳖虫10、牡蛎先下30、鳖甲先下30、龟板先下30、炮山甲先下10。7剂。复方鳖甲软肝片10盒，Sig：5#，tid。

2009年9月18日7诊：胃脘不适又作，白天动则汗出，腰骶部疼属旧病，舌淡红、中裂苔腻微黄，脉细而滑。柴胡10、白芍15、枳实10、甘草6、法夏10、茯苓20、浙贝母10、淡鱼古15、桃仁10、土鳖虫10、牡蛎先下30、炮山甲先下10。7剂。复方鳖甲软肝片继服。

2009年9月28日8诊：胃脘不适，无嗳气，腰骶部时痛，双脚乏力，纳寐可，二便可，舌淡红苔黄腻，脉细滑。柴胡10、白芍15、枳实10、甘草6、法夏10、茯苓20、浙贝母10、淡鱼古15、桃仁10、泽兰10、土鳖虫10、牡蛎先下30。14剂。复方鳖甲软肝片继服。

2009年10月9日9诊：药后诸证稍好转，舌淡红、苔黄腻偏干，脉细。柴胡10、白芍15、枳实10、甘草6、郁金10、佛手10、法夏10、茯苓20、栀子10、竹茹10、桃仁10、泽兰10、土鳖虫10、牡蛎先下30、炮山甲先下10。7剂。复方鳖甲软肝片继服。

2009年10月16日10诊：仅觉口苦，余无不适，舌淡红中裂，苔黄腻，脉沉细。2009年10月14日查HBV-DNA：4.728×10^3拷贝 / 毫升。2009年10月12日肝功十三项示：GGT：75U/L，A/G：1.3，AFU：48.7 U /L，PA：177.9mg/L，其余正常。糖化血红蛋白：6.7%，AFP：13.73ng/ml。柴胡10、白芍15、枳实10、甘草6、郁金10、佛手10、苦参15、溪黄草30、贯众15、重楼10、桃仁10、泽兰10、牡蛎先下30、土鳖虫10、炮山甲先下10。14剂。复方鳖甲软肝片10盒，Sig：4#，tid。

2009年10月30日11诊：时头晕，剑突下偏右有轻压痛（胃脘），口不苦，时难入睡，舌淡红中有裂纹、苔黄腻，脉沉细。柴胡10、白芍15、枳实10、甘草6、法夏10、茯苓20、浙贝母10、淡鱼古15、救必应15、蒲公英10、川芎10、香附15、桃仁10、泽兰10、土鳖虫10、牡蛎先下30。7剂。复方鳖甲软肝片继服。

2009年11月6日12诊：药后胃脘痛消失，头晕减，腰酸痛，余无不适，舌淡红中裂纹、苔黄腻，脉细。柴胡10、白芍15、枳实10、甘草6、法夏10、茯苓20、浙贝母10、淡鱼古15、桑寄生30、川断10、金狗脊10、杜仲10。7剂。复方鳖甲软肝片10盒，Sig：4#，tid。

2009年11月13日13诊：腰疼明显减轻，现胃痛偶作，口咸，纳可，二便调，寐可，舌淡红苔白腻，中裂，脉细。2009年11月10日CT示：肝硬化，肝多发小囊肿，左肾小囊肿。肝实质内见多发小类圆形低密度影。大者直径约5mm，增强扫描未见强化，边缘更清楚。桑寄生30、川断10、金狗脊10、杜仲10、法夏10、茯苓20、浙贝母10、淡鱼古15、桃仁10、泽兰10、丹参15、虎杖15。14剂。

2009年11月27日14诊：胃痛愈，现腰痛亦减，夜尿2次，尿黄，舌淡红、苔薄黄腻而干，脉沉细。桑寄生30、川断10、金狗脊10、杜仲10、法夏10、茯苓20、浙贝母10、淡鱼古15、桃仁10、泽兰10、丹参15、虎杖15。14剂。复方鳖甲软肝片20盒，Sig：4#，tid。

2010年1月8日15诊：平素精神可，胃脘部隐痛不适，无腹胀，易饥多食，口干口苦，无明显多饮，纳佳，眠一般，二便调，舌暗红、苔黄稍干，脉弦细。2010年1月5日四会市红十字会医院血糖示：3.36mmol/L。

方药1先服：生石膏先下15、知母10、麦冬10、熟地黄20、甘草6、怀牛膝10、玉竹30、花粉15、丹参15、连翘15、浙贝母10、淡鱼古15。7剂。

方药2后服：柴胡10、白芍15、枳实10、甘草6、佛手10、郁金10、桃仁10、泽兰10、丹参15、虎杖15、龟板先下30、鳖甲先下30。7剂。复方鳖甲软肝片20盒，Sig：4#，tid。

2010年1月22日16诊：胃痛减，现仍易饥多食，口苦，大便烂，

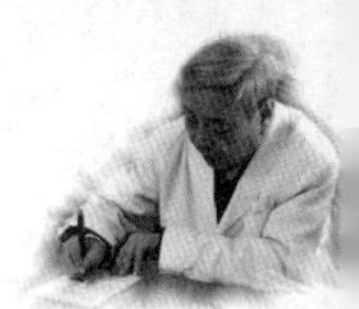

1～2次/日，夜难入睡，无肝区痛，舌胖红中裂苔黄腻，脉细滑。柴胡10、白芍15、枳实10、甘草6、丹参15、连翘15、浙贝母10、淡鱼古15、苦参15、败酱草20、溪黄草30、蛇舌草20、鳖甲先下30、全蝎5、僵蚕10。14剂。

2010年2月5日17诊：胃痛除，其余无明显不适，舌略红，中裂，苔薄黄腻，脉细。2010年1月22日肝功十三项示：GGT：66U/L，TBILI：21.8mol/L，AFU：42.5 U /L。乙肝两对半示：乙肝“小三阳”。HBV-DNA：5.85×10^3拷贝/毫升，AFP：14.43ng/ml。柴胡10、白芍15、枳实10、甘草6、苦参15、败酱草20、溪黄草30、蛇舌草20、半枝莲15、猫爪草15、贯众15、重楼10、鳖甲先下30、牡蛎先下30、僵蚕10。28剂。复方鳖甲软肝片20盒，Sig：4#，tid。

治疗手记

本案患者早期肝硬化，又患糖尿病，而“胃脘不适”是最常见症状，彭教授以“肝胃不和、瘀血阻滞”入手，治以疏肝和胃、活血软坚。疏肝用四逆散，和胃用法夏、茯苓、浙贝母、淡鱼古、救必应、蒲公英，活血用桃仁、泽兰、丹参、虎杖，软坚散结酌选土鳖虫、牡蛎、鳖甲、炮山甲，和中成药复方鳖甲软肝片。经过半年多的治疗，患者症状明显改善，血糖降到正常，肝功能和乙肝病毒定量也趋于正常。

（李永宸整理）

（十四）疏肝和胃、活血散结治疗肝硬化

治疗案例

吴某，男，51岁。

2007年12月28日初诊：以“发现肝炎后肝硬化3年”前来就诊。2007年12月21日B超示：1. 肝硬化；2. 脾大；3. 胆囊息肉。2005年4月5日电子胃镜示：慢性浅表性胃炎。症见：胃脘隐痛，无嗳气反酸，纳可，二便调，舌淡红苔白，脉弦细。触诊：肝未触及，肝区无叩击痛。西医诊断：慢乙肝；肝炎后肝硬化；胆囊息肉；慢性浅表性胃炎。中医

诊断：癥瘕。中医辨证：肝郁脾虚血瘀。柴胡10、白芍15、枳实10、甘草6、北芪30、太子参15、白术10、云苓20、陈皮5、郁金10、佛手10、桃仁10、泽兰10、牡蛎[先下]30、鳖甲[先下]30、龟板[先下]30。28剂。

2008年3月3日2诊：患者药后胃脘隐痛减轻，纳可，无腹胀，矢气多，二便可，舌淡、苔薄白中有裂纹，脉弦缓。2006年1月18日查乙肝两对半："小三阳"。HBV-DNA<500拷贝／毫升；肝功能：TP：83g/L，其余正常。柴胡10、白芍15、枳实10、甘草6、郁金10、法夏10、茯苓20、浙贝母10、淡鱼古15、救必应15、蒲公英10、牡蛎[先下]30、鳖甲[先下]30、龟板[先下]30。28剂。

2008年4月14日3诊：患者药后胃脘隐痛减轻，纳差，餐后腹胀，左胁下隐痛，尿稍黄，大便自调。PE：腹平软，无明显压痛，腹水征（－）肝区叩击痛（±），无肝掌蜘蛛痣，舌淡嫩苔少，中有裂纹，脉弦缓。柴胡10、白芍15、枳实10、甘草6、郁金10、佛手10、法夏10、茯苓20、救必应15、蒲公英10、香附10，白蔻仁[后下]10、桃仁10、牡蛎[先下]30、鳖甲[先下]30、龟板[先下]30、土鳖虫10。14剂。

2008年5月5日4诊：患者药后左髋骨处疼痛，左胁下痛消失，胃脘偶有不适。体检：腹平软，无压痛，腹水征（－），肝区叩痛（－），肝肋下一横指可及，右侧髋前上棘处压痛，舌红苔少。自述本周口腔溃疡血疱现已愈。柴胡10、白芍15、枳实10、甘草6、法夏10、茯苓20、浙贝母10、淡鱼古15、救必应15、蒲公英10、苦参15、溪黄草15。28剂。

2008年7月7日5诊：左上腹疼痛，尿黄，纳眠可，舌淡苔白，脉弦缓。复查乙肝两对半：小三阳。肝功能IBiL：162mol/L，其余正常。B超：脾大，肝右前见0.8mm×0.7mm低回声区，胰脏未见异常。柴胡10、白芍15、枳实10、甘草6、连翘15、丹参15、救必应15、蒲公英10、桃仁10、泽兰10、牡丹皮15、牡蛎[先下]30、鳖甲[先下]30、龟板[先下]30、土鳖虫10。28剂。复方鳖甲软肝片自备，Sig：4#，tid。

2008年9月12日6诊：胃脘痛，有烧灼样感，无嗳气反酸，肝区偶感疼痛，口气重，纳谷欠馨，尿黄，寐浅，舌淡红微暗，边有齿印，苔薄，脉弦缓。柴胡10、白芍15、枳实10、甘草6、郁金10、法夏10、茯苓

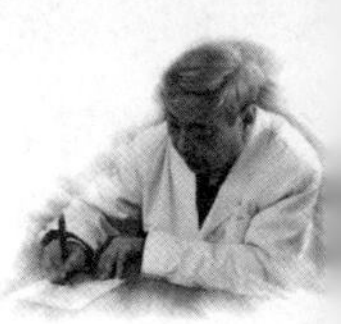

20、浙贝母10、淡鱼古15、救必应15、蒲公英10、泽兰10、牡蛎先下30、鳖甲先下30、土鳖虫10。35剂。复方鳖甲软肝片自备，Sig：4#，tid。

2008年10月20日7诊：肝区疼痛已除，胃脘痛，压则痛感，有烧灼样，尿变清，胃纳尚可，舌淡红、苔白有齿痕，脉弦缓。连翘15、丹参15、浙贝母10、淡鱼古15、救必应15、蒲公英10、瓦楞子先下30、牡蛎先下30、鸡内金15、柴胡10、白芍15、桃仁10、泽兰10、鳖甲先下30、土鳖虫10。28剂。复方鳖甲软肝片15盒，Sig：4#，tid。

2008年11月28日8诊：胃脘仍痛，无嗳气反酸，咽有异物感，口臭，肝区偶感微痛，醒后难入睡，舌淡红、苔薄白而中裂，脉弦缓。柴胡10、白芍15、枳实10、甘草6、法夏10、茯苓20、浙贝母10、淡鱼古15、救必应15、蒲公英10、苦参15、溪黄草15。28剂。

2009年1月9日9诊：胃脘及肝区胀痛，饥饿或进食油腻后症状加重，无嗳气反酸，咽喉异物感，纳眠可，二便调，舌淡苔薄，脉弦缓。柴胡10、白芍15、枳壳10、甘草6、川芎10、香附15、法夏10、茯苓20、浙贝母10、淡鱼古15、秦艽15、威灵仙15、桃仁10、泽兰10、丹参15。28剂。复方鳖甲软肝片15盒，Sig：4#，tid。

2009年3月6日10诊：胃痛，恶心，纳呆，舌淡红苔薄，脉弦缓。2005年4月15日电子胃镜示：1. 慢性浅表性糜烂性胃炎；2. 十二指肠球部溃疡（急性期）。2005年11月18日电子胃镜示：慢性浅表性糜烂性胃窦炎。法夏10、茯苓20、浙贝母10、淡鱼古15、鸡内金15、麦芽30、春砂仁后下10、陈皮5、柴胡10、枳壳10、佛手10、秦艽15、威灵仙15、桃仁10、泽兰10。28剂。

2009年4月10日11诊：胃纳转香。现胃脘痛，大便带水样，便后痛减，体检：未触及脾大，未见腹水和下肢水肿，两锁骨间色素沉着，舌淡中裂苔薄，脉弦缓。香附15、春砂仁后下10、党参15、云苓20、白术10、炙甘草6、陈皮5、法夏10、怀山30、柴胡10、枳壳10、佛手10、桃仁10、泽兰10、丹参10。28剂。复方鳖甲软肝片13盒，Sig：4#，tid。

2009年6月19日12诊：胃脘不适，舌淡红苔薄腻，脉弦缓。建议病人做双肾、膀胱、输尿管B超检查。肾脏B超未见异常。法夏10、茯苓20、浙贝母10、淡鱼古15、鸡内金15、枳壳10、秦艽15、威灵仙15、柴胡10、桃仁10、泽兰10、丹参15。28剂。复方鳖甲软肝片15盒，Sig：4#，tid。

2009年8月17日13诊：服药后，腹不胀，下肢无肿，仅觉疲劳，胃脘微胀，手指发麻，大便正常，尿偏多，舌淡红苔白腻，脉弦缓。北芪30、党参15、云苓20、白术10、法夏10、川朴10、北杏10、丹参15、桃仁10、泽兰10、鸡内金15、牡蛎先下30、炮山甲先下10、土鳖虫10、柴胡10。28剂。复方鳖甲软肝片15盒，Sig：4#，tid。

2009年10月19日14诊：双手麻半月余，腹无胀，脚不肿，肝区偶隐痛，纳可，尿黄，大便可，眠可，舌略红、苔薄腻，脉弦缓。柴胡10、白芍15、枳实10、甘草6、枸杞子15、何首乌30、鸡血藤30、北芪30、茯苓20、桃仁10、法夏10、泽兰10、牡蛎先下30、炮山甲先下30、土鳖虫10。28剂。复方鳖甲软肝片15盒，Sig：4#，tid。

2010年1月11日15诊：肝区隐痛缓解，餐后胃部不适感稍为改善。现左上腹部痛，下腹部麻，无口干口苦，眠纳可，二便调，舌淡红、苔薄白，脉细数。柴胡10、白芍15、枳壳10、甘草6、川芎10、香附15、法夏10、川朴10、茯苓20、北杏10、北芪30、泽兰10、桃仁10、炮山甲先下30、土鳖虫10。28剂。复方鳖甲软肝片10盒，Sig：4#，tid。

2010年5月7日16诊：肝区痛除，胃脘仍痛，常作于晚间饭前，偶有呕吐，舌淡红、苔薄中裂，脉弦缓。2010年3月26日十二导联同步心电图示：窦性心动过缓。柴胡10、白芍15、枳壳10、甘草6、法夏10、茯苓20、浙贝母10、淡鱼古15、藿香10、佩兰10、川朴花10、扁豆花10、鳖甲先下30、牡蛎先下30、炮山甲先下10。28剂。

2010年9月6日17诊：肝区未见疼痛，胃脘夜间痛，灼热感，无呕吐反酸，舌淡红苔白腻，脉弦缓。2010年3月26日及2010年6月11日两次B超示：肝回声增粗，未能排除肝硬化，脾大，胆囊息肉。柴胡10、白芍15、枳实10、甘草6、法夏10、茯苓20、浙贝母10、淡鱼古15、救必应15、蒲公英10、连翘15、丹参15、桃仁10、鳖甲先下30、牡蛎先下30。28剂。复方鳖甲软肝片15盒，Sig：4#，tid。

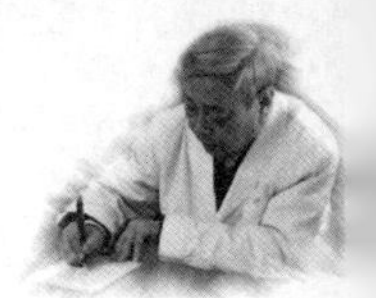

2010年11月1日18诊：夜晚入睡时觉胃脘部隐痛，痛时觉背后牵拉感，易口腔溃疡，尿偏黄，纳可，眠可，大便调。2010年10月21日本市某三甲西医院查：HBV-DNA<500拷贝/毫升（正常范围）。肝功十三项示：TBILI：20.3mol/L，DBIL：7.6mol/L，ALB：51.6g/L，其余正常。柴胡10、白芍15、枳实10、甘草6、法夏10、茯苓20、浙贝母10、淡鱼古15、救必应15、蒲公英10、细辛3、怀牛膝10、桃仁10、鳖甲先下30、牡蛎先下30。28剂。

治疗手记

本案肝炎后肝硬化者，患有顽固的慢性浅表性糜烂性胃炎。“胃脘痛、右上腹痛、胃脘烧灼样感”是患者的主要症状，就本案的治疗而言，是典型的“肝病治胃”案，疏肝和胃这一治法贯彻始终，而针对肝硬化者，活血化瘀、软坚散结亦不可废。经过两年治疗，患者胃脘不适等症状不断改善，乙肝病毒定量转为正常，肝功能趋于正常。

（李永宸整理）

（十五）疏肝和胃、活血软坚、清热解毒治疗肝硬化

治疗案例

张某，男，35岁，广州人。

2004年7月18日初诊：发现乙肝小三阳8年。2004年7月16日查肝功能：AST：198U/L，TBILI：30.6 mol/L。2004年8月14日查肝功能：ALT：749U/L，AST：988U/L，TBILI：64.6 mol/L，AFP：824ng/ml。2004年8月15日至9月24日，在广州某三甲医院住院治疗。出院诊断：肝炎后肝硬化（乙型）失代偿期；慢性胆囊炎。症见：肝区胀，痰多色白，口淡欲呕，寐差、纳呆、尿黄，舌淡红苔黄腻边有齿印，脉细数。中医诊断：癥瘕。中医辨证：肝郁脾虚，热毒内阻。以疏肝健脾，清热排毒。处方：柴胡10、白芍15、枳实10、甘草5、北芪30、太子参15、云苓20、丹参15、苦参15、败酱草15、溪黄草30、蛇舌草20。7剂。乙肝灵丸3瓶，每次6克，每天3次。

2004年7月25日2诊：睡眠大为好转，精神好转，痰减少，淡红舌黄腻苔。柴胡10、白芍15、枳实10、甘草5、北芪30、太子参15、云苓20、法夏10、苦参15、败酱草15、溪黄草15、蛇舌草20。7剂。乙肝灵丸3瓶，每次6克，每天3次。

2004年8月1日3诊：精神好转，胃脘不适，舌淡红苔白。柴胡10、白芍15、枳实10、甘草5、法夏10、云苓20、浙贝母10、淡鱼古15、苦参15、败酱草15、溪黄草30、蛇舌草20。7剂。乙肝灵丸3瓶，每次6克，每天3次。

2004年11月14日4诊：时感左胁肋隐痛，眠差，尿黄，肝区时痛，舌淡红苔薄腻，脉弦。

2004年10月9日查肝功能十二项：ALT：238U/L，AST：230U/L，GGT：224U/L，TBILI：40.13mol/L，DBILI：18.88mol/L，IBILI：21.25mol/L，TBA：24.3μmol/L，CHE：4036U/L，GLDH：10.5U/L，AFP：558.4ng/ml。

2004年10月20日查肝功能十二项：ALT：89U/L，AST：149U/L，GGT：205U/L，TBILI：29.01mol/L，DBILI：10.01mol/L，IBILI：19mol/L，TBA：39.8μmol/L，CHE：4186U/L，GLDH：10.3U/L。

2004年10月30日查肝功能十二项：ALT：78U/L，AST：135U/L，GGT：193U/L，TBILI：40.9mol/L，DBILI：12.21mol/L，IBILI：28.69mol/L，TBA：28.8μmol/L，CHE：4152U/L，GLDH：10.1U/L。2004年11月1日查AFP：420ng/ml。B超：肝内光点稍粗。处方：北芪30、太子参15、云苓20、甘草5、川朴花10、扁豆花10、法夏10、白术10、柴胡10、枳壳10、佛手10、郁金10。7剂。

2004年11月28日5诊：睡后易醒，醒后心跳过速，梦多，右腮及头顶胀，左胁胀，舌淡红苔黄腻，脉细数。B超检查：脾大，慢性胆囊炎。处方：黄连10、法夏10、云苓20、甘草5、陈皮5、枳实10、竹茹10、柴胡10、白芍15、贯仲15、蚤休10、泽兰10。7剂。

2004年12月12日6诊：口苦，胃脘微痛，尿黄，寐浅，舌暗红苔微黄腻，脉细数。2004年12月1日：检查肝功十二项：AST：41U/

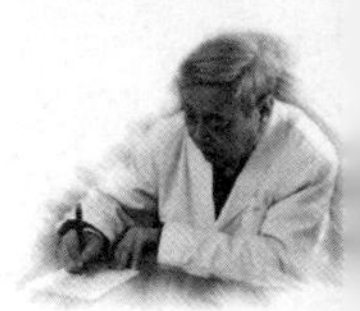

L，GGT：103U/L，DBILI：4.54mol/L，其余正常。2004年12月2日：HBV-DNA：3.07×10^4拷贝/毫升。处方：黄连10、法夏10、云苓20、甘草5、陈皮5、枳实10、竹茹10、柴胡10、贯仲15、蚤休10、泽兰10、桃仁10。7剂。

2004年12月19日7诊：寐差，入睡难，胃脘微痛，偶有嗳气，肝区不适，淡红舌边有齿印，苔薄黄腻，脉弦滑。处方：黄连10、法夏10、云苓20、甘草5、陈皮5、枳实10、竹茹10、救必应15、蒲公英10、春砂仁后下10、白蔻仁后下10、广木香后下15。7剂。

2005年1月9日8诊：睡眠有好转，前一周左侧附睾发炎，找外科医生看后，现已好转，左胁饭后有顶撞感，右胁亦偶有不适，二便调，胃纳佳，淡红舌苔薄黄腻，脉弦滑。2005年1月3日检查肝功十二项：AST：43U/L，GGT：57U/L，其余正常，AFP：18ng/ml。处方：柴胡10、白芍15、枳壳10、甘草5、川芎10、香附15、夜交藤15、合欢皮15、贯仲15、蚤休10、泽兰10、桃仁10。7剂。

2005年1月16日9诊：饭后胃脘胀，寐浅，舌淡红有齿印、苔黄腻，脉弦细。处方：柴胡10、白芍15、枳壳10、甘草5、川芎10、香附15、法夏10、云苓20、北芪30、川朴花10、陈皮5、佛手10。7剂。

2005年1月23日10诊：咽喉痛，体检颈部淋巴结肿大，无肝区疼痛，大便烂，小便正常，舌淡红苔黄腻，脉细。处方：北芪30、太子参15、云苓20、炙甘草5、蝉蜕5、僵蚕10、姜黄10、大黄5、柴胡10、白芍15、枳实10、白术10。7剂。

2005年3月6日11诊：近日感失眠，胁隐痛，便烂，舌淡红苔薄黄腻，脉细。2005年2月2日查AFP：12.3ng/ml。黄连10、法夏10、云苓20、甘草5、陈皮5、枳实10、竹茹10、蝉蜕5、僵蚕10、姜黄10、大黄5、柴胡10。7剂。

2005年3月13日12诊：睡眠好转，偶觉肝区脾区不适，胃纳可，二便调，舌淡有齿印、苔黄，脉细。黄连10、法夏10、云苓20、甘草5、陈皮5、枳实10、竹茹10、蝉蜕5、僵蚕10、姜黄10、大黄5、北杏10。7剂。

2005年3月20日13诊：近日感肝区不适，右上腹隐痛，寐稍差，梦多，口苦，胃纳可，舌淡红苔薄黄腻，脉细。柴胡 10、白芍 15、枳实 10、甘草 5、法夏 10、云苓 20、浙贝母 10、瓜蒌壳 15、苦参 15、败酱草 15、溪黄草 15、蛇舌草 20。7 剂。14 剂。

2005 年 4 月 3 日 14 诊：近日感寐差，易醒，两胁胀，皮肤红疹瘙痒，腰酸，舌红苔薄黄，脉弦滑。柴胡 10、白芍 15、枳实 10、甘草 5、佛手 10、郁金 10、香附 15、蝉蜕 5、僵蚕 10、姜黄 10、大黄 5、防风 10。7 剂。

2005 年 4 月 10 日 15 诊：胁胀减轻，夜寐转香，舌红苔黄腻，脉弦滑。2005 年 4 月 4 日检查肝功十二项：TP：83.4g/L，GLB：36.3g/L，TBA：17 μ mol/L，GLDH：8.6U/L，其余正常。AFP：4.7ng/ml。2005 年 4 月 2 日 B 超：肝无明显增大或缩小，肝内光点均匀密集增粗，肝内未见明显占位病变；胆囊未见明显异常声像；脾轻度增大，脾静脉扩张。柴胡 10、白芍 15、枳实 10、甘草 5、佛手 10、郁金 10、香附 15、川芎 10、蝉蜕 5、僵蚕 10、姜黄 10、大黄 5。7 剂。复方鳖甲软肝片，15 盒。Sig：$4^{\#}$，tid。

2005 年 4 月 24 日 16 诊：近日口苦，余无不适，舌红苔腻，脉滑。柴胡 10、白芍 15、枳实 10、甘草 5、川芎 10、郁金 10、香附 15、连翘 15、蝉蜕 5、僵蚕 10、姜黄 10、大黄 5。7 剂。

2005 年 5 月 15 日 17 诊："五一"期间左侧上下齿龈疼痛。现仍上龈麻痹，肝区不适，二便调，寐浅，舌淡红苔黄腻，脉滑。柴胡 10、白芍 15、枳实 10、甘草 5、生石膏先下 30、知母 10、怀牛膝 10、玉竹 30、麦冬 10、熟地黄 25、玄参 15、大黄 5。7 剂。牙周灵 1 瓶，Sig：$4^{\#}$，tid。

2005 年 5 月 29 日 18 诊：寐浅，视物眼疲，头晕，舌淡苔黄腻，脉滑。党参 15、茯苓 20、白术 10、扁豆花 10、川朴花 10、陈皮 5、枳实 10、竹茹 10、法夏 10、甘草 5、夜交藤 15、合欢皮 15。7 剂。

2005 年 6 月 19 日 19 诊：寐差，肝区脾区时有不适，尿黄，舌淡红苔腻，脉弦细。柴胡 10、白芍 15、枳实 10、甘草 5、佛手 10、郁金 10、蝉蜕 5、僵蚕 10、姜黄 10、大黄 5、垂盆草 15、五味子 10。7 剂。

2005 年 6 月 26 日 20 诊：症同前，舌淡红苔腻微黄，脉弦细。柴胡 10、白芍 15、枳实 10、甘草 5、佛手 10、郁金 10、夜交藤 15、合欢皮

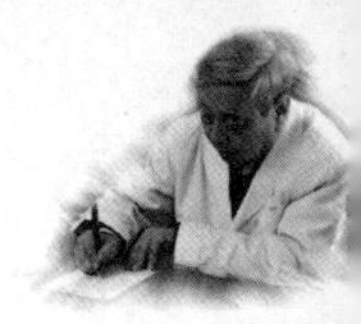

15、蝉蜕5、僵蚕10、姜黄10、大黄5。7剂。

2005年7月10日21诊：药后诸症减，现无明显不适，纳佳，二便平，舌淡红苔薄黄腻，脉弦细。柴胡10、白芍15、枳实10、甘草5、佛手10、郁金10、夜交藤15、合欢皮15、蝉蜕5、僵蚕10、姜黄10、大黄5。7剂。

2005年8月28日22诊：偶觉肝区不适，蚁爬感，寐差，易醒，心烦，纳可，二便调，舌淡红边有齿痕，苔腻微黄，脉弦细。处方：川连10、法夏10、云苓20、甘草5、陈皮5、枳实10、竹茹10、柴胡10、白芍15、佛手10、香附15、郁金10。7剂。

2005年11月11日23诊：寐差，夜难入睡，心烦，上腹部偶疼痛不适，舌淡苔薄白，脉弦细。处方：法夏10、云苓20、浙贝母10、淡鱼古15、柴胡10、白芍15、枳壳10、甘草5、川芎10、郁金10、香附15、佛手10。复方鳖甲软肝片7盒，Sig：4#，tid。

2005年11月25日24诊：肝区及右上腹部隐痛，寐差，易醒，舌淡红苔薄黄，脉弦细。处方：柴胡10、白术15、枳实10、甘草5、川芎10、香附15、淡豆豉后下10、栀子10、法夏10、云苓20、浙贝母10、淡鱼古15。复方鳖甲软肝片7盒，Sig：4#，tid。

2006年2月24日25诊：肝区偶有隐痛，寐差，难入睡且易醒，舌淡红，苔白腻边有齿印，脉弦细。处方：柴胡10、白芍15、枳壳10、甘草5、川芎10、香附15、川朴花10、扁豆花10、生薏仁30、佩兰10、藿香10、云苓20。7剂。复方鳖甲软肝片15盒，Sig：4#，tid。

2006年4月21日26诊：现觉肝区偶隐痛不适，左胁肋胀闷，寐稍差，纳可，二便调，舌淡红边有齿印苔薄白，脉细弦。2006年4月20日查：肝功十二项全部正常。处方：柴胡10、白芍15、枳实10、甘草5、北芪30、太子参15、云苓20、白术10、泽兰10、桃仁10、丹参15、虎杖15。7剂。复方鳖甲软肝片15盒，Sig：4#，tid。

2006年7月7日27诊：近2日夜寐较差，肝区不适，烦躁，舌淡红边有齿印，苔薄白，脉弦细，2006年6月27日查：肝功十二项全部正常。处方：北芪30、太子参15、云苓20、白术10、牡蛎先下30、柴胡10、白芍15、枳实10、甘草5、龙骨先下30、泽兰10、桃仁10、丹参15、虎杖15、鳖甲先下30。7剂。复方鳖甲软肝片15盒，Sig：4#，tid。

2006年8月14日28诊：近日因加班感觉肝区不适，口苦，寐欠佳，纳可，二便调，舌淡红边有齿印，苔薄白腻，脉细。处方：北芪30、太子参15、云苓20、白术10、牡蛎先下30、柴胡10、白芍15、枳壳10、甘草5、海藻15、川芎10、香附15、泽兰10、桃仁10、昆布15。7剂。

2006年9月1日29诊：胃脘部偶感隐痛，肝区不适，凌晨4点早起，难入睡，梦多，舌淡红苔白滑，脉弦缓。2006年8月28日查：肝功十二项全部正常。处方：法夏10、云苓20、甘草5、陈皮5、枳实10、竹茹10、柴胡10、白芍15、川芎10、香附15、泽兰10、桃仁10。7剂。复方鳖甲软肝片15盒，Sig：4#，tid。

2008年5月30日30诊：寐浅，余无不适，舌偏淡苔薄白腻，脉弦细。处方：柴胡10、白芍15、枳壳10、甘草6、川芎10、香附15、川朴花10、扁豆花10、法夏10、云苓20、牡蛎先下30、土鳖虫10。7剂。复方鳖甲软肝片7盒，Sig：4#，tid。

2008年8月8日31诊：寐差，夜难入寐，肝区不适，心烦易怒，舌尖微红、苔薄白，脉弦细。2008年6月28日超声：1. 肝无明显增大或缩小；2. 胆囊（—）；3. 肝内外胆管未见扩张；4. 脾脏（—）；5. 胰腺（—）。处方：黄连10、阿胶烊化15、栀子10、白芍15、知母10、柴胡10、枳实10、甘草6、佛手10、泽兰10、桃仁10。7剂。

治疗手记

患者主要表现为胃脘不适、胁痛、寐差。肝胃不和、痰热内扰为其主要病机，治以疏肝和胃、活血软坚、清热解毒。疏肝有四逆散，和胃用温胆汤（胃和则寐安），活血用泽兰、桃仁、丹参、虎杖，软坚散结用复方鳖甲软肝片，清热解毒用升降散，或酌用苦参、败酱草、溪黄草、蛇舌草等味。经过半年治疗，患者的肝功能，从2004年8月14日ALT：749U/L，AST：988U/L，GGT：779，TBILI：64.6，到2005年1月3日ALT：正常，AST：43，GGT：57，TBILI：正常，至2006年4月20日则全部正常。AFP也从824降至4.7。详见下表。

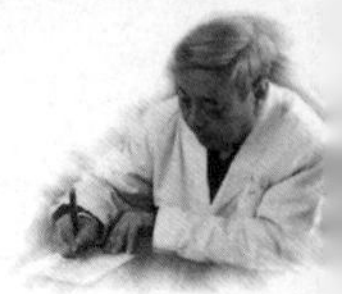

2004 年至 2006 年张某历次肝功能检查结果对照

时间	ALT	AST	GGT	TBILI	DBILI	IBILI	TBA	CHE	GLDH	TP	GLB
04-7-16	—	198	—	30.6	—	—	—	—	—	—	—
04-8-14	749	988	779	64.6	—	—	—	—	—	—	—
04-10-9	238	230	224	40.13	18.88	21.25	24.3	4036	10.5	正常	正常
04-10-20	89	149	205	29.01	10.01	19	39.8	4186	10.3	正常	正常
04-10-30	78	135	193	40.9	12.21	28.69	28.8	4152	10.1	正常	正常
04-12-1	正常	41	103	正常	4.54	正常	正常	正常	正常	正常	正常
05-1-3	正常	43	57	正常	正常	正常	正常	正常	正常	正常	正常
05-4-4	正常	正常	正常	正常	正常	正常	17	正常	8.6	36.3	36.3
06-4-20	正常	正常	正常	正常	正常	正常	正常	正常	正常	正常	正常
06-6-27	正常	正常	正常	正常	正常	正常	正常	正常	正常	正常	正常
06-8-28	正常	正常	正常	正常	正常	正常	正常	正常	正常	正常	正常

2004 年至 2005 年张某历次 AFP 检查结果对照

时间	AFP
04-8-14	824
04-10-9	558.4
04-10-30	420
05-1-3	18
05-2-2	12.3
05-4-4	4.7

(李永宸整理)

附：张某医案部分影印资料

广州中医药大学第一附属医院

THE FIRST AFFILIATED HOSPITAL OF GUANGZHOU UNI OF TRADITIONAL CHINESE MEDICINE

注意保存　复诊携回

门(急)诊病历

姓名 张XX　性别 男　年龄 35　联系人

住址或工作单位 广州XX　电话 8238XX

住院号　X线号　药物过敏

本院地址：广州市三元里机场路16号　邮编：510405
本院电话总机：36591912　挂号室电话：36591590
急诊电话：36590957
南门诊部：新港路219号之一　电话：84456290
烈东门诊部：先烈东258号　电话：87717733

1、省、市公费医疗者，请出示医疗证；
2、挂号时间：日诊挂号：7:00—17:15，
3、诊病时间：上午：8-12时，下午：14:30-17:30，夜诊：17:30-20:30
4、星期六、星期日全天开诊，节日另行通知。
5、急诊24小时全天开放，节假日照常。

病历

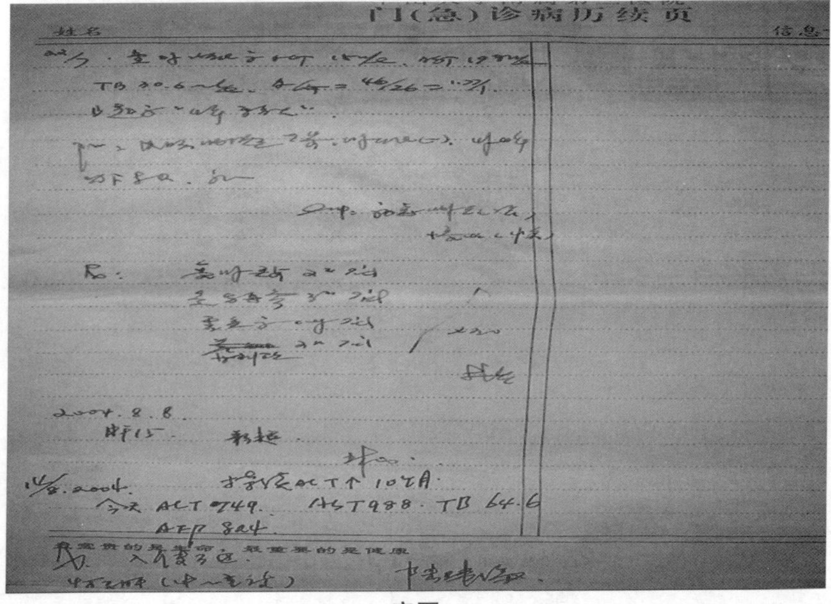
门(急)诊病历续页

姓名

2004.8.8

今天 ALT 749. AST 988. TB 64.6

AFP 824.

最宝贵的是生命，最重要的是健康

病历

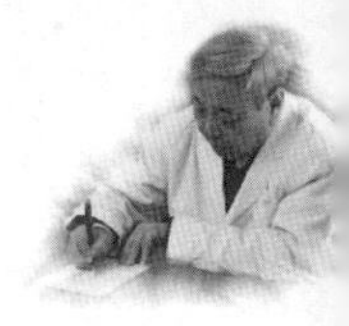

病历

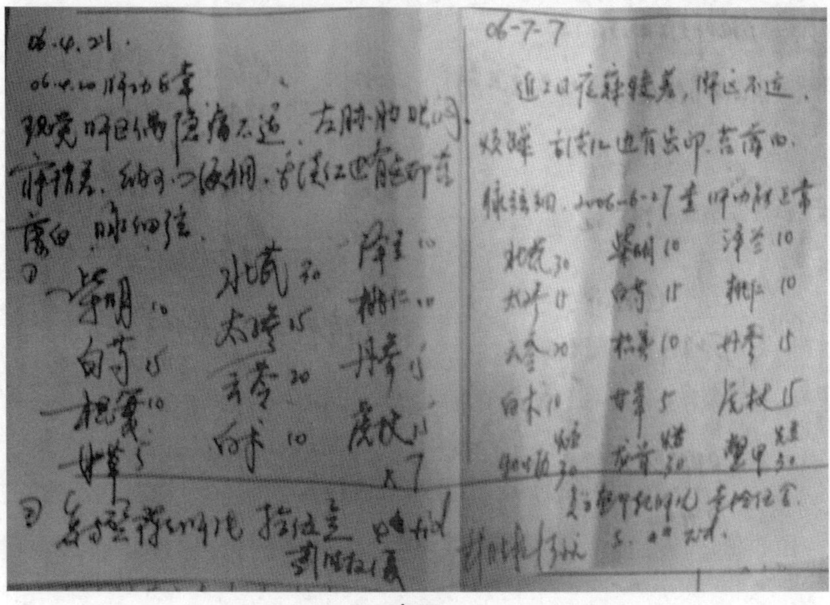

病历

病历

病历

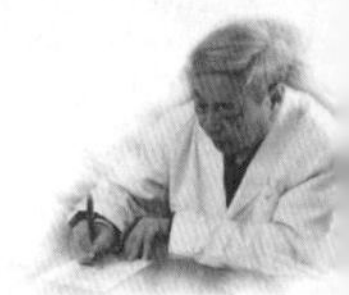

检验目的：杂项　　打印日期：2004-10-09

中山医科大学第三附属医院检验科生化检验报告单

姓名：张XX　　病历号：　　样　本：血清　　样本号：2038

性别：男　　科　别：传门　　样本状态：　　送检医生：

年龄：34　　床　号：　　临床诊断：

项目名称	项目代码	结果	单位	提示	参考值
谷草转氨酶	AST	230.0	U/L	H	14.5～40
谷丙转氨酶	ALT	238.0	U/L	H	3～35
谷草/谷丙转氨酶比值	S/L	0.97			0.91～2.25
谷氨酰转肽酶	GGT	224.0	U/L	H	7～50
碱性磷酸酶	ALP	85.0	U/L		35～125
总蛋白	TPROT	69.95	g/L		61～82
白蛋白	ALB	41.83	g/L		36～51
球蛋白	GLB	28.12	G/L		25～35
白蛋白/球蛋白	A/G	1.5			1.2～2.5
总胆红素	TBILI	40.13	umol/L	H	4～23.9
直接胆红素	DBILI	18.88	umol/L	H	0～4.3
间接胆红素	IBILI	21.25	umol/L	H	2.56～20.9
总胆汁酸	TBA	24.3	umol/L	H	0～14
胆碱脂酶	CHE	4036.0	U/L	L	4300～13200
谷氨酸脱氢酶	GLDH	10.5	U/L	H	0～7

送检日期：2004-10-09　　报告日期：2004-10-09　　检验：许珏　　审核：朱远航

化验单

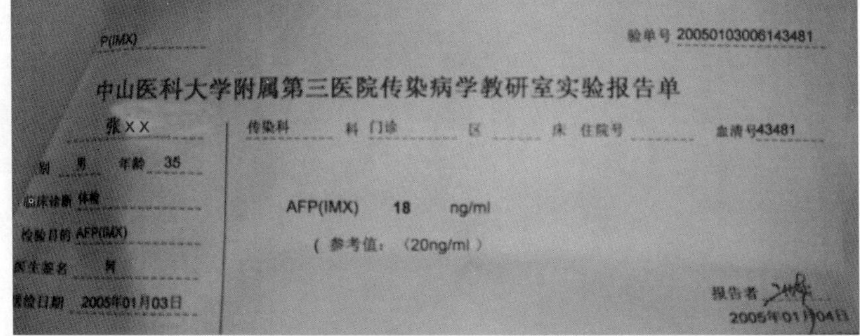

P(IMX)　　验单号 20050103006143481

中山医科大学附属第三医院传染病学教研室实验报告单

张XX

别 男　年龄 35

临床诊断 体检

检验目的 AFP(IMX)

医生签名 何

送检日期 2005年01月03日

传染科　科 门诊　区　床　住院号　血清号43481

AFP(IMX)　18　ng/ml

（参考值：（20ng/ml）

报告者

2005年01月04日

化验单

中山医科大学

附属第三医院核医学科化学发光免疫检验报告单

No: 2041009052

姓名：张XX　　性别：男　　年龄：34　　检验号：52

科室：传染科门诊　　床号：　　住院号：　　送检标本：血清

送检医生：　　送检日期：2004.10.09　　临床诊断：

肿瘤检查系列	结果	正常参考值		备注
甲胎蛋白(AFP)	558.4 ↑	0.00 —— 8.1	ng/ml	

化验单

第二章

高脂血症、脂肪肝和药物肝

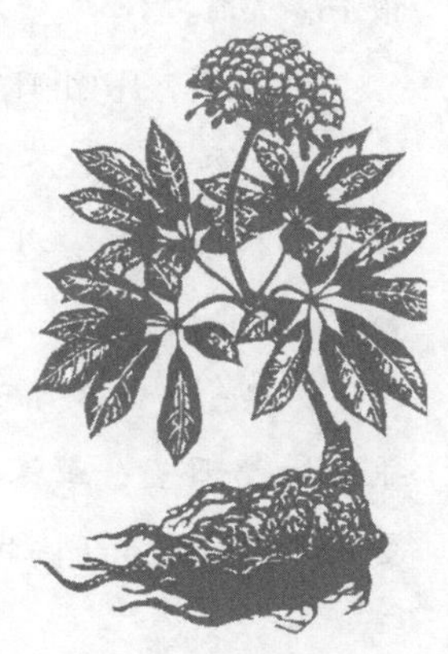

一、健脾祛湿法治疗代谢综合征

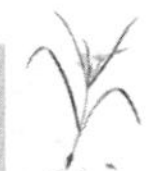

治疗案例

陈某，女，53岁，家住广州。2008年6月16日初诊。

患者发现血脂高1月余。2008年5月22日查：血糖：8.57mmol/L；甘油三脂：2.36mmol/L；尿酸：484μmol/L；总胆固醇：9.20mmol/L；低密度脂蛋白：6.87mmol/L。2008年5月27日B超：轻度脂肪肝。体重：59公斤。西医诊断：代谢综合征。自觉无不适，舌淡红苔白腻，脉细。中医诊断：湿浊。辨证：脾虚湿困。治以健脾祛湿。处方：北芪30、太子参15、云苓20、白术10、土茯苓20、决明子15、泽泻15、荷叶15、鸡内金15、川萆薢30、桃仁10、泽兰10、丹参15、怀山30、生薏仁30。7剂。

2008年6月23日2诊：大便通畅，日一行，质可，纳眠可，舌淡苔薄白，脉弦细。北芪30、太子参15、云苓20、白术10、土茯苓20、决明子15、泽泻15、荷叶15、鸡内金15、川萆薢15、桃仁10、泽兰10、丹参15、怀山30、佛手10。7剂。

2008年7月7日3诊：自诉无不适，舌淡苔薄白腻，脉沉细。北芪30、太子参15、云苓20、白术10、土茯苓20、决明子15、泽泻15、荷叶15、鸡内金15、川萆薢30、桃仁10、泽兰10、丹参15、怀山30、山楂15。7剂。

2008年7月21日4诊：自诉无不适，舌淡苔薄白腻，脉沉细。北芪30、太子参15、云苓20、白术10、土茯苓20、决明子15、泽泻15、荷叶20、鸡内金15、川萆薢30、桃仁10、泽兰10、丹参15、怀山30、山楂15。7剂。

2008年8月8日5诊：自诉无不适，舌淡苔薄白腻，脉弦细。2008年7月23日查：血糖：6.35mmol/L；总胆固醇：5.99mmol/L；低密度脂蛋白：4.08mmol/L；载脂蛋白B：1.12g/L。2008年8月6日查：血糖：

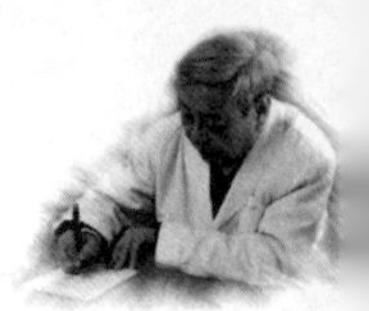

6.98mmol/L；总胆固醇：6.53mmol/L；低密度脂蛋白：4.64mmol/L；载脂蛋白 B：1.24g/L。柴胡 10、白芍 15、枳实 10、甘草 6、决明子 15、泽泻 15、荷叶 20、鸡内金 15、桃仁 10、泽兰 10、丹参 15、云苓 20。7 剂。

2008 年 8 月 22 日 6 诊：自诉无不适，舌淡暗苔薄白腻，脉细。北芪 30、云苓 20、白术 10、炙甘草 6、柴胡 10、白芍 15、枳壳 10、川芎 10、香附 15、决明子 15、荷叶 20、鸡内金 15。7 剂。

2008 年 9 月 19 日 7 诊：自诉无不适，舌淡暗苔薄白腻，脉细。2008 年 9 月 17 日查: 血糖: 5.6mmol/L(正常)。9 月 13 日查: 总胆固醇: 7.16mmol/L；低密度脂蛋白：5.32mmol/L；载脂蛋白 B：1.48g/L；尿酸：308umol/L（正常）。决明子 15、荷叶 20、鸡内金 15、鸡血藤 30、泽泻 15、北芪 30、云苓 20、白术 10、女贞子 15、干地黄 20、楮实子 15、山萸肉 10。7 剂。另：芪桃片 3 瓶，Sig：5#，tid。

治疗手记

代谢综合征是心血管病的多种代谢危险因素在个体内集结的状态。其主要表现为肥胖、2 型糖尿病或糖调节受损、血脂异常以及高血压。[1] 本案患者血糖、血脂和尿酸大幅升高，中医认为本病大多属于脏腑功能失常，形成病理产物，如湿浊、痰饮、瘀血等，这些病理产物反过来又影响脏腑正常功能，如此恶性循环。本案患者症状表现不明显，据舌质淡苔白腻，再结合生化指标，中医诊断为湿浊，辨证属脾虚湿困。治以健脾祛湿。北芪、太子参、云苓、白术、怀山健脾，以加强脾的运化功能。湿浊既是脾失健运的病理产物也是病因，因此，清利湿浊也不可废。治以土茯苓、川萆薢、决明子、泽泻、荷叶、鸡内金。桃仁、泽兰、丹参则起活血化瘀、软化血管作用。由于辨证准确，用药有的放矢，经过 3 个月治疗，血糖从 8.57mmol/L 下降到 5.6mmol/L（正常），甘油三脂和尿酸则转为正常，总胆固醇从 9.20mmol/L 降至 7.16mmol/L，低密度脂蛋白从 6.87mmol/L 降至 5.32mmol/L。

【参考文献】

[1] 陆再英，钟南山. 内科学 [M]. 北京：人民卫生出版社，2012：811.

（李永宸整理）

二、疏肝和胃、化痰消导治疗脂肪肝

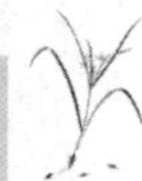

治疗案例

张某，男，26岁。阳江市人。以“脂肪肝、高脂血症半年余”于2012年7月9日就诊。患者喜食肥甘厚腻，无不适，舌尖红苔厚腻，脉沉细。B超：脂肪肝。肝功能：ALT：52.5U/L，血脂四项：CHOL：9mmol/L；LDL−C：7.22mmol/L。西医诊断：脂肪肝；高脂血症。中医诊断：肝着。中医辨证：肝胃不和、痰浊内阻。治以疏肝和胃，化痰消导。方用：柴胡10、白芍15、枳实10、甘草6、决明子15、鸡内金15、山楂15、荷叶20、泽泻15、法夏10、茯苓20、竹茹10、陈皮5。14剂。立普妥20mg×4盒，Sig：20mg，qd。

2012年7月30日2诊：自诉无不适，舌边尖红苔白，脉沉细。柴胡10、白芍15、枳实10、甘草6、决明子15、鸡内金15、山楂15、泽泻15、荷叶20、法夏10、茯苓20、女贞子15。7剂。

2012年8月24日3诊：自诉无不适，舌红苔白，脉滑。2012年8月5日查肝功八项：ALT：52.4U/L，其余正常。血脂四项：LDL−C：2.98mmol/L，其余正常。血糖正常。柴胡10、白芍15、枳实10、甘草6、决明子15、鸡内金15、山楂15、泽泻15、荷叶20、丹参15、桃仁10、泽兰10。7剂。立普妥20mg×4盒，Sig：20mg，qd。

2012年11月2日4诊：咳嗽，痰多，舌淡红苔薄白腻，脉缓。2012年10月19日查肝功八项：ALT：49U/L，其余正常。血脂四项：正常。血糖：7.06mmol/L。法夏10、茯苓20、甘草6、陈皮5、枳实

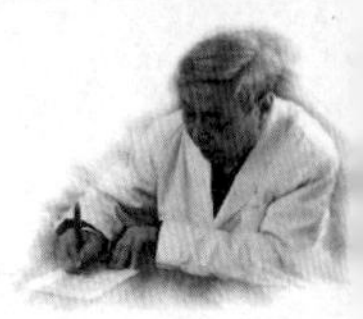

10、竹茹 10、决明子 15、鸡内金 15、泽泻 15、荷叶 20、百部 10、冬花 10。7 剂。立普妥 20mg×4 盒，20mg，qd。

2012 年 11 月 30 日 5 诊：咳嗽愈，自诉无不适，舌红苔薄白腻，脉滑。2012 年 11 月 28 日查肝功八项正常。血脂四项：LDL-C：2.98mmol/L，其余正常。血糖：6.18mmol/L。法夏 10、茯苓 20、甘草 6、陈皮 5、枳实 10、竹茹 10、决明子 15、鸡内金 15、泽泻 15、荷叶 20、百部 10、冬花 10。7 剂。立普妥 20mg×4 盒，Sig：20mg，qd。

治疗手记

脂肪肝、高脂血症患者大多饮食肥甘厚腻，且临床症状较少，自觉无不适。本案患者亦如此。对于此类患者，彭教授以辨病和辨证相结合，以四逆散疏肝，决明子、鸡内金、山楂、荷叶、泽泻降脂，取得很好疗效。

（李永宸整理）

三、疏肝郁滋肾阴法治疗药物性肝炎

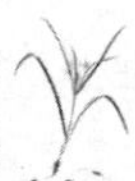

治疗案例

白某，女，50 岁，家住深圳。2005 年 5 月 3 日以“药物性肝炎半年”就诊。症见：双手麻木，肝区不适，咽部有异物感，腰酸膝软，口干，视物模糊，烦躁易怒，舌红苔少，脉细。2004 年 9 月 23 日查肝功能：ALT：1740U/L，AST：1560U/L。西医诊断：药物性肝炎（原因不详）。中医诊断：肝着。中医辨证：肝阴虚。治以疏肝柔肝。方用：生地 25、女贞子 15、楮实子 15、山萸肉 10、柴胡 10、白芍 15、枳实 10、甘草 5、佛手 10、郁金 10、薄荷[后下] 6、蝉蜕 5。7 剂。

2005 年 5 月 20 日 2 诊：诸症悉减，肝区已无不适，现咽部仍有不适，腰膝仍疲软，舌淡红苔薄，脉细。柴胡 10、白芍 15、枳壳 10、甘草 5、香附 15、川芎 10、佛手 10、郁金 10、生地 25、女贞子 15、楮实子 15、山萸肉 10。7 剂。

2005年5月27日3诊、6月3日4诊：效不更方，仍用柴胡疏肝汤合生地、女贞子、楮实子、山萸肉。5月22日查肝功能：ALT：45U/L，AST：50U/L。

2005年6月10日5诊：自诉无不适，舌淡红苔少，脉弦细。柴胡10、白芍15、枳壳10、甘草5、香附15、川芎10、佛手10、郁金10、北芪30、太子参15、云苓20、法夏10。7剂。

随后以养肝虚、疏肝气、健脾、和胃法治疗，而收全功。

治疗手记

患者因药物而损害肝功能，ALT和AST达到罕见的1000单位以上。患者临床症状也不多，彭教授紧扣肝肾阴虚这一病机，治以疏理肝气、滋养肝阴，经过不到半年时间，治愈患者。治疗过程未用降酶药，亦能收到降酶、恢复肝功能之目的，亦是本案的特色。因患者居住在深圳，在当地多次检查肝功能，均已正常。

（李永宸整理）

四、疏肝活血、清热解毒法治疗药物性肝损害

治疗案例

陈某，男，34岁。

2013年11月11日初诊：以“发现肝功能异常2年余”前来就诊。患者此前曾因皮肤病服药治疗。查急肝四项、乙肝两对半均正常。2013年7月9日查肝功十三项：AST：77U/L；ALT：116U/L；GGT：71U/L，其余正常。GLU：6.12mmol/L；TC：2.15mmol/L。症见：时觉右胁痛，疲乏，口干口苦，常便秘，手足心热，舌淡暗苔薄白腻，脉弦缓。西医诊断：药物性肝损害；脂肪肝。中医诊断：胁痛。中医辨证：肝郁血瘀，

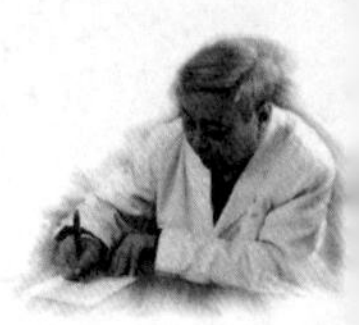

热毒内蕴。治以疏肝和血，清热解毒。柴胡 10、白芍 15、枳壳 10、甘草 6、川芎 10、香附 15、苦参 15、溪黄草 30、败酱草 20、蛇舌草 20、桃仁 10、泽兰 10。28 剂。

2013 年 12 月 6 日 2 诊：疲倦感有减轻，现肝区不适仅作于疲劳时，口干口苦，夜间时有惊惕，眼睛时有刺痛，流泪，大小便调，纳眠尚可，舌淡苔白腻，脉弦缓。方药：柴胡 10、白芍 15、枳壳 10、甘草 6、川芎 10、香附 15、苦参 15、溪黄草 30、败酱草 20、蛇舌草 20、桃仁 10、泽兰 10。28 剂。

2013 年 12 月 27 日 3 诊：现口干口苦，肝区痛较前减轻，乏力，大便烂，日一次，舌淡红而暗、苔薄黄，脉弦缓。2013 年 12 月 26 日查肝功十三项：AST：62U/L；ALT：149U/L；GGT：108U/L；TBA：26.2 μmol/L；AFU：46.6U/L，其余正常。柴胡 10、白芍 15、枳实 10、甘草 6、苦参 15、败酱草 20、溪黄草 30、蛇舌草 20、贯众 15、重楼 10、桃仁 10、泽兰 10。28 剂。

2014 年 1 月 27 日 4 诊：肝区胀痛减轻，现晨起口干口苦，疲乏，胃纳可，偶腹胀，小便多，大便溏，舌淡红苔黄。2014 年 1 月 20 日查肝功能：AST：62U/L；ALT：149U/L；GGT：108U/L，其余正常。血脂正常。CHOL：4.24mmol/L；LDL−L：2.6mmol/L。B 超：脂肪肝。方药：柴胡 10、白芍 15、枳壳 10、甘草 6、川芎 10、香附 15、贯众 15、重楼 10、桃仁 10、泽兰 10、决明子 15、鸡内金 15。28 剂。

2014 年 2 月 28 日 5 诊：肝区痛，疲劳，入睡前惊惕，口苦口干，大便 1~2 次 / 日，质烂，舌淡红、苔白，脉弦缓。2014 年 2 月 24 查：肝功十三项：AST：52U/L；ALT：87U/L；GGT：76U/L；TBA：15.5 μmol/L，其余正常。2014 年 1 月 20 日彩超：1. 中度脂肪肝，2. 胆囊低回声区。柴胡 10、白芍 15、枳壳 10、甘草 6、川芎 10、香附 15、贯众 15、重楼 10、桃仁 10、泽兰 10、柏子仁 15，远志 10。28 剂。

治疗手记

患者因皮肤病服西药而致药物性肝损害、肝功能损伤。患者主要表现为肝区疼痛、疲乏、心悸，究其病机为肝郁血瘀、热毒内蕴，治以疏肝活血、清热解毒。以柴胡疏肝汤为基本方，起疏肝解郁作用，桃仁、泽兰活血，苦参、败酱草、溪黄草、蛇舌草、贯众、重楼清热解毒。经 3 个月治疗，症状得到改善，肝功能趋于好转，本案仍在治疗中。

（李永宸整理）

第三章

胃肠病

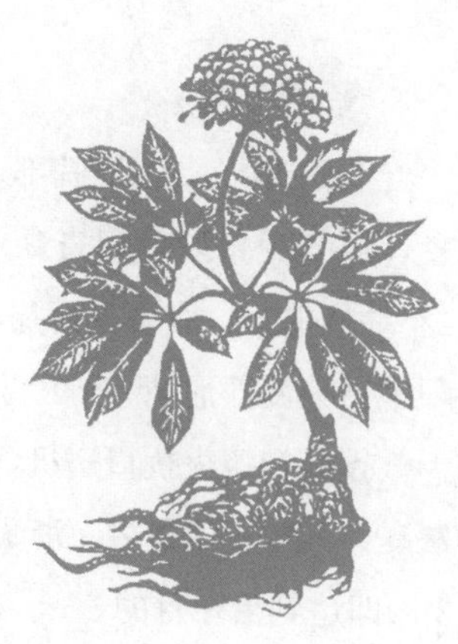

一、泻火祛痰、化瘀和胃治愈胃脘痛

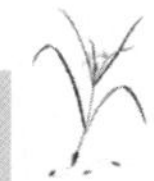

治疗案例

刘某，男，42岁，家住广州。2004年2月29日初诊。

患者以“上腹部疼痛3天，加剧伴后背放射痛1天”就诊，食后痛甚，消瘦，无嗳气反酸，无黑便，舌红苔薄白，脉弦。西医诊断：1. 幽门口溃疡（A1）。2. 十二指肠球部溃疡（S1）。3. 浅表性胃炎伴糜烂。4.Hp（+）。中医诊断：胃脘痛。辨证：痰火扰胃证。治以泻火祛痰，化瘀和胃。处方：连翘15、丹参15、川连10、栀子10、法夏10、云苓20、淡鱼古15、浙贝母10、救必应15、蒲公英10、田七末冲3、广木香后下10。7剂。胃炎消2瓶，Sig：3#，tid。

2004年3月7日2诊：胃脘痛好转，余无不适，舌红少苔，脉数。效不更方。

2004年3月21日3诊：胃脘痛好转，大便若羊屎状，舌红少苔，脉数。连翘15、丹参15、川连10、栀子10、法夏10、云苓20、淡鱼古15、浙贝母10、救必应15、蒲公英10、田七末冲3、大黄8。7剂。

治疗手记

胃脘痛以上腹胃脘部近心窝处疼痛为主证。胃脘痛病因有寒邪、饮食、肝气犯胃以及脾胃虚弱等。“但其发病机理确有共同之处，即所谓‘不通则痛’。有寒凝而痛、食积而痛、气滞而痛、火郁而痛、血瘀而痛、阳虚胃失温养而痛、阴虚胃失濡养而痛等。”[1]本案病因在“火、痰、瘀”，彭教授紧扣痰火扰胃病机，以连翘、川连、栀子、救必应、蒲公英泻胃火，法夏、云苓、淡鱼古、浙贝母祛痰，丹参、田七末化瘀，木香理气和胃，3诊即达到治疗目的。

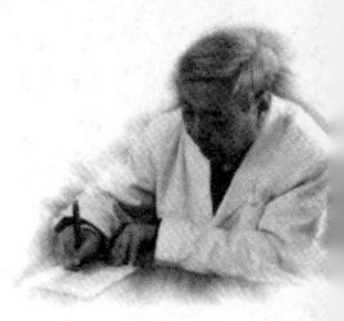

【参考文献】

[1] 张伯臾．中医内科学 [M]．上海：上海科学技术出版社．1985：134.

（李永宸整理）

二、和胃降逆、消食导滞治愈胃脘痛

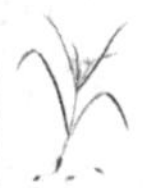

治疗案例

郑某，男，57 岁，家住广州。2005 年 5 月 6 日初诊。

患者胃胀 1 年余，周身酸痛，无嗳气反酸，舌淡红胖苔薄白，脉细。西医诊断：1. 十二指肠多发性浅溃疡（A 期）。2. 慢性浅表性萎缩性胃炎伴糜烂。3.Hp（+++）。中医诊断：胃脘痛。中医辨证：胃失和降，饮食停滞。治以和胃降逆，消食导滞。处方：北杏 10、川朴 10、枳壳 10、法夏 10、云苓 20、莱菔子 10、大腹皮 15、陈皮 5、鸡内金 15、山楂 15、麦芽 30、连翘 15。7 剂。

2005 年 5 月 13 日 2 诊：胃胀缓解，余无不适，舌暗红苔黄腻，脉细。处方：北杏 10、川朴 10、枳壳 10、法夏 10、云苓 20、莱菔子 10、槟榔 10、陈皮 5、鸡内金 15、山楂 15、蒲公英 10、连翘 15。7 剂。

2005 年 5 月 20 日 3 诊：胃胀缓解，余无不适，舌暗红苔黄腻，脉细。效不更方，方同前。7 剂。

2005 年 5 月 27 日 4 诊：胃胀除，余无不适，舌暗红苔黄腻，脉细。处方：北杏 10、川朴 10、枳壳 10、法夏 10、云苓 20、莱菔子 10、白及 10、五倍子 10、救必应 15、蒲公英 10、连翘 15、鸡内金 15。7 剂。

治疗手记

本案紧抓胃失和降、饮食停滞这一病机，治以和胃降逆，消食导滞。叶桂云：“脾宜升则健，胃宜降则和。”[1] 胃失和降，可导致饮食停滞，饮食停滞又加剧胃失和降，因此患者主要表现为胃胀。治以和胃降逆，消食导滞。方中所选之药如北杏、川朴、枳壳、法夏、云苓、大腹皮、陈皮均属下行之药，符合“胃宜降则和”的生理特点，莱菔子、鸡内金、山楂、麦芽则纯属消食导滞，连翘清胃散结。彭教授针对胃脘痛患者，若无反酸症状者，常加乌梅、五味子、白及、五倍子等酸敛收涩之药以起保护胃黏膜之作用。

案 1 和案 2 病因、病机及治法有很大差异，但有两点相同：一是方中起主导作用的药物（君药）一直未变，如案 1 的连翘、丹参、川连、法夏，案 2 的北杏、川朴、枳壳、法夏；二是配伍使用祛痰药，祛痰用法夏、浙贝母、茯苓、陈皮等。正如叶桂所云：“胃痛久而屡发，发有凝痰聚瘀。”[1]

【参考文献】

[1] 清•叶桂. 临证指南医案 [M]. 上海：上海科学技术出版社. 1959：188-189，589.

（李永宸整理）

三、黄芪建中汤合沙参麦冬汤加减治愈胃脘痛

治疗案例

张某，女，广州市人，40 岁。胃脘痛 5 年。2013 年 4 月 12 日初诊。症见：上腹痛作于空腹，以刺痛为主，饭后可缓解，伴嗳气反酸，月经提前 1 周，舌红有裂纹苔薄，脉细。中医诊断：胃脘痛。中医辨证：胃阴虚。治法：滋养胃阴。方用：沙参麦冬汤加减。沙参 15、麦冬 10、玉竹 30、花粉 15、救必应 15、蒲公英 10、田七末冲 3、延胡索 10、白芍 15、甘草 6、浙贝母 10、淡鱼古 15。7 剂。建议行电子胃镜检查。

2013 年 4 月 22 日 2 诊：胃脘痛减轻不明显，仍有嗳气反酸，天冷加

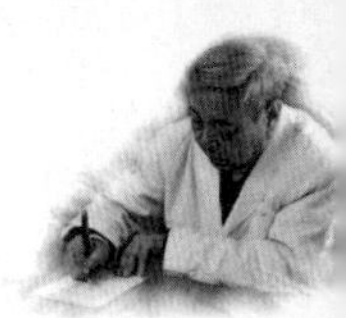

重，口干，疲乏，舌暗红苔薄黄干，脉细弱。2013年4月17日电子胃镜检查结果：十二指肠球部溃疡、慢性浅表性胃炎。沙参15、麦冬10、玉竹15、花粉15、法夏10、茯苓20、浙贝母10、淡鱼古15、桂枝10、北芪30、白芍15、大枣15、炙甘草6。14剂。

2013年5月10日3诊：胃脘痛已愈。现仅吃热性食物觉口干，咽痒，喝凉茶可缓解，舌红有裂纹，苔薄黄，脉细数。沙参15、麦冬10、玉竹30、花粉15、法夏10、茯苓20、浙贝母10、淡鱼古15、桂枝10、北芪30、白芍15、大枣15、炙甘草6。14剂。

治疗手记

本案3诊，即治愈长达5年的胃脘痛，是一很成功的案例。患者口干，喝凉茶可缓解疼痛，舌红有裂纹，辨为胃阴虚，治以滋养胃阴。方用：沙参麦冬汤加减，可谓中规中矩。然初诊效不显，何也？因患者病程长，中气有所受损，这在2诊中患者有疲乏、胃痛天冷加重这些症状得到体现，彭教授抓住这一点，加黄芪建中汤，则效如桴鼓。

（李永宸整理）

四、良附丸加味治愈40年胃脘痛

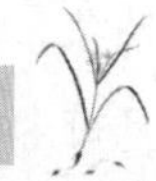

治疗案例

刘某，男，辽宁人，65岁。十二指肠球部溃疡、慢性浅表性胃炎近40年。2013年5月3日初诊。症见：胃脘痛偶有发作，无嗳气反酸，大便1次/3~4天，质硬，吃寒凉食物则胃痛发作或加剧，舌淡苔白脉缓。辨证：胃寒证。治以化痰理气、祛寒止痛。方用：法夏10、茯苓20、浙贝母10、淡鱼古15、高良姜10、香附15、佛手10、延胡索10、广木香后下15、秦艽后下15、陈皮5、甘草6。7剂。

2013年5月10日2诊：胃痛大减，排便亦较前顺畅，肠鸣，大便1次/日，质稍软，偶嗳气，胃胀，无反酸，舌淡苔白腻，脉缓。法夏

10、茯苓 20、高良姜 10、香附 15、春砂仁[后下] 10、白蔻仁[后下] 10、川朴 10、枳实 10、秦艽[后下] 15、陈皮 5、肉苁蓉 15、郁李仁 15。7 剂。

治疗手记

本案患者女儿在广州工作，冬天辽宁省天气寒冷前来广州过冬，时值 5 月广州天气渐热，欲返回东北。此时胃痛发作，慕名前来就诊。本案抓住“吃寒凉食物则胃痛发作或加剧，舌淡苔白脉缓”症状，辨证胃寒证。治以化痰理气、祛寒止痛。方用良附丸加味。共 2 诊即治愈困扰几十年的胃病。据患者所言，患者此前从未服用过中药煎剂，临床常见到这一现象：即从未服用过中药的患者，若辨证准确，用药精当，疗效优于经常服用中药的人。

（李永宸整理）

五、胃热证治验

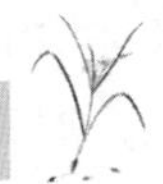

治疗案例

陈某，男，31 岁，东莞人。患者以“胃脘不适，嗳气”于 2005 年 12 月 2 日前来就诊。有乙肝大三阳和慢性胃炎病史。症见：胃脘不适，嗳气，大便量少，黏滞不畅，疲劳，寐差，纳差，舌淡红微暗，苔后段黄腻，脉缓。西医诊断：慢乙肝；慢性胃炎。中医辨证：胃热证。治以清胃化痰。方用连翘 15、丹参 15、救必应 15、蒲公英 10、法夏 10、茯苓 20、浙贝母 10、淡鱼古 15、白蔻仁[后下] 10、鸡内金 15、麦芽 30、神曲 15。7 剂。

2005 年 12 月 9 日 2 诊：胃脘痛大减，胃纳亦转香，现仅偶有嗳气，大便量亦增，鼻衄，舌偏红苔黄腻，脉缓。方用连翘 15、丹参 15、救必应 15、蒲公英 10、法夏 10、茯苓 20、浙贝母 10、淡鱼古 15、黄芩 15、鱼腥草 15、白茅根 10、茜草根 15。7 剂。2005 年 12 月 16 日 3 诊：前来诊治慢乙肝时，言胃脘痛已除。

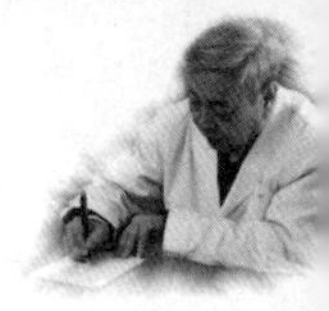

治疗手记

彭教授治疗肝炎，重视治胃。“肝为起病之源，胃为传病之所。”[1]胃强，则利于肝病康复。彭教授治疗胃脘痛，首辨寒热，胃寒证以良附丸为基础方，胃热证以连翘、丹参、救必应、蒲公英为基础方，至若浙贝母、淡鱼古则不论寒证或热证均可加入。本案以舌偏红苔黄腻为主证，辨以胃热证，因辨证准确，用药切中病机，故效如桴鼓。

【参考文献】

[1] 清•叶桂．临证指南医案 [M]. 上海：上海科学技术出版社．1959：190。

（李永宸整理）

六、温补脾肾、涩肠止泻治疗五更泄

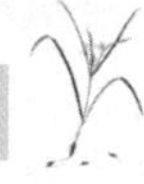

治疗案例 1

叶某，男，79 岁，广州人。

2005 年 5 月 8 日以“胃脘胀痛反复出现 2 月余”前来就诊。患者 2005 年 3 月发现肝硬化腹水，广州某三甲医院 MRI：肝硬化；脾轻度大；慢性胆囊炎。症见：胁痛，胃胀，患者大便 4 ~ 5 次 / 日，质烂，夜尿 2 ~ 3 次，舌淡苔白，治以疏肝健脾，化瘀散结。方用北芪 30、太子参 15、茯苓 20、法夏 10、柴胡 15、白芍 15、枳实 10、甘草 6、泽兰 10、枸杞子 15、牡蛎先下 30、鳖甲先下 30。7 剂。患者胁痛、胃胀有减轻，然仍大便次数多改善不明显，此后以参苓白术散健脾，大便仍未见好转。2005 年 11 月 11 日前来就诊，通过询问，患者大便 3 ~ 4 次 / 日，每天上午 6 点必有一次大便，质稀，以脾肾虚寒论治，以四神丸加减温补脾肾，涩肠止泻。骨碎补 15、破故纸 10、吴茱萸 10、五味子 10、诃子肉 15、石榴皮 15、代赭石先下 15、灶心土 30、怀山 30、茯苓 20、莲子肉 15、白术 10、罂粟壳 15。7 剂。2005 年 11 月 18 日：大便 1 ~ 2 次 / 日，基本成形，按前方一直服用至 11 月 15 日。患者五更泄除。

治疗案例 2

程某，男，36 岁，佛山人。2008 年 9 月 5 日以“脐周隐痛，便带黏液”前来门诊治疗。患者有乙状结肠息肉钳平术史。症见：脐周隐痛，痛则欲便，便后痛减，便带黏液，日 2 ~ 3 次，凌晨常有 1 次大便，腰酸，手足冷，自汗，口腔溃疡，舌淡苔白，脉细。西医诊断：慢性结肠炎。中医诊断：泄泻。中医辨证：脾肾虚寒。治以温肾健脾止泻。补骨脂 15、肉豆蔻 10、骨碎补 15、吴茱萸 10、五味子 10、甘草 6、党参 15、白术 10、细辛 3、怀牛膝 10、干姜 10、陈皮 5。7 剂。2008 年 9 月 12 日 2 诊：脐痛减，大便成型，黏液少，日 2 次，腰酸亦减，口腔溃疡已愈。此后以温肾健脾法调治 3 月余，此后未见发作。

治疗手记

案 1、案 2 患者有一共同症状，即凌晨时分（古人称五更时分），常有一次排便，大便稀溏，伴腰酸，夜尿等症状，中医称其为“五更泄”。其病机属脾肾阳虚，治以温补脾肾之阳，方用四神丸为基本方。因方药切合病机，故效甚捷。案 1 西医诊断：肝硬化，案 2 西医诊断：慢性结肠炎。属于不同的疾病，然中医症状相同，即五更泄，其病机亦同，即同属脾肾阳虚，故治亦同，即温补脾肾之阳，体现中医的“异病同治”。

（李永宸整理）

七、寒温并用、理气健脾法治疗慢性结肠炎

治疗案例

李某，男，36 岁，家住广州。

患者近 2 年，每日大便 2 ~ 3 次，常有里急欲便，便难控制，质稀，

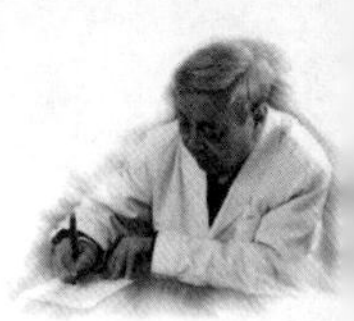

偶又便秘，腹痛，舌略红苔薄腻，脉弦缓。肠镜检查：慢性结肠炎。中医诊断：泄泻。中医辨证：脾虚肝旺，湿热郁结。治以补脾泻肝，理气燥湿。方用痛泻要方合甘草泻心汤、白头翁汤加减。黄连10、党参15、白术10、干姜10、炙甘草6、白头翁15、秦皮10、枳壳10、广木香后下15、川朴10、台乌10、陈皮5。7剂。

2012年11月16日2诊：其父代诉：大便次数减少，里急欲便症状减轻，腹痛除，寐浅。乌梅肉15、干姜10、黄连10、广木香后下15、延胡索10、陈皮5、川朴花10、白头翁15、秦皮10、香附15、合欢皮15。7剂。

2012年11月16日3诊：腹痛除。现大便日2次，成型，里急欲便进一步减轻，寐佳，舌红苔薄黄，脉弦缓。乌梅肉15、干姜10、黄连10、广木香后下15、延胡索10、防风10、陈皮5、白术10、白芍15、川朴花10、秦皮10、诃子肉15。7剂。

治疗手记

慢性结肠炎属临床痼疾，主要表现为：大便次数增多，里急后重，便黏液甚则脓血，肠鸣，腹痛等症状，迁延难愈，易复发。中医称其为“泄泻”。本案患者里急欲便明显，腹痛，以“土虚木乘”论治，治以补脾泻肝，理气燥湿。方用痛泻要方合甘草泻心汤、白头翁汤加减。因患者年轻，辨证用药切合病情，故取效甚捷。

（李永宸整理）

八、从“湿热蕴伏”论治直肠炎

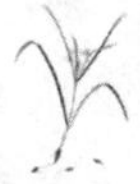

治疗案例

江某，男，38岁。

2012年10月22日初诊：咽中痰梗，黏滞感，体虚易感冒，口气重，大便变细，无后重感，矢气多，纳可，眠欠佳，舌红苔黄腻，脉弦细。方药：桑叶10、杭菊15、桔梗10、连翘15、北杏仁10、甘草6、薄荷后下6、牛蒡子10、大黄5、莱菔子10、麦芽30、枳壳10。7剂。

2012年11月2日2诊：胃息肉手术摘除史2年。2012年6月29日彩超：胆囊多发小息肉。现口气秽浊，夜寐易醒，醒后难入睡，大便先硬后溏，口甜，口干，舌偏小略红苔黄腻，脉细。2012年6月29日辅查：UA：451mol/L；HGB：161g/L。方药：瓜蒌皮15、浙贝母10、栀子10、沙参15、玉竹30、花粉15、川朴10、台乌10、莱菔子10、鸡内金15、白蔻仁后下10、春砂仁后下10。7剂。

2012年11月12日3诊：时有咳嗽，咽中有异物感，黏滞感，口气重，易溃疡，大便变细，完谷不化，眠差，口干，舌红苔薄黄，脉细弦。方药：桑叶10、沙参15、北杏10、麦冬10、玄参20、玉竹30、栀子10、瓜蒌皮15、浙贝母10、鸡内金15、白蔻仁后下10、春砂仁后下10。7剂。

2012年11月19日4诊：咳嗽有痰，难咯，肠鸣矢气，大便1日2次，完谷不化较前好转，口干欲饮，眠差，纳可，舌红苔薄黄，脉弦细。方药：莱菔子10、鸡内金15、台乌10、广木香后下15、槟榔10、沉香10、肉苁蓉15、郁李仁15、紫菀10、白前10、百部10、冬花10。7剂。

2012年11月26日5诊：醒来觉口干欲饮，时有咳嗽少痰，大便黏滞，日2行，大便不尽感，纳可，眠欠佳，易醒，小便淋沥不尽感，舌红苔黄腻，脉细。方药：川连10、滑石15、法夏10、黄芩15、鸡内金15、麦芽30、枳壳10、广木香后下15、土茯苓20、川萆薢15、石菖蒲10、佩兰10。7剂。

2012年12月3日6诊：大便初硬，后面质软，偶有日间咳嗽，偶咳白痰，夜间睡觉前小便不尽感，口干欲渴，咽喉不适，舌偏红苔黄腻，脉细数稍紧。方药：川连10、滑石15、法夏10、黄芩15、石菖蒲10、栀子10、茵陈20、甘草6、紫菀10、白前10、百部10、冬花10。14剂。

2012年12月21日7诊：咳嗽减，夜寐易醒，醒后难入睡，醒后咽干，大便不畅，舌暗红有裂纹，苔薄黄腻，脉略滑。方药：川连10、川朴10、栀子10、法夏10、石菖蒲10、滑石15、甘草6、茵陈20、茯苓

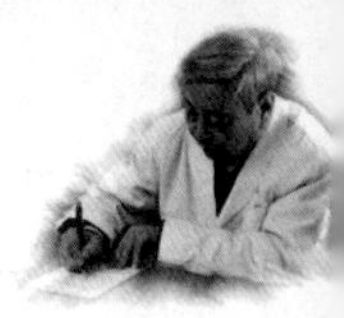

20、陈皮 5、百部 10、冬花 10。7 剂。

2013 年 1 月 4 日 8 诊：咳嗽减，反酸，夜寐易醒，梦多，口干，大便量偏少，日 2 次，舌略红中裂苔薄黄，舌体偏小，脉细。方药：紫菀 10、白前 10、百部 10、冬花 10、浙贝母 10、淡鱼古 15、川连 10、川朴 10、栀子 10、法夏 10、石菖蒲 10、茯苓 20。14 剂。

2013 年 1 月 18 日 9 诊：仍咳嗽，咽干口苦，疲倦欲寐，大便硬若羊屎，日 1 ~ 2 次，右手拇指夜寐时麻木，舌红苔黄腻，脉滑。方药：桑叶 15、北杏 10、沙参 15、麦冬 10、玄参 20、玉竹 30、栀子 10、瓜蒌壳 15、大黄[后下] 5、川朴 10、枳壳 10、甘草 6。14 剂。

2013 年 2 月 2 日 10 诊：偶有咳嗽，口干口苦，大便烂，日一次，矢气，大便黏滞，口气重，舌偏红苔薄黄腻，脉滑。方药：岗梅根 30、桔梗 10、甘草 6、紫菀 10、白前 10、百部 10、冬花 10、土茯苓 20、绵茵陈 30、川萆薢 15、川朴花 10、扁豆花 10。14 剂。

2013 年 2 月 25 日 11 诊：间有咳嗽，咽中痰黏，如有物阻，夜寐差，易早醒，大便黏，口气较前减，嗳气，舌暗红苔黄腻，脉细滑。方药：黄芩 15、鱼腥草 15、瓜蒌皮 15、浙贝母 10、百部 10、冬花 10、法夏 10、土茯苓 20、绵茵陈 20、川萆薢 15、川朴花 10、扁豆花 10。14 剂。

2013 年 3 月 25 日 12 诊：睡前及晨起咳嗽，痰色白黏，大便黏，1 日 2 次，夜寐差，易醒，醒后难入睡，口气较重，嗳气，舌红苔黄腻，脉滑。方药：黄连 10、法夏 10、茯苓 20、甘草 6、橘红 5、枳实 10、竹茹 10、鸡内金 15、麦冬 10、土茵陈 20、扁豆花 10、土茯苓 20。14 剂。

2013 年 4 月 26 日 13 诊：咳嗽有好转，痰少呈黄黏痰，晨起及睡前咳嗽明显，伴有鼻塞，眠差，易醒，醒后难入睡，大便时溏时干，干时呈粒状，口干略口苦，纳可，小便可，近半年体重增加 5 斤左右，舌红苔黄腻，脉偏滑。紫菀 10、白前 10、百部 10、冬花 10、黄芩 15、鱼腥草 15、浙贝母 10、瓜蒌皮 15、黄连 10、乌梅 10、广木香[后下] 15、火炭母 15。14 剂。建议做肠镜确诊。

2013 年 5 月 20 日 14 诊：已无咳嗽。大便时硬时溏 3 年，常有齿龈出血，舌红苔黄腻，脉弦缓。2010 年胃息肉切除术（胃镜），今日肠镜示：直肠炎。方药：乌梅15、黄连10、干姜10、延胡索10、广木香[后下]15、火炭母30、白术10、陈皮5、藕节15、白茅根10、栀子10、甘草6。14剂。

2013年6月3日15诊：大便2日1行，干结，腹部阵痛，时有牙龈出血，舌红、苔薄黄腻中有裂纹，脉滑。方药：乌梅15、黄连10、干姜10、延胡索10、广木香[后下]15、秦艽15、玉竹30、花粉15、麦冬10、怀牛膝10、知母10、熟地黄20。14剂。

2013年6月17日16诊：大便每日两次以上，轻微腹痛，饮水后有明显的肠鸣声，纳可，口干，多矢气，大便质烂、黏，不甚臭，舌略红苔黄腻，舌前部舌苔剥落，脉弦缓。方药：乌梅15、黄连10、黄柏10、干姜10、延胡索10、广木香[后下]15、川朴花10、大腹皮15、法夏10、茯苓20、火炭母30、陈皮5。14剂。

2013年7月5日17诊：面有黑斑，大便偏烂，舌红苔黄，脉数。方药：乌梅15、黄连10、黄柏10、干姜10、延胡索10、广木香[后下]15、川朴花10、大腹皮15、法夏10、茯苓20、陈皮5、枳壳10。14剂。

2013年7月19日18诊：大便初硬后软，质黏厕，大便日行2次，无腹痛，全身酸紧不适，觉乏力，眠差，易醒，夜晚偶有腿抽筋，偶有咳嗽有痰，色黄痰少，舌红苔薄黄腻，脉弦细。乌梅15、黄连10、黄柏10、干姜10、延胡索10、制首乌30、川芎10、白芍15、怀牛膝10、川木瓜10、晚蚕砂15、土茯苓20。14剂。

2013年8月23日19诊：病史如前，症状好转，现大便初硬后软，开始时呈粒状，后成形较细，无腹痛，夜间时有腿部拘挛，舌红苔黄腻，脉弦细。台乌10、乌梅10、黄连10、黄柏10、川木瓜10、怀牛膝10、鸡血藤15、秦艽15、晚蚕砂15、土茯苓20、川芎10、丹参15。14剂。

2013年9月9日20诊：大便偏硬，腹痛即便，呈粒状，近日觉头痛，口干，全身疲乏改善，舌红、苔薄黄脉弦细。方药：乌梅15、黄连10、黄柏10、干姜10、延胡索10、广木香[后下]10、晚蚕砂10、川木瓜15、陈皮5、白芍30、甘草6、白术10。14剂。

2013年9月27日21诊：大便初硬后软，质黏腻，1～2次/天，无头痛，自觉四肢乏力，夜间盗汗以头部、前胸部及双膝关节明显，白天稍微活

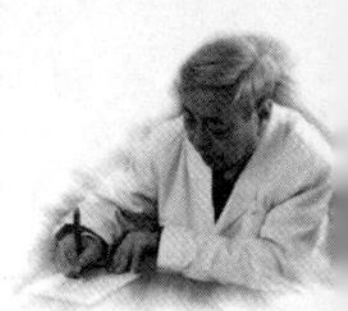

动亦有汗出，口干改善，饮水后略口苦，眠一般，入睡可，梦多易醒，小便黄，阴囊部瘙痒，口臭，时有腰酸，舌红苔薄黄腻，脉弦细。方药：乌梅10、黄连10、黄柏10、干姜10、广木香后下10、晚蚕砂10、怀山30、茯苓20、银柴胡10、地骨皮10、苦参15、土茯苓30。14剂。

2013年10月14日22诊：腰痛，动则头汗出较多，口干欲饮，大便较前稍好转，成形，黏液较前减少，外阴部瘙痒较前稍好转，舌红苔薄黄，脉细。方药：乌梅10、黄连10、黄柏10、干姜10、广木香后下10、晚蚕砂15、土茯苓20、苦参15、巴戟天15、淫羊藿10、杜仲10、桑寄生30。14剂。

2013年11月4日23诊：自诉服药后腰痛较前好转，大便日1～2次，成形，黏液减少，时有鼻塞微咳，睡时流涎，易做梦，眠可，纳可，汗出消失，口干略口苦，舌淡红苔薄黄腻，脉细。方药：桑寄生30、川断10、狗脊10、杜仲10、乌梅10、黄连10、黄柏10、干姜10、晚蚕砂15、土茯苓20、川萆薢15、苦参15。14剂。

2013年11月22日24诊：时有腰酸，无腰痛，眠一般，易醒梦多，大便呈颗粒状，一天行2次，口干略有口苦，外阴部时有瘙痒感，纳差，胃口差，饭后易腹胀，仍有鼻塞微咳有痰，黄稠，小便色黄，大便服药期间无黏液，舌红苔黄腻，脉弦缓。方药：乌梅10、黄连10、黄柏10、干姜10、延胡索10、广木香后下15、晚蚕砂15、菟丝子15、补骨脂15、仙茅10、仙灵脾10、巴戟天15。14剂。

2013年12月9日25诊：直肠炎病史，大便有时呈颗粒状，有时成形，大便中有未消化食物，腰背部绷紧感，咽中痰黏感，纳可，口干微渴，舌淡红苔薄微黄腻。方药：乌梅10、黄连10、黄柏10、干姜10、广木香后下15、晚蚕砂15、菟丝子15、补骨脂15、麦芽30、鸡内金15、玄参20、麦冬10。14剂。

2013年12月23日26诊：诉大便逐渐成条，右侧腰痛，易反酸，多梦，口干，舌淡红苔薄，脉弦缓。方药：高良姜10、香附15、桑寄生30、狗脊10、川断10、杜仲10、法夏10、茯苓20、浙贝母10、淡鱼古15、黄连10、黄柏10。14剂。

2014年1月6日27诊：大便成条，夹有未消化食物，多梦，时有咳嗽，舌淡红、苔薄黄腻，脉弦数。方药：高良姜10、香附15、川朴花10、扁豆花10、法夏10、茯苓20、浙贝母10、淡鱼古15、晚蚕砂15、川萆薢15、生薏仁30、黄柏10。14剂。

2014年1月20日28诊：大便成条有黏液，有反酸，晨起咳嗽咽痒，口干欲饮，腰痛，眠浅，舌淡红苔薄，脉缓。方药：法夏10、茯苓20、浙贝母10、淡鱼古15、高良姜10、香附15、鸡内金15、麦芽30、黄柏10、乌梅10、黄连10、晚蚕砂15。14剂。

2014年2月10日29诊：大便成条夹有不消化食物，口干，腰痛，眠稍差，睡时手臂麻木，口苦，舌红、苔薄黄腻、有裂纹，脉缓。方药：生地黄20、女贞子15、旱莲草15、楮实子15、玉竹20、花粉15、黄柏10、乌梅10、干姜10、白术10、陈皮5、广木香后下15。14剂。

2014年2月28日30诊：慢性结肠炎、胃息肉摘除术后，大便2次/日，成型，无脐周疼，无里急欲便，夜尿1次，偶腰酸，肛门瘙痒，胃脘偶不适，吃稀饭反酸，舌略红苔薄黄腻，脉缓。方药：法夏10、茯苓20、浙贝母10、淡鱼古15、巴戟天15、仙灵脾10、补骨脂15、菟丝子15、黄柏10、广木香后下15、晚蚕砂15、延胡索10。14剂。

治疗手记

患者有直肠炎、胆囊多发小息肉、胃息肉手术摘除史。患者2012年10月22日以“咽中痰梗，黏滞感”前来就诊，从2012年10月22日初诊到2013年4月26日13诊的半年内，均有咳嗽、咽有异物感、有痰难咯等症状。时值秋日，艳阳连日，气候干燥，故从温燥入手，用桑杏汤加味，到2013年4月26日13诊咳嗽始愈。然患者从初诊始即有大便异常症状（见“江某2012-2013年大便情况”表），故又从湿热蕴伏论治，以连朴饮合黄连滑石汤加减。鉴于大便长期异常，建议做肠镜检查。2013年5月20日肠镜诊断：直肠炎。治疗则酸、辛、苦合用，以乌梅、黄连、黄柏、干姜、广木香后下为主，经过8个月的治疗，大便始成型。

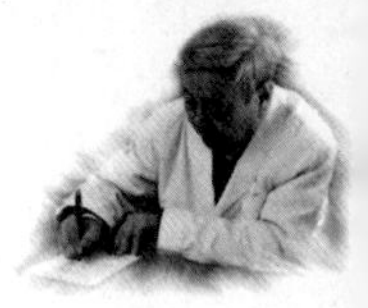

江某 2012–2013 年大便情况

日期	大便情况
2012 年 10 月 22 日初诊	大便变细
2012 年 11 月 2 日 2 诊	大便先硬后溏
2012 年 11 月 12 日 3 诊	大便变细，完谷不化
2012 年 11 月 19 日 4 诊	肠鸣矢气，大便一日两次，完谷不化较前好转
2012 年 11 月 26 日 5 诊	大便黏滞，日 2 行，大便不尽感
2012 年 12 月 3 日 6 诊	大便初头硬，后面质软
2012 年 12 月 21 日 7 诊	大便不畅
2013 年 1 月 4 日 8 诊	大便量偏少
2013 年 1 月 18 日 9 诊	大便硬若羊屎
2013 年 2 月 2 日 10 诊	大便烂，大便黏滞
2013 年 2 月 25 日 11 诊	大便黏
2013 年 3 月 25 日 12 诊	大便黏
2013 年 4 月 26 日 13 诊	大便时溏时干，干时呈粒状
2013 年 5 月 20 日 14 诊	大便时硬时溏
2013 年 6 月 3 日 15 诊	大便干结
2013 年 6 月 17 日 16 诊	大便质烂、黏
2013 年 7 月 5 日 17 诊	大便偏烂
2013 年 7 月 19 日 18 诊	大便初硬后软，质黏厕
2013 年 8 月 23 日 19 诊	大便初硬后软，开始时呈粒状，后成形较细
2013 年 9 月 9 日 20 诊	大便偏硬，腹痛即便，呈粒状
2013 年 9 月 27 日 21 诊	大便初硬后软，质黏腻
2013 年 10 月 14 日 22 诊	大便较前稍好转，成形，黏液较前减少
2013 年 11 月 4 日 23 诊	大便成形，黏液减少
2013 年 11 月 22 日 24 诊	大便服药期间无黏液
2013 年 12 月 9 日 25 诊	大便有时呈颗粒状，有时成形，大便含未消化 食物
2013 年 12 月 23 日 26 诊	大便逐渐成条
2014 年 1 月 6 日 27 诊	大便成条，夹有未消化食物
2014 年 1 月 20 日 28 诊	大便成条有黏液
2014 年 2 月 10 日 29 诊	大便成条夹有不消化食物
2014 年 2 月 28 日 30 诊	大便成型，无脐周疼，无里急欲便

（李永宸整理）

第四章

中医热病

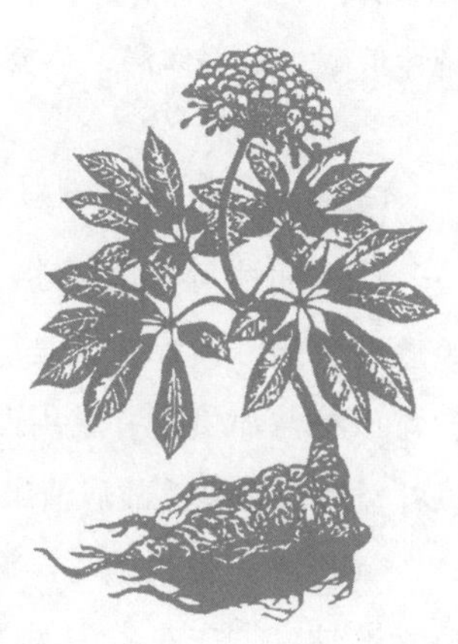

一、病毒脑

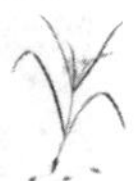

治疗案例

苏某，女，39岁，住院号：492373。

患者高热头痛、抽搐而进入深昏迷状态，在某医院住院确诊为病毒脑，治疗10天仍高热不退，昏迷不醒，遂邀余会诊。

1989年8月30日会诊时见：高热39.8℃，晚间为甚，深昏迷，间有抽搐，二便失禁，不能张口伸舌，脉浮弦细数，重按无力。诊为暑温挟湿，邪犯心包，津气耗伤。治以解毒清暑，开窍豁痰，佐以生津益气。处方：①安宫牛黄丸每次1丸，tid。②黄芩、天竺黄、扁豆花、天花粉各12，远志、郁金各10，生石膏先煎、连翘各15，太子参10，川贝母、青蒿后下各6，另西洋参炖服10。

9月1日2诊：药后身热大减，体温降至37.4℃，神志渐醒，能张口伸舌，苔黄白腻，脉浮弦细数，重按略虚。证有转机，续前法，上方去石膏，加葛根15克。

9月4日3诊：热退3天，会解人意，已能讲几句话，诸症大有改善，继上法，仍重用西洋参等加强补气生津，增强正气。如此增减，调治3月后，精神清醒，面色红润，体重增加，能简单会话。

治疗手记

此例病情危重，深迷，抽搐时间较长，经诊治，数天后高热即退，并逐渐苏醒。治疗关键是：根据暑热久蒸，津气耗损较重，治疗始终注意兼以补益津气，并重用西洋参，每日炖服，后期调治时处方亦注意加以补益气津之品，故病情虽严重，治疗效果仍较满意。

（彭胜权教授撰写，选自《第五届感染病（热病）学术经验研讨会论文汇编》，广东省中西医结合学会感染病（热病）专业委员会，2001年12月，广东吴川 P5-6）

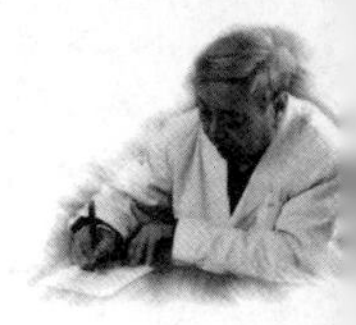

二、登革热

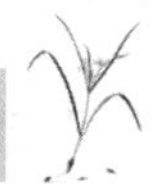

治疗案例

黄某，女，48岁，教师，住院号：62130。1990年10月13日因发热恶寒，头痛，全身骨节酸痛4天收入院。

患者4天前无明显诱因而出现发热恶寒，伴头痛，全身骨节酸痛，以腰痛为甚，发热以下午或夜晚为甚（T38～39℃），肌肤出疹，色红，无咳嗽，胃纳差，口干，时有腹痛，便痛，便溏，四肢及胸腹部皮肤可见散在红色出血点，舌红苔黄，眼睑结膜充血（++），双肺未闻干湿性罗音，心（－），束臂试验（＋）。血分析：WBC：3.0×10^9/L；RBC：3.76×10^{12}/L；HGB：10^9/L；PLT：84×10^9/L。西医诊断：登革热。中医诊断：暑燥疫。辨证：卫营同病。治以清暑解毒，凉营透疹。处方：水牛角先煎、石膏先煎各30，生地、野菊花各20，银花、黄芩各15，赤芍、丹皮、知母各12，黄连、甘草各6。日2剂，水煎服，上、下午各进1剂。

15日2诊：仍有发热（T38.5℃），腰痛乏力，皮疹，尿黄，大便干，舌红苔黄，脉弦数。治以清热祛湿，凉血透疹。处方：薏苡仁30，红条紫草、滑石、茯苓、黄芩各15克，丹皮、法半夏、赤芍各12克，青蒿后下10克，甘草、陈皮各3克。水煎服，日2剂。

19日3诊：发热已退，神疲乏力，口干口苦，时有胸闷，皮疹消退，舌淡红，苔白稍腻，脉弦细数。此为登革热后期，余邪未清，治宜清涤余邪，养阴生津。前方出入，日1剂，再服4天而病痊愈。

治疗手记

本例经白云区防疫站和本院卫生防疫科查视病人，结合症状、体征、血象以及DF抗体阳性，登革热诊断明确。治疗以清解疫毒为主，佐以凉营透疹祛湿，配合双黄连粉针剂3克静滴，板蓝根注射液2毫升，肌注，每日2次，以加强清热解毒之力，疫毒得清，诸症得除。

（彭胜权教授撰写，选自《第五届感染病（热病）学术经验研讨会论文汇编》，广东省中西医结合学会感染病（热病）专业委员会，2001年12月，广东吴川P6-7）

三、流行性出血热

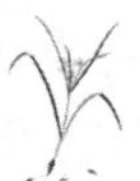

治疗案例

林某，男，37岁，农民，住院号：59333。1990年5月3日以发热、恶寒、头身痛2天入院。入院时症见：发热（T40℃）恶寒，无汗，表情淡漠，神疲乏力，面、胸部皮肤潮红，鼻衄，咳嗽，痰中带血丝，咽痛，口干，全身肌肉疼痛，纳差，舌红苔黄厚腻，脉弦滑数。实验室检查：血分析：WBC：5.9×10^9／L；N：0.66，L：0.28；GPT：1379.27nmol.s-1／L（改良穆氏法）。诊断：暑疫。辨证：热毒夹湿，气血两燔。治拟清热解毒，清营凉血，佐以祛湿。处方：银花、水牛角先煎、白茅根、苡仁各30克，大青叶、滑石各20克，黄芩15克，丹参、佩兰各12克，黄连、丹皮各10克，甘草6克。水煎服，每日上、下午各1剂。

7日2诊：体温降低（T38℃），神疲乏力，面、胸部皮肤仍潮红，纳差，舌红、苔薄黄，脉弦滑。效不更方，原方去滑石、黄连、丹皮，加生地25克，茯苓15克。继服，每日上、下午各1剂。

9日3诊：药后体温已正常，精神好转，皮肤潮红消退，腹稍胀，大便日4次，质烂，小便量多，3700毫升／日，舌红、苔白腻，脉滑数。此为热病后期，气阴两伤，治宜清除余邪，养阴生津，佐以行气除胀。处方：茵陈、苡仁、大青叶、太子参各20，白茅根30，生地25，茯苓、黄芩、佩兰、莱菔子各12，川厚朴、山栀子各10。水煎服，每日上、下午各1剂。

病者后期出现多尿期，尿量最多至4500毫升／日，经用清热祛湿，益气固肾，诸症基本消失，痊愈出院。

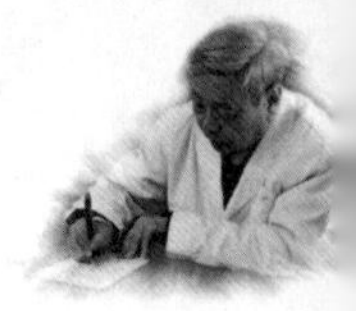

治疗手记

本例经广州市防疫站检测流行性出血热荧光抗体阳性，滴度1：1280，诊断明确。发热期以清瘟败毒饮加减，以清热解毒，清气凉血。由于兼挟湿浊，故加苡仁、滑石、佩兰、茵陈等以清热祛湿。后期出现多尿期，加强益气固肾之品。治疗针对病因、病机，故取效快捷。

（彭胜权教授撰写，选自《第五届感染病（热病）学术经验研讨会论文汇编》，广东省中西医结合学会感染病（热病）专业委员会，2001年12月，广东吴川P7）

四、治愈反复间歇性发热

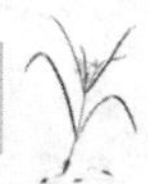

治疗案例1

黄某，男，16岁。以“反复咳嗽伴发热20余天”于2012年2月6日初诊。症见：近20天发热缠绵，无恶寒，体温波动在37.2℃～37.6℃，口干无口苦，咽痒不痛，咳嗽夜甚，痰多色黄，咳剧时胸痛，舌淡红苔黄腻，脉弦滑。血液分析、胸片、血培养均未见异常。西医诊断：上呼吸道感染。中医诊断：感冒。中医辨证：邪伏少阳。治以清胆利湿，和胃化痰。方用蒿芩清胆汤合小柴胡汤加减。青蒿后下 10、黄芩15、法夏10、茯苓20、陈皮5、甘草6、枳实10、竹茹10、柴胡10、党参15、大枣10。7剂。复方川贝枇杷止咳露3瓶，Sig：30ml，tid。

2012年2月10日2诊：低热好转，以午后为主，现体温波动在36.3℃～37.2℃，咳嗽好转，痰少而黏稠，色淡黄，纳一般，矢气多，小便淡黄，大便正常，舌暗苔黄腻，脉弦滑。法夏10、茯苓20、陈皮5、甘草6、枳实10、竹茹10、黄连10、柴胡10、党参15、鸡内金15、麦芽30、海浮石30。7剂。复方川贝枇杷止咳露3瓶，30ml，tid。

2012年2月17日3诊：近3天，PM9：00 T：37℃～37.3℃。其余

时间正常。咳嗽，咽痒，痰白黏，口干，肠鸣，舌淡红中裂、苔黄腻，脉滑。青蒿后下 10、鳖甲先下 30、生地 20、知母 10、丹皮 10、紫菀 10、白前 10、百部 10、冬花 10、银柴胡 10、防风 10、五味子 10。7 剂。

治疗手记

患者主要症状有二，一是低热，二是咳嗽。彭教授治以清胆利湿，和胃化痰，方用蒿芩清胆汤合小柴胡汤加减，甚是对证，故前述二症均缓解。2 诊以黄连温胆汤加味，效不显。3 诊则以青蒿鳖甲汤加味而收功。

（李永宸整理）

治疗案例 2

方某，女，73 岁，汕尾人。低热 2 月，2011 年 8 月 19 日初诊。症见：夜热早凉，早晨 37℃，午后至夜间最高可到 37.9℃，伴自汗，口渴，疲乏，恶风恶寒，舌淡，苔薄腻，脉弦细。辨证：暑湿兼寒。青蒿后下 10、黄芩 15、法夏 10、茯苓 20、陈皮 5、甘草 6、柴胡 10、党参 15、大枣 15、干姜 10、麻黄根 10、浮小麦 30。7 剂。8 月 26 日 2 诊：最高体温仅有 1 天夜间 37.2℃，恶风恶寒减轻，今早 36.6℃，自汗亦少，舌淡苔薄腻，脉弦细。效不更方。患者到处求治不效，经 1 周治疗病情明显好转，连说彭教授医术高明。

（李永宸整理）

治疗案例 3

吴某，男，49 岁。以“反复发热 7 年”于 2009 年 12 月 25 日就诊。曾于某西医院经颅多普勒、血管血流速阻力检查：未见异常。脑电图：正常。血常规：正常。患者回忆不起起因，体温波动于 38℃～41℃，常服用感冒药以期降温，舌淡红苔薄，脉细数。中医辨证：邪伏少阳，病久伤阴。治以和解少阳，养阴透热。方用小柴胡汤合青蒿鳖甲汤加减。柴胡 10、黄芩 15、法夏 10、党参 15、甘草 6、大枣 15、青蒿后下 10、鳖甲先煎 30、知母 10、桑叶 10、玉竹 30、连翘 15。7 剂。2009 年 12 月 29 日 2 诊：自

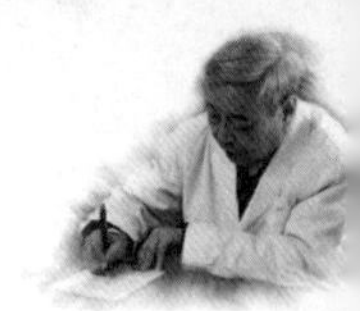

诉体温下降，精神增加，前方去玉竹、连翘，加钩藤、夏枯草。7剂。2010年1月4日3诊，患者言1周以来体温正常，困扰其长达7年的发热，而今得以痊愈。现仅感头痛，以小柴胡汤合川芎茶调散加减治愈。

（李永宸整理）

五、升降散加味治疗支气管肺炎之发热

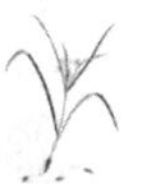

治疗案例

彦某，女，25岁，1999年4月28日以来诊。“发热，咳嗽，胸痛1周”。症见：发热（T38.5℃），恶风，咳嗽剧烈，干咳少痰，汗出，左侧胸部疼痛，形体消瘦，面色苍白，口渴，胃纳差，大便数日未解，舌红苔少，脉细数。X线胸片示：支气管肺炎（左下）。查血WBC：2.0×10^9/L。

中医诊断：风温

西医诊断：支气管肺炎（左下）

辨证：气阴两虚，邪热灼金。治以益气养阴、疏解风热、润肺镇咳。方用生脉散合升降散加味。处方：太子参30、麦冬10、五味子10、姜黄10、大黄8、僵蚕8、蝉蜕6、薄荷后下6、紫菀12、白前12、百部12、冬花12。7剂。

第2次复诊：服药后第2天热退，咳嗽大减，大便已通，仍有胸闷，口微渴。上方去大黄、太子参，加丝瓜络20、枳壳12以宽胸通络。3周后，诸症悉除。X线胸透：心肺无异常，血象WBC：0.9×10^9/L。

治疗手记

患者素体气阴两虚，形体消瘦，面色苍白，语声低微，适感风热病邪，袭于肺卫，故见发热，恶风，咳嗽，肺热郁而不宣则胸痛，大便数日未解。方用升降散升清达表，使卫分气机畅通，而邪无所处，降浊以疏散肺之郁火。用生脉散益气养阴以护本，紫菀、白前、百部、冬花以润肺祛痰

止咳。

（彭胜权教授撰写）

六、蒿芩清胆汤合小柴胡汤加减治疗高龄发热

治疗案例

黄某，男，80岁，广州市人。2012年2月6日以“反复发热伴咳嗽20余天”前来就诊。患者于1月3日因发热（T38.9℃）住院治疗1周余。出院后仍低热，体温波动于37. 2℃～37.6℃，伴咳嗽，痰黄，咽痒，胸痛，无恶寒，口干，纳差，舌淡红苔黄腻，脉弦滑。血液分析、胸片、血培养均未见异常。患者2000年放主动脉支架，且有慢性浅表性胃炎史。住院期间曾服用3种抗生素。中医辨证：邪郁少阳。治以清胆利湿，和胃化痰。方用蒿芩清胆汤合小柴胡汤加减。药用青蒿后下10、黄芩15、法夏10、茯苓20、陈皮5、甘草6、枳实10、竹茹10、柴胡10、党参15、大枣10。7剂。

2012年2月10日2诊：咳嗽基本痊愈，低热好转，现仅以午后低热，体温36.3℃－37.2℃，偶咳少许黏稠黄痰，矢气频作，纳呆，舌淡红微暗、苔黄腻，脉弦滑。方用法夏10、茯苓20、陈皮5、甘草6、枳实10、竹茹10、黄连10、柴胡10、党参15、鸡内金15、麦芽30、海浮石30。7剂。

2012年2月17日3诊：胃纳转香，低热好转，现仅有3天午后低热，体温37℃～37.3℃，其余时间正常，咳嗽，咽痒，痰白黏，口干，肠鸣，舌淡红中裂、苔黄腻，脉滑。方用青蒿后下10、鳖甲先下30、知母10、丹皮10、生地20、紫菀10、白前10、百部10、冬花10、银柴胡10、防风10、五味子10。7剂。

2012年2月24日4诊：自2月17日服药后，无发热，体温36.8℃～37.2℃，现仅咳嗽，干咳少痰，喉痒，喷嚏，流鼻水，舌暗红苔白腻，脉细。银柴胡10、防风10、五味子10、乌梅10、紫菀10、白前10、百

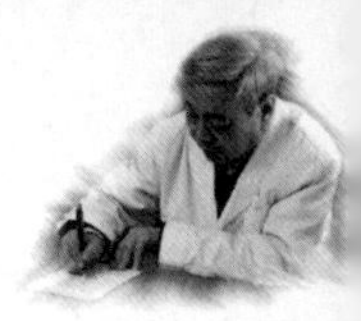

部10、冬花10、蝉蜕5、僵蚕10、姜黄10、大黄5。7剂。

2012年3月2日5诊：2月27日到30日，仅30日下午3时体温37.3℃，其余时间正常。咳嗽大减，痰亦减少且易咳出，舌淡红微暗，舌底静脉曲张，苔薄腻微黄，脉滑。方用紫菀10、白前10、百部10、冬花10、鸡内金15、麦芽30、芒果核30、海蛤壳15、柴胡10、黄芩15、法夏10、茯苓20。7剂。

2012年3月9日6诊：近1周，体温一直小于37℃。现仍咳嗽，咽痒，有痰，夜难入睡，舌淡红苔滑，脉滑。方用紫菀10、白前10、百部10、冬花10、法夏10、茯苓20、陈皮5、甘草6、芒果核30、海浮石30、海蛤壳15、桔梗10。7剂。

治疗手记

高年且有多种慢性病的患者，发热咳嗽每每康复较慢。加以服用多种抗生素，以致胃纳亦差，故用药首戒苦寒。对于低热，胸闷胸痛，纳差，舌淡红苔腻的中老年患者，彭教授每以邪郁少阳论治，方用蒿芩清胆汤合小柴胡汤加减，每每取效甚捷。至若低热伴咳嗽者，要以先治发热，并顾及咳嗽，发热愈后，每仍咳嗽，此时专治咳嗽。

（李永宸整理）

七、青蒿鳖甲汤加减治疗低热

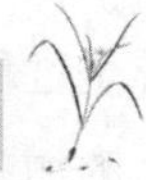

治疗案例

张某，男，33岁。患者以“发热1月余”于2013年7月12日就诊。症见：发热作于晚上6点至9点和午后1点至3点，T37℃～37.5℃，其余时间小于37℃。伴心悸，心烦，夜寐易醒，咽部有异物感，刷牙干呕，反酸，舌偏红有裂纹，苔薄白，脉弦细。患者曾于2013年6月10日因“黑便伴头晕，发热5天，晕厥1次1小时”进入某解放军医院住院治疗，出院后，仍低热，前往某军区总医院行各种检查，均查无发热原因。西医诊断：十二指肠球部溃疡伴出血；失血性贫血；发热原因待查。中医辨证：邪伏阴分。治以养阴透热，和胃化痰。处方：青蒿鳖甲汤加减。青蒿[后下]10、鳖甲[先下]30、知母10、花粉15、甘草6、浙贝母10、淡鱼古15、女贞子15、枸杞子15、丹参15、地骨皮10、银柴胡10。7剂。

2013年8月9日2诊：体温如前，仍波动于37℃～37.5℃。然干呕、反酸除，心悸和心烦大减，现疲劳，下肢酸疼，头晕，夜寐易醒，自汗作于饭后，汗则舒服，舌淡红微暗有少许裂纹，苔白，脉弦细。青蒿鳖甲汤合清骨散加减。青蒿[后下]10、鳖甲[先下]30、知母10、花粉15、甘草6、羌活10、佩兰10、藿香10、银柴胡10、地骨皮10、胡黄连10、浮小麦30。7剂。

2013年8月19日3诊：发热减轻，仅8月18日晚T37.3℃，其余时间未见发热，下肢酸疼减轻，饭后汗多，胃不痛，但有反酸，舌暗红苔少有轻度裂纹，脉细数。青蒿[后下]10、鳖甲[先下]30、知母10、花粉15、羌活10、藿香10、法夏10、茯苓20、浙贝母10、淡鱼古15、牡蛎[先下]30、浮小麦30。7剂。2013年11月8日前来治疗眩晕时言，彭教授治愈其发热。

治疗手记

患者发热，西医查无原因，此类患者，临床亦不少见。彭教授据舌红苔少有裂纹，脉弦细，辨为邪伏阴分，治以养阴透热，并将养阴透热贯穿治疗全过程；2诊，患者诉“自汗作于饭后，汗则舒服”，彭教授因势利导，酌加羌活、藿香，引邪随汗而出；3诊则加入法夏、茯苓、浙贝母、淡鱼古化痰和胃，通过祛痰而使里邪失去依附，而收全功。

（李永宸整理）

第五章

久咳

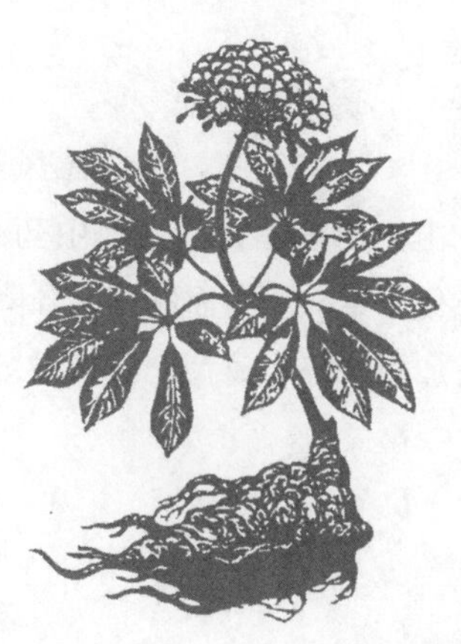

一、升降散治疗急性咽喉炎、支气管炎之咳嗽

治疗案例

雷某，女，30岁，1999年3月21日初诊。

患者因感冒而咳嗽，感冒愈后，咳嗽迁延1月难除。曾服中西药均罔效。诊见：咳嗽频作，说话则咳，声高气急，咽喉痒则易咳，痰白而黏，纳呆少饮，大便干结，舌质淡胖有齿痕，苔白腻，脉弦滑数。咽部检查见充血，咽后壁黏膜可见扩张的毛细血管，淋巴滤泡增生，腭弓充血。双肺听诊有散在性少量干湿罗音，X线胸透诊为支气管炎。

中医诊断：咳嗽

西医诊断：1. 咽炎。2. 支气管炎。

辨证为脾虚痰湿，肺有郁火。治宜健脾化痰、宣郁化火。方用二陈汤合升降散加味。处方：大黄8、姜黄10、蝉蜕5、僵蚕10、北芪30、茵陈30、法半夏12、茯苓20、生薏仁20、陈皮6、黄芩15。3剂。第2次来复诊，咳已大减，喉不痒，痰易咯出，大便已通，胃纳欠佳。原方去大黄、姜黄，减黄芩为10，加麦芽、山药各30，续服5剂而愈。

治疗手记

本例咳嗽，由外感风热之邪，痹阻咽喉，故喉痒难除，咳嗽难平。由于用抗生素和寒凉中药太过，损伤脾阳，湿浊积滞内停，故纳呆，大便干结，痰白而黏，用升降散升清可以解表利咽，降浊可以清里之积滞，加用二陈、黄芪、薏仁健脾祛湿以治本。

（彭胜权教授撰写）

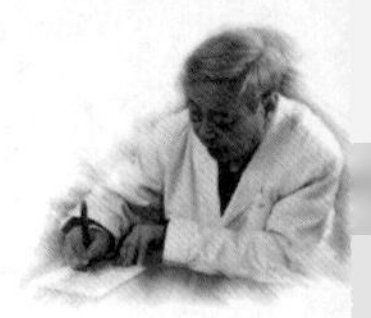

二、过敏煎合止嗽散、升降散加减治愈顽固性咳嗽

治疗案例

丁某，男，32岁。以“反复咳嗽1年”，于2013年4月12日前来就诊。症见：咳黄脓痰，咽微痛，气促，舌偏红苔滑，脉滑。西医诊断：上呼吸道感染。中医诊断：咳嗽。中医辨证：痰热咳嗽。治以清热化痰宣肺。方用：紫菀10、白前10、百部10、冬花10、黄芩15、鱼腥草15、浙贝母10、瓜蒌皮15、芒果核30、海浮石15、海蛤壳15、蝉蜕5。7剂。

2013年4月19日2诊：咽痛除，现仍咳嗽，痰黄，肤痒，背部吹风则咳嗽发作，舌红苔薄黄，脉滑数。银柴胡10、防风10、五味子10、乌梅10、紫菀10、白前10、百部10、冬花10、蝉蜕5、僵蚕10、姜黄10、大黄5。7剂。2013年4月26日3诊：咳嗽大减，咽痛除，气促则咳嗽偶作，无痰。效不更方。1周后咳嗽痊愈。

治疗手记

本案患者咳嗽1年余，曾经多家中西医院治疗无效，辗转前来就治。初诊以痰热咳嗽辨治，咳嗽减而咽痛除，2诊后则基于患者皮肤瘙痒和气促的症状，以过敏煎（银柴胡、防风、五味子、乌梅）祛风敛肺，以升降散调整气机，经过3诊共21天治疗，而收全功。

（李永宸整理）

三、三拗汤加味治疗老年久咳

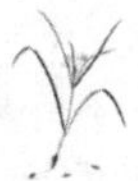

治疗案例

黄某，男，70岁，以“反复咳嗽1年余”，于2009年11月6日初诊。

患者咳嗽，伴浓白痰，咳嗽与天气转凉关系不明显，气促，口干，无发热恶寒，无咽痛，右肺上中部哮鸣音，舌淡红苔腻，脉细缓。心电图诊断：1. 窦性心动过速。2. I° 房室传导阻滞。3. 疑左心房肥大。西医诊断：老年慢性支气管炎。中医辨证：痰浊阻肺。治以宣肺化痰。方用三拗汤加味。蜜炙麻黄 10、北杏 10、甘草 6、法夏 10、茯苓 20、橘红 10、细辛 3、五味子 10、射干 10、海蛤壳 15、苏子 10、芒果核 30。7 剂。橘红痰咳液 3 盒，Sig：2#，tid。

11 月 13 日 2 诊，咳嗽大减，气促亦缓解，现咳白痰，舌淡红苔白腻，脉细缓。蜜炙麻黄 10、北杏 10、甘草 6、法夏 10、茯苓 20、橘红 10、细辛 3、五味子 10、干姜 10、射干 10、苏子 10、芒果核 30。7 剂。橘红痰咳液 3 盒，Sig：2#，tid。

11 月 20 日 3 诊，咳嗽已愈，现仅感咽干，口臭，大便正常，舌淡红苔腻微黄，脉细数。以桑菊饮加味善后。

治疗手记

彭教授治疗慢性支气管炎的老年患者，常以三拗汤为基本方。该方有宣肺化痰之效，对咳嗽、哮喘属痰浊阻肺者，很是切合。偏寒：加桂枝、干姜；偏热：加石膏、黄芩；咳甚：加百部、前胡；痰多而稀：加法夏、冬花、胆星；痰多而咳不爽：加桔梗、浙贝；痰少而咽干：加沙参、玄参；痰稠成块：加沙参、海哈壳；胸闷：加枳实、瓜蒌；气短、自汗：加北芪、五味子；肾不纳气：加胡桃肉、破故纸。

（李永宸整理）

第六章

疑难病

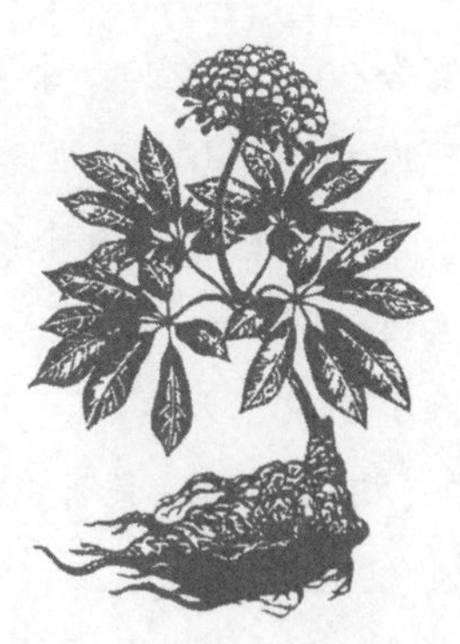

一、不寐治验

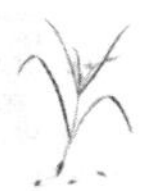

治疗案例 1

叶某，男，40 岁。

2013 年 11 月 1 日初诊：以“不寐 5 年”前来就诊。症见：寐浅，易醒，口苦口干，五心烦热，无盗汗，但自汗，排便不爽，量少，日 1 次，舌偏红中裂、苔薄，脉细数。西医诊断：神经衰弱。中医诊断：不寐。中医辨证：阴虚火旺。治以清心火，养心肾。黄连 10、黄柏 10、黄芩 10、栀子 10、金银花 15、连翘 15、石菖蒲 10、淡豆豉[后下]30、生地 20、玄参 15、麦冬 10、地骨皮 15。3 剂。

2013 年 11 月 8 日 2 诊：复诊，症状未有改善，症状同前，入睡可，易醒，梦多，易心烦，无盗汗，口干口苦，手脚心发热，纳可，排便不爽，每日行 1 次，小便可，舌暗红苔薄黄，脉弦略细。银柴胡 10、地骨皮 15、麦冬 10、天冬 10、黄连 10、胡黄连 10、熟枣仁 15、知母 10、茯神 20、生石膏[先下]30、川芎 10、玉竹 30。3 剂。

2013 年 11 月 15 日 3 诊：现每夜能睡 7~8 小时。梦多，五心烦热，口干口苦口臭，痰黄，大便黏滞不爽，日 1 次，舌略红苔薄微裂，脉细数。百合 30、生地 20、甘草 6、浮小麦 30、大枣 15、玄参 20、麦冬 10、莲子肉 15、怀山 30、生薏仁 30、鸡内金 15、布渣叶 15。3 剂。

2013 年 11 月 18 日 4 诊：睡眠入睡好转，述梦多易醒，口苦口干，灼热感，大便黏腻不畅，纳可，舌暗红、苔薄黄腻，脉细。百合 30、生地 30、甘草 6、浮小麦 30、大枣 10、玄参 15、麦冬 10、白通草 10、生薏仁 30、川萆薢 20、石菖蒲 10、栀子 10。3 剂。

2013 年 11 月 22 日 5 诊：睡眠状况好转，仍有梦多，口干口苦，燥热感，大便自觉黏腻不爽，1 天 1 次，自觉困乏，纳可，舌暗红苔薄黄，舌底静脉稍粗大，色暗，脉沉弦。方药：桃仁 10、川红花 10、川芎 10、生地 30、制首乌 30、白芍 15、怀牛膝 10、枳壳 10、柴胡 10、三棱 10、

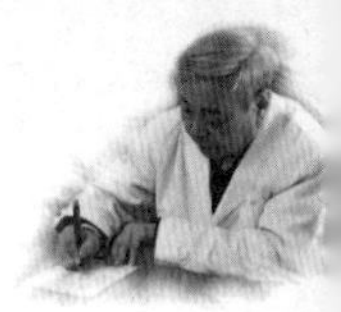

莪术 10、甘草 6。3 剂。

2013 年 11 月 25 日 6 诊：睡眠、精神状态较前好转，醒次数减少，舌暗红苔薄黄有裂纹，舌底静脉紫色，脉弦细。桃仁 10、川红花 10、生地 30、赤芍 15、柴胡 10、怀牛膝 10、枳壳 10、三棱 10，莪术 10、水牛角[先下] 30、丹皮 10、甘草 6。4 剂。

治疗手记

不寐者，有表现为辗转反侧，夜难入睡者，有表现为夜寐易醒者。后者常伴有醒后心跳较快，心悸等症状。本案患者属于后者。初诊以清心火，养心肾论治，效不果。2 诊则紧扣“手脚心发热”，以清骨散清虚热，以酸枣仁汤加味，而取效。3 ～ 4 诊则以脏躁论治，认为患者不寐是由心虚肝郁所致，以百合地黄汤合甘麦大枣汤论治。4 ～ 5 诊，则据患者“舌底静脉稍粗大色暗”，治以活血祛瘀，行气止痛，方用血府逐瘀汤加减，患者精神状态得到改善。

（李永宸整理）

治疗案例 2

梁某，男，45 岁，家住广州。

患者有慢乙肝病史，然困扰患者的是夜难入睡且易醒，醒后则再难入睡。2013 年 3 月 4 日症见：头胀，二便调，心烦，口干而红，舌偏红苔薄，脉细。辨证：肝血不足，血不养心。治以养血安神，清热除烦。方用酸枣仁汤。熟枣仁 15、知母 10、茯神 15、川芎 10、炙甘草 6、远志 10、柏子仁 15、石菖蒲 10、女贞子 15、干地黄 20、桑椹子 15、楮实子 15。7 剂。2013 年 3 月 18 日症见：寐转香，疲乏，胃脘微有不适，舌红苔薄脉细。熟枣仁 15、知母 10、茯神 20、川芎 10、甘草 6、远志 10、柏子仁 15、石菖蒲 10、法夏 10、川朴花 10、扁豆花 10、陈皮 5。7 剂。2013 年 3 月 25 日症见：寐转香，疲乏，胃脘微有不适，舌红苔薄脉细。熟枣仁 15、知母 10、茯神 20、川芎 10、甘草 6、远志 10、柏子仁 15、石菖蒲 10、法夏 10、川朴花 10、扁豆花 10、陈皮 5。7 剂。随后仍以酸枣仁汤加味调治。

治疗手记

本案患者为中年男子，表现为夜难入睡且易醒，心烦，口干，舌偏红苔薄，脉细，符合“肝血不足，血不养心”病机，以酸枣仁汤养血安神，清热除烦，切合病情。故取效甚捷。

（李永宸整理）

二、温肾固涩治滑精

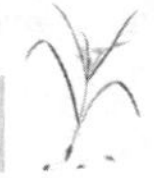

治疗案例

胡某，男，30 岁，货车司机，未婚。以“滑精、不寐 1 年余”于 2013 年 12 月 27 日前来就诊。症见：滑精（遗精无梦境），每天 1 次，精液清稀，手凉，腰酸腿软，双膝痛，尿频尿急，无尿痛，胸疼，口干口苦，自诉有手淫史和冶游史，且无节制，渐至阳痿、遗精，进而发展到滑精。因病情加重，心情越来越紧张，心情紧张则夜难入睡，自觉难受，欲觅短见。舌体偏小，质淡红苔白，脉弦细。西医诊断：前列腺炎。中医诊断：滑精。辨证：命门火衰，精关不固。治以温补肾命，固涩精关。处方：益智仁 10、桑螵蛸 30、怀山药 30、制山萸肉 10、补骨脂 15、巴戟天 15、仙灵脾 10、肉苁蓉 15、桑寄生 30、川断 10、狗脊 10、杜仲 10。7 剂。

2014 年 1 月 3 日 2 诊：服前方后，1 周内仅遗精 1 次。精液较前浓，尿频尿急大减。现仍腰酸，双膝痛，阳痿，舌体偏小，质淡红苔白，脉弦细。处方：益智仁 10、桑螵蛸 30、怀山药 30、制山萸肉 10、补骨脂 15、巴戟天 15、仙灵脾 10、复盆子 15、桑寄生 30、川断 10、狗脊 10、杜仲 10。7 剂。

2014 年 1 月 10 日 3 诊：上周未遗精，腰痛大减，每晚能睡 6 小时，疲劳减，精神增，现仅双膝在天气降雨时出现疼痛，舌淡红苔白，脉弦细。处方：益智仁 10、桑螵蛸 30、怀山药 30、制山萸肉 10、补骨脂 15、巴

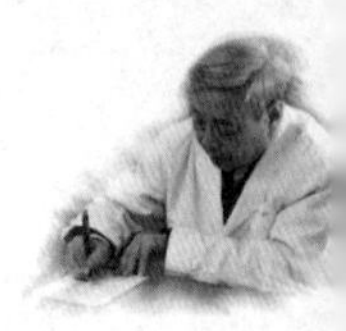

戟天15、仙灵脾10、肉苁蓉15、桑寄生30、川断10、狗脊10、杜仲10。7剂。

治疗手记

遗精是指不因性生活而精液频繁遗泄的病证。多因肾虚精关不固，或君相火旺，湿热下注扰动精室所致。有梦而遗精，称为梦遗；无梦而遗精，甚至清醒时精液流出，称滑精。

遗精的中医诊断：每周2次以上，可以在睡梦中遗泄，亦可以在清醒时流出，并有头昏、耳鸣、健忘、心悸、失眠、腰酸、腿软、精神萎靡等症状。朱丹溪认为遗精得之有四：有用心过度，心不摄肾，以致失精者；有因思色欲不遂，精乃失位，输精而出者；有欲太过，滑泄不禁者；有年高气盛，久无色欲，精气满泄者。本案患者为货车司机，年轻时冶游手淫无节制，致遗精，并恶化为滑精。本案病机属"命门火衰，精关不固"。患者此前亦曾前往中医院诊治，纵观前方亦曾培补先天后天，然无效。究彭教授与前医不同者有二：一是重用固涩药桑螵蛸，以固涩精关；二是不用补气药。

三、温胆汤加味治疗抑郁症

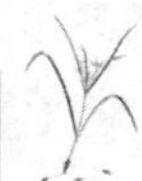

治疗案例

伍某，女，20岁，以"失恋后出现精神抑郁2月"于2012年9月10日前来就诊。症见：精神抑郁，时悲恸大哭，与家人冲突，健忘，发呆，易激惹，头晕，难以思考，气短，舌红苔薄白，脉弦细。中医诊断：脏躁。辨证：心神失养。治以养心安神，疏肝养血。方用甘麦大枣汤合百合地黄汤加味：甘草6、浮小麦30、大枣10、百合30、熟地黄20、远志10、佛手10、郁金10、龙骨[先煎]30、牡蛎[先煎]30、柏子仁15、川芎10、白芷10、丹参15。7剂。

2012年9月14日2诊：头晕，心烦，夜难入睡，舌淡红苔滑腻，脉滑。

辨证：痰火内扰，肝阳偏亢。治以化痰清热，潜镇肝阳。方用：温胆汤加味。法夏10、茯苓20、陈皮5、甘草6、枳实10、竹茹10、远志10、石菖蒲10、柏子仁15、牡蛎先煎30、龙骨先煎30、珍珠母先煎30。7剂

2012年9月24日3诊：头晕心烦好转，眠转佳，大便不畅，小便正常，舌红苔薄黄腻，脉弦滑。法夏10、茯神20、陈皮5、甘草6、枳实10、竹茹10、远志10、石菖蒲10、柏子仁15、熟酸枣仁15、牡蛎先下30、龙骨先下30。14剂。

2012年10月8日4诊：头晕好转，略有心烦，眠可，食可，大便干硬，2～3日1行，小便正常，舌淡红苔薄白，脉弦细。法夏10、茯苓20、陈皮5、甘草6、枳实10、竹茹10、远志10、石菖蒲10、郁金10、柏子仁15、珍珠母先下30、秦艽后下15。7剂。

2012年10月15日5诊：头晕，精神难以集中，心烦，纳眠可，大便不定时，月经推迟7日，小便调，舌红苔薄白，脉细。何首乌30、白芍15、柴胡10、白术10、茯苓20、甘草6、丹皮10、栀子10、薄荷5后下、珍珠母先下30、牡蛎先下30、龙骨先下30。14剂。

2012年10月26日6诊：心烦易怒，余无明显不适，舌淡红中裂苔黄滑，脉细。黄连10、法夏10、茯苓20、陈皮5、甘草6、枳实10、竹茹10、郁金10、佛手10、牡蛎先下30、珍珠母先下30、龙骨先下30。14剂。

2012年11月9日7诊：心烦较前减轻，眠可，口苦，大便2日1次，舌质稍红，苔薄微黄，脉弦细。黄连10、法夏10、茯苓20、陈皮5、甘草6、枳实10、竹茹10、郁金10、佛手10、牡蛎先下30、龙骨先下30、珍珠母先下30。14剂。

2013年1月4日8诊：已无烦躁，眠可，近2日全身瘙痒，无皮肤红疹，无皮肤脱屑，胸前及背部可见红色痤疮，大便可，无口干口苦，纳差，不欲食，舌稍红中裂纹，苔薄白，脉细。银柴胡10、防风10、乌梅10、五味子10、川芎10、制首乌30、生地20、鸡血藤30、赤芍15、蝉蜕5、白芍15、芥穗10、龙骨先下30、牡蛎先下30、柏子仁15。14剂。

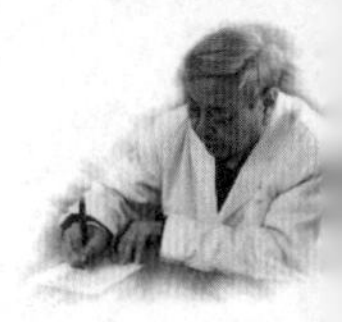

治疗手记

精神抑郁症属中医情志病范畴，可分虚实二证。实者多由外受不良情志刺激，或肝郁化火内扰心神，或痰火肝风内煽，表现为烦躁易怒、惊恐不安、夜不能寐等。虚者因忧思过度、心肝血虚，以致心神失养，表现为心悸、健忘、虚烦不寐等症。本案初诊以心神失养证论治，效不显。2 诊即抓住痰火肝风内煽这一病机，治以化痰清热，潜镇肝阳。以温胆汤为主方，加远志、石菖蒲、牡蛎、龙骨、珍珠母，取法化痰开窍、重镇安神。经过 8 诊而收全功。

（李永宸整理）

四、过敏煎加味治愈神经性皮炎

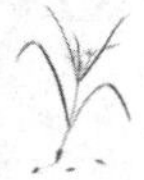

治疗案例

钟某，女，40 岁，教师。以“反复发作神经性皮炎 3 年”于 2013 年 3 月 8 日初诊。患者自诉：3 年前皮肤起红疹，起初小片，后红疹面积逐渐扩大，某三甲西医院皮肤科诊断：神经性皮炎。症见：皮肤红疹，瘙痒，无水疱，皮肤干燥，反复咳嗽，胃脘微痛，嗳气频作，反酸，矢气，月经见血近 2 周，前 5 天量大，后则淋沥不净夜寐易醒，醒后难入睡，梦多，眵多。此外，曾因螨虫过敏而致鼻息肉，舌淡红微暗，苔白滑，脉细滑。西医诊断：神经性皮炎。中医诊断：皮疹。中医辨证：风邪袭络。治以祛风化痰凉血，疏肝和胃健脾。方用过敏煎合丹栀逍遥散加减。银柴胡 10、防风 10、五味子 10、乌梅 10、柴胡 10、白芍 15、茯苓 20、白术 10、丹皮 10、赤芍 15、甘草 6、法夏 10、浙贝母 10、淡鱼古 15、佛手 10。7 剂。2 诊患者诉：肤痒减轻，已停服西药，仍以过敏煎合丹栀逍遥散加减。3 ~ 4 诊：咳嗽反复发作，以过敏煎合止嗽散加减。5 ~ 7 诊则以过敏煎合止嗽散、升降散加减，并从第 7 诊开始，加乌蛇止痒丸，每天 3 次，每次 2.5 克。调治到 6 月下旬，困扰患者的皮疹、咳嗽、胃脘痛获得痊愈。

治疗手记

本案患者有皮疹、咳嗽、胃脘痛三大反复发作的顽疾。尤其是皮疹、咳嗽更是相伴而作。彭教授认为患者属过敏体质，其反复发作的皮疹和咳嗽与其体质有关。因此，治疗上紧扣抗过敏（祛风敛肺）这一中心环节。纵观整个治疗过程，以过敏煎和止嗽散四味为主方，当咳嗽成为主要症状则在主方加入升降四味大黄、姜黄、蝉蜕、僵蚕。当胃脘痛发作时则在主方加入法夏、茯苓、浙贝母、淡鱼古。调治 3 月余而收功。

（李永宸整理）

五、用彭教授痰瘀理论指导，临床治愈三叉神经痛

治疗案例

刘某，女，78 岁，湖北人，2013 年 11 月 9 日以“反复鼻痛 4 年”前来就诊。

患者此前曾到多家中西医三甲医院诊治。西医诊断：三叉神经痛。有高血压和脑梗死、慢性浅表性胃炎、十二指肠球部溃疡（S2 期）、反流性食管炎病史。症见：左鼻痛持续，以跳痛为主，并牵引到左眉棱及左上嘴唇，咳嗽、咀嚼、打喷嚏，甚至说话均可加剧鼻痛，鼻无流涕，无鼻塞鼻痒鼻衄，胃脘空腹时烧灼样痛，反酸，舌偏红苔薄黄腻，舌底静脉增粗，脉滑。辨证：痰瘀阻络。治以化痰通络，方用温胆汤合升降散加味。

法夏 10、茯苓 20、陈皮 5、甘草 6、枳实 10、竹茹 10、浙贝母 10、淡鱼古 15、蝉蜕 5、僵蚕 10、姜黄 10、大黄 5、皂角刺 10、石菖蒲 15、桃仁 10。7 剂。

2013 年 11 月 16 日 2 诊：鼻痛大减，患者回忆服用第 1 剂药后夜间则痛减，睡眠改善，咳嗽、咀嚼、打喷嚏已无鼻痛，眉棱骨痛亦除，现仅局限于左鼻翼和左上嘴唇，胃脘烧灼样痛减，反酸除，现仅偶有嗳气，舌淡红苔薄白，后段薄黄腻，舌底静脉增粗，脉滑。仍治以化痰通络。

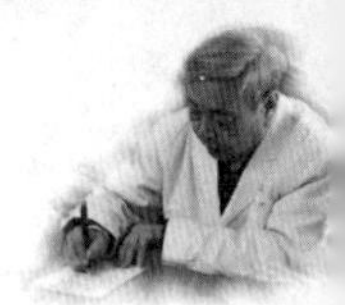

方用法夏10、茯苓20、陈皮5、甘草6、枳实10、竹茹10、蝉蜕5、僵蚕10、姜黄10、大黄5、石菖蒲15、远志10、皂角刺10、桃仁10、浙贝母10。7剂。

2013年11月23日3诊：患者鼻痛进一步减轻，仅以手按左鼻翼才感微痛，纳香寐佳，胃脘仍有烧灼样痛，反酸，舌淡红苔薄腻，舌底静脉增粗，脉滑。辨证：痰瘀阻络。治以化痰通络，方用温胆汤合升降散加味。法夏10、茯苓20、陈皮5、甘草6、枳实10、竹茹10、远志10、石菖蒲15、浙贝母10、淡鱼古15、僵蚕10、皂角刺10、桃仁10、川红花10。7剂。患者问，吃完药后是否还要前来诊治，余告知，若无所苦可不来。

治疗手记

彭教授认为痰瘀阻络是中医辨治神经内科疾病中最常见的证型。举凡头痛、三叉神经痛、面瘫、眩晕、痹证等，均可见于痰瘀阻络证。临床但见：苔滑腻、舌底静脉增粗、唇暗、患部刺痛等，均可加入化痰通络祛瘀之方药。现代医学认为，三叉神经痛表现以患者面颊上下颌及舌部出现电击、针刺、刀割或撕裂样疼痛，口角、鼻翼、颊部或舌部为敏感区。多见于成年和老年人，女性多于男性。本案患者以鼻翼疼痛为主，基于“舌偏红苔薄黄腻，舌底静脉增粗，脉滑”这一症状以及胃脘痛病史，因叶桂有言：“胃痛久而屡发，必有凝痰聚瘀。”[1] 故辨为痰瘀阻络，以温胆汤合石菖蒲、皂角刺、浙贝母化痰，桃仁、僵蚕、川红花通络，更以升降散升清降浊。

【参考文献】

[1] 清·叶桂.临证指南案·胃脘痛[M].上海：上海科学技术出版社.1959：589.

（李永宸撰写）

附：刘某医案影印资料

广州地区医疗机构

门（诊）诊病历

0000003576882

广州市社会医疗保险参保人门诊医疗…				指定慢性病	指定门诊慢性病名称	
姓名：刘××	性别：女					
人员类别	□职工医保 □居民医保 □灵活就业 □其他					
普通门诊	日期	选定医疗机构名称	贴照片处（近期正面一寸彩色（医疗机保专用））	门诊特定项目	门诊特定项目名称	指定定点医疗机构名称
		中医一附院				
	电脑号					

姓名：刘××　性别：女　年龄：78岁　监护人姓名：

出生日期：1935年　月　日　民族：汉　婚姻：☑已 □否

联系地址：白云大道　联系电话：137117××

药物过敏史：

住院号①：

（注：本病历全市通用，注意保存，复诊带回）

病历

病历内容

2013.11.16 方

法夏10 石菖蒲15 蝉蜕5

茯苓20 远志10 僵蚕10

陈皮5 枳壳10 姜黄10

甘草6 竹茹10 大黄5

皂角刺10 桃仁10 浙贝母10

7剂

李永宸 8205

2013.11.23

三叉神经痛4年病史。

现鼻痛已有减轻，[illegible]，吃饭亦无疼痛，仅手按左鼻翼微痛，纳香，[illegible]，胃脘烧灼样痛，体已减，舌淡红苔薄腻，舌底静脉曲张，脉清

患者2007.11.29查电子胃镜：

①浅表性胃炎。

②十二指肠球部溃疡（S2期）

③反流性食管炎。

法夏10 枳壳10 桃仁10

茯苓20 竹茹10 川红花10

陈皮5 远志10 僵蚕10

甘草6 石菖蒲10 皂角刺10

浙贝母10 [illegible]15

7剂

李永宸 8205

第2页

病历内容

广州中医药大学第一附属医院 内科

2013年11月9日

鼻痛4年，[illegible]。

患者曾到耳鼻喉科检查治疗，[illegible]，服药[illegible]，效果不佳，诊为三叉神经痛。

现鼻痛持续，以[illegible]痛为主，并牵引到[illegible]。胃脘空腹时烧灼样痛，泛酸，鼻无流涕，鼻塞，无鼻痒，[illegible]打喷嚏加剧鼻痛，舌偏红苔薄黄腻，舌底静脉曲张，脉滑。方右

法夏10 枳实10 石菖蒲15

茯苓20 竹茹10 蝉蜕5

陈皮5 浙贝母10 僵蚕10

甘草6 [illegible]15 姜黄10

大黄5 皂角刺10 桃仁10 7剂

李永宸 8205

2013.11.16

鼻痛大减，服用第一剂后，[illegible]，[illegible]打喷嚏，[illegible]疼。现在[illegible]痛[illegible]，仅局限于左鼻翼和左上唇。胃脘烧灼样痛减，泛酸[illegible]。现偶有嗳气，舌淡红苔薄黄腻，脉滑。方右

舌底静脉曲张。

第1页

病历

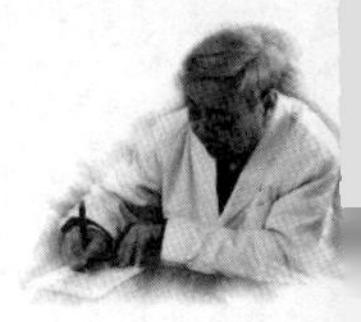

六、进行性肌营养不良治验

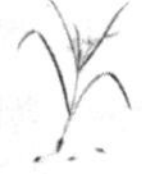

治疗案例

杨某，女，44岁。

2013年8月19日初诊：以“进行性肌营养不良2年余”前来就诊。2011年外院做相关检查诊断：进行性肌营养不良改变。症见：双下肢冷感，大便3～5次/日，小便清，易遗尿，胃纳可，寐差，难入睡，口干，舌较红苔腻微黄，脉沉细。西医诊断：进行性肌营养不良。中医诊断：痿证。中医辨证：肾虚痰阻。治以补肾强肌，化痰和胃。处方：法夏10、茯苓20、甘草6、陈皮5、枳实10、竹茹10、黄柏10、苍术10、怀牛膝10、补骨脂15、益智仁10、巴戟天15。4剂。

2013年8月23日2诊：晨起口干好转，余未有明显改善，舌体瘦小，舌红苔黄腻，脉沉细尺部弱。

处方1先服：法夏10、茯苓20、甘草6、陈皮5、枳实10、竹茹10、黄柏10、苍术10、怀牛膝10、补骨脂15、益智仁10、巴戟天15。7剂。

处方2：北芪30、桂枝10、白芍15、大枣15、甘草6、升麻3、柴胡10、党参15、白术10、当归5、陈皮5、巴戟天15。14剂。

2013年9月16日3诊：服前药后肌力尚可，较前有力，眼部胀痛，月经2月未至，双下肢乏力，二便可，舌淡红苔黄腻脉细弱。PE：四肢肌萎缩，乏力，左边尤甚。

处方1先服：法夏10、茯苓20、甘草6、陈皮5、枳实10、竹茹10、胆星10、苍术10、黄柏10、怀牛膝10、生薏仁30、川木瓜15。14剂。

处方2：黄芪30、桂枝10、白芍15、大枣15、甘草6、升麻5、柴胡10、党参15、补骨脂15、益智仁10、巴戟天15、仙灵脾15。14剂。

2013年11月1日4诊：进行性肌营养不良2年。双下肢乏力，左侧为甚，体检腓肠肌力差，双侧肩部酸疲，双下肢怕冷，双眼干涩，胃脘饭后饱胀，夜难入睡，健忘，左耳鸣，舌体偏小质略红中裂，苔黄腻，脉沉缓。

处方1先服：法夏10、茯苓20、甘草6、陈皮5、枳实10、竹茹10、桃仁10、泽兰10、杭菊15、桑叶15、枸杞子15、栀子10。7剂。

处方2：黄柏10、知母10、怀牛膝10、独活10、山萸肉10、丹皮15、泽泻15、补骨脂15、巴戟天15、仙灵脾10、北芪30、川木瓜15。7剂。强肌健力胶囊10盒，Sig：4#，tid。

2013年11月29日5诊：夜寐转香，现双下肢乏力，上楼困难，四肢关节酸痛，嗳气频作，怕冷，舌红苔黄腻，脉沉细。青蒿[后下]10、黄芩15、法夏10、茯苓20、甘草6、陈皮5、滑石15、青黛[布包煎]6、茵陈30、川萆薢15、生薏仁30、土茯苓20。14剂。

2013年12月16日6诊：下肢沉重感较前缓解，仍觉双下肢乏力，左肩及手臂易酸痛，怕冷以膝关节尤甚，大便成形，日2～3次，便急，寐佳，生气后或身体不适时胃脘部胀闷不适，口不苦，自觉舌尖干，晨起觉饿，有恶心感，舌淡红苔白腻中裂纹，脉沉细。方药：党参15、白术10、炙甘草6、当归5、陈皮5、北芪40、升麻5、柴胡10、法夏10、茯苓20、川朴花10、扁豆花10。14剂。强肌健力胶囊10盒Sig：4#，tid。

治疗手记

进行性肌营养不良属临床痼疾，经过近4个月治疗，患者下肢沉重感较前缓解，夜寐转香，大便成型，这是佳兆。彭教授对此病紧扣“治痿独取阳明”，用温胆汤化痰和胃，以改善睡眠，增加食欲，以黄芪建中汤温中补气。即以补后天达到补先天之目的。与此同时，亦用黄柏、苍术、怀牛膝、补骨脂、益智仁、巴戟天补先天肾命，这一治疗痿证的思路和方法值得读者借鉴。

（李永宸整理）

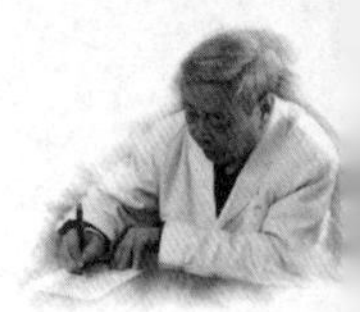

七、先天性营养不良性肌萎缩治验

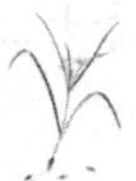

治疗案例

陈某，男，5岁，福州市人。

2005年6月以“先天性营养不良性肌萎缩”，患者父亲带他前来就诊。症见：四肢削瘦，面萎黄，神疲，纳呆，大便烂，3～4次/日，舌淡苔薄白微腻。西医诊断：先天性营养不良性肌萎缩。中医诊断：痿证。中医辨证：中气虚衰。治以补中益气。方用补中益气汤加味。党参15、北芪30、白术10、炙甘草6、当归5、陈皮5、升麻3、柴胡10、鸡内金10、麦芽20、白扁豆15、怀山20。7剂。1月后，患者家人带其复诊：患者回福州后，用前方继服1月，患者已能步行，头晕，皮肤瘙痒，加入养血驱风药川芎10、熟地20、芥穗10、防风10，升麻加至6，3诊时，诉已能上下床，4诊时乘飞机前来。

治疗手记

此案为彭教授在诊余偶尔谈及，余甚是好奇，故简单笔录，恰有前案“进行性肌营养不良”，故置此案于此，供读者对照领会。

（李永宸整理）

八、1例30余年的神经性抽搐治验

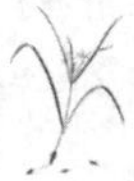

治疗案例

郝某，男，78岁，广州某民航离休干部。2007年8月20日入院。

痉挛性阵发性手足抽搐30余年，加重2年余。始发于1972年8月初，因精神困倦，侧卧躺下，突发四肢痉挛性抽搐，10多秒钟后可自动缓解，发作时神志清醒，口不吐泡沫，口噤不语。曾到广州各大医院及兰州、西安、武汉等大医院诊治，怀疑颈椎痛、痫证、神经官能症、精神病、神经性抽搐，说法不一，无明确诊断。用中西药、针灸、理疗等可延缓发作。20世纪70年代大约1年发作2～3次，80年代1月发作几次，90年代每周发作数次，2005年起1天连续发作多次，十分痛苦。本次入院以帕金森病收入院。入院体检时，又发作抽搐，数秒钟后自动停止。有高血压、动脉硬化、帕金森病病史。8月22日邀余会诊。

患者矮胖，面色苍黄，自诉头晕，痰多而白，全身疲倦乏力，大便稀烂，日2～3次，舌淡胖苔白腻，脉弦细。中医诊为痉证。因脾虚生痰，痰浊阻络，拟祛痰通络为治，用导痰汤加减。处方：

法夏10、茯苓20、甘草6、陈皮5、枳实10、竹茹10、胆星10、僵蚕10、白附子10、秦艽15、威灵仙15、路路通30。4剂。

2诊（8月24日）服药后4天来仅发生抽搐1次，仍头晕，痰多，肢冷，腹部（脐周）冷，胃脘胀闷，大便仍溏，纳呆，舌淡胖苔白腻而厚，脉沉细。前方已见效果，但燥湿化痰仍不够力，拟加强温补脾阳，治痰之源，用温胆汤合附桂理中汤加味。处方：

熟附子先下10、肉桂末冲3、党参15、茯苓20、干姜10、炙甘草6、法夏10、陈皮5、枳实10、竹茹10、胆星10、僵蚕10、白附子10。4剂。

3诊（8月28日）再服4剂后，未见抽搐，腹冷脘胀减轻，大便成形，日1次，舌脉如前，嘱续用前方。8月30日未见抽搐，照上方带半个月中药出院。此后门诊，一直未有抽搐。2012年底来院门诊告知，手足抽搐经中药3个月调治，均未再发生，30余年痼疾解除，盛赞中医确有意想不到的效果。

治疗手记

中医痉病以项背强急、口噤、四肢抽搐，甚则角弓反张为主症。痉病有多种：如刚痉、柔痉、风痉、风痰痉、痰火痉等。本案应属风痰痉。所谓属风，因其突然出现筋脉强直痉挛的症状。正如病机十九条云“诸暴强直，皆属于风”所指。所谓有痰，除有痰多、头晕的症状外，还有

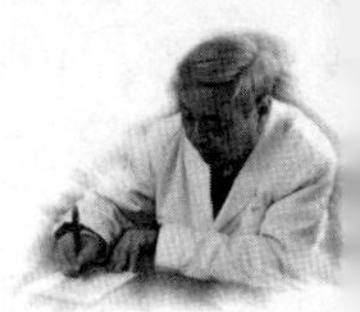

因脾阳虚、湿盛化痰之故，见有脘胀、腹痛、大便溏、苔白腻等表现，病机十九条有云："诸痉项强，皆属于湿。"深入询问病史，患者年轻在部队任报务员，多在山洞中工作，潮湿易侵，湿浊伤于筋脉肌腠，成为宿疾。1972 年遭受政治上迫害，心情郁闷，肝气不舒，肝郁化风，故突然发痉。虽然经西医诸多检查，未能查出抽搐原因，甚至误当精神病而送入精神病院治疗，导致 30 余年不但病未治好，而且发病越来越严重。

本病例初诊即诊为风痰痉，用导痰汤加止痉散，燥湿祛痰，祛风通络已收效，但痉未完全停止。2 诊发现患者脾胃阳气耗损过多，湿浊太盛，即改用附桂理中汤合导痰汤、止痉散，抽搐完全停止，调理数月余，完全治愈。临证抓住脾胃阳虚，截断生痰之源，才是治疗的根本。

（彭胜权教授撰写）

九、多发性硬化治验

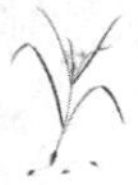

治疗案例

陈某，女，41 岁，广东惠东县人，家庭主妇。2011 年 1 月 15 日入住本院神经内科。

入院时以二便不利 5 天，伴晕厥 2 次为主症入住本科。患者于 5 天前突然出现小便频急，淋沥涩痛，大便欲解难排，到某军区总医院急诊，给予匹多莫德、托拉塞米、兰索拉唑、头孢克肟口服。服药 2 小时后，出现头晕，心慌，出冷汗，全身乏力，速到当地医院输液（用药不详）后，症状减轻，但仍乏力，疲倦，有尿意，便意，无法自行排出，再次住军区医院，再服上药又出现晕厥，经输液后缓解，保留导尿管入本院急诊观察室。疑为多发性硬化症，转入神经内科。

入院时见患者神志清楚，精神困倦，四肢无力，视物模糊，胸背紧束感，麻木不仁，情绪不稳，易哭泣，腰酸痛难坐立，腹胀，留置导尿管，已导尿 2000ml，大便 4 天未解。经多方会诊，中医：癃闭。西医：多发性硬化（脱髓鞘病变）。中药用猪苓汤合二至丸加减。西药用激素冲击疗法。住院近1月，二便可自己控制，胸背束缚感减轻，于2011年2月14日出院。3月6日来门诊治疗。

患者自诉最痛苦的仍是小便刺痛，尿频，尿急，大便秘结，若大便通则小便顺畅，胸背紧束感，皮肤无触觉、痛觉，小腹膀胱区感觉亦很迟钝。面呈满月面容，潮红，寐差，胃纳尚可，尿黄浊，舌红苔白腻带黄，脉弦滑。考虑该患者曾用大量激素，情绪易激动。辨为痰火扰心，心火下移小肠，至小便不利，清浊不分，以黄连温胆汤合升降散、栀子豉汤，祛痰热、清心火、升清降浊。处方：

黄连10、法夏10、茯苓20、甘草6、陈皮5、枳实10、竹茹15、蝉蜕5、僵蚕10、姜黄10、大黄15、栀子10、淡豆豉后下10、青黛布包煎6。7剂。

4月份，患者情绪逐渐稳定，激素已停用，左胸乳头以下至肋弓区域痛觉过敏消失，背部感觉缺失缩窄，小便基本通顺，大便1～2次/日。继续前方治疗，另加四磨汤口服液，每次1支，日3次。

5月份，二便已恢复正常，惟胸背紧束仍有存在，建议加针灸。6月至7月，患者情绪稳定，视觉模糊已痊愈，行走自如，胸背皮肤感觉仅在第5～6肋范围感觉较差，二便自调，上方减大黄至10克，加拔罐疗法，治疗1月后，回老家疗养。

2013年1月21日再来面谢时，得知已停药4个月，除胸背感觉某些部位稍差外，其余皆同常人。

治疗手记

本病属脱髓鞘病变，由于自身免疫或病毒感染所致。病痛易反复，预后较差。西医主张激素冲击疗法。本病人亦用激素冲击，症状有一定改善，但不理想。中医从痰火论治。祛痰以治肌肤不仁，降心火以治小便不利、情绪不稳。这是用黄连温胆汤之由，合用升降散，意在升清阳、降浊气、通大便。加栀子豉汤以除心中烦热，利睡眠，故治疗效果满意。治疗半年中，曾有更改处方，效果均不理想，故一直坚持本方治疗，后

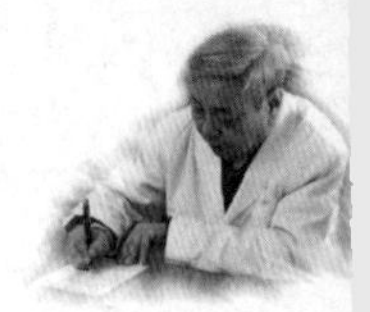

期加针灸、拔罐亦起到一定效果。

（彭胜权教授撰写）

十、多动秽语综合征

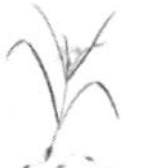

治疗案例

唐某，女，13岁。2012年11月12日初诊：症见：气短不足以息，胸闷，午后至夜晚加重，无胸痛，无心慌心悸，喜安静恶吵杂，既往有多动秽语综合征和双眼瞤动病史（现已缓解），舌红苔黄腻，脉细数。西医诊断：多动秽语综合征。中医诊断：惊风。中医辨证：肝火旺脾气弱。治以清肝火、健脾气。处方：水牛角先下15、白芍15、龙骨先下30、牡蛎先下30、防风10、陈皮5、白术10、土茯苓20、川萆薢15、生薏仁30、升麻3、葛根30。14剂。

2012年11月30日2诊：气短除，胸闷愈。现无明显不适，舌红苔薄黄，脉数。2012年11月12日查心电图：窦性心律，T波改变（Ⅱ、Ⅲ、avF）心酶五项和风湿四项均正常。效不更方，处方：水牛角先下15、白芍15、龙骨先下30、牡蛎先下30、防风10、陈皮5、白术10、土茯苓20、川萆薢15、生薏仁30、升麻3、葛根30。7剂。服药半年余，诸症消失。

治疗手记

多动秽语综合征属于中医惊风范畴。惊风属小儿时期常见病症。原因多样，症见颈项强直，四肢抽搐，甚则角弓反张，意识不清等。发病年龄多在1～5岁。此病常见于儿童，这与小孩“肝常有余”这一生理特点有关。夏禹铸《幼科铁镜》将惊风病机概括为“热盛生风，风盛生痰，痰盛生惊”，治疗上则指出“疗惊必先豁痰，豁痰必先祛风，祛风必先解热，解热必先祛邪”。彭教授紧扣小孩的生理特点和惊风的病理转归，以升麻、葛根、防风祛邪，水牛角清热，陈皮化痰，龙骨、牡蛎重镇安神，土茯苓、川萆薢、生薏仁则针对下焦湿热而设。本方以痛泻要方，补脾泻肝，针对小孩“脾常不足”，故用白术、土茯苓健脾。

（李永宸整理）

十一、中医治疗甲状腺机能亢进

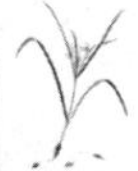

治疗案例

谢某，女，30 岁，潮州人，公司职员。2008 年 5 月 15 日来诊。

发现甲状腺机能亢进 1 年余。患者于 1 年前因不孕消瘦到广州某三甲医院就诊，经查 T3：6.94；T4：38.50；TGAb：64；TMAb：50，肝功：ALT：60U/l；AST：52U/l；AST/ALT：0.8。一直用抗甲亢西药，因副作用大，建议找中医治疗。症见：病人消瘦，心悸，纳佳，脾气火爆，最易生气，月经前后无定期，量少色黑，舌暗红苔薄腻，脉弦滑。辨证为肝气郁结化火，以丹栀逍遥散加味治疗。

白芍 15、制首乌 30、柴胡 10、甘草 6、茯苓 20、白术 10、丹皮 10、栀子 10、薄荷后下 6、龙骨先下 30、牡蛎先下 30、郁金 10。14 剂。

以后每月来诊 1 次，一直坚持中药治疗，2008 年 8 月，甲功五项已正常，肝功十二项均正常。2009~2010 年 8 月所有检查均正常，月经准时，脾气见好，身体逐渐恢复，2012 年 10 月生一女孩，母女健康。

治疗手记

甲状腺功能亢进，中医称为瘿瘤，多由肝气郁结，郁久化火，用丹栀逍遥散加减，十分对症，经 3 年余坚持中药治疗，效果明显，辨证并不困难，关键在于坚持用药。

（彭胜权教授撰写）

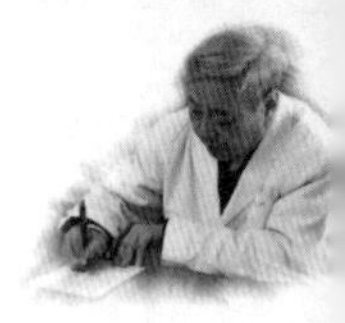

十二、中医治疗白塞氏病

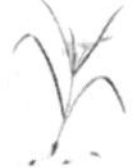

治疗案例

络某，女，47岁。2007年9月24日初诊。

白塞氏病2年，曾到多家医院诊治，未见效，于2007年9月24日前来门诊治疗。症见：口腔溃疡，口干舌燥，头痛头晕，眼怕光，胃脘疼以饭后尤甚，嗳气泛酸，阴部溃烂，腰痛，怕冷，以及寐差，乏力等。西医诊断：白塞氏病。中医诊断：狐惑病。辨证：上热下寒。治以清上焦热毒、祛中焦寒浊。方药：甘草10、干姜10、云苓20、黄连10、细辛3、浙贝母10、黄芩10、五倍子10、淡鱼古15、栀子10、法夏10、白及10。7剂。效不显。10月12日2诊：因头痛较剧，以天麻钩藤饮加味，亦未见效。细思患者除了有毒邪阻滞上焦所见的口腔溃疡，口干舌燥，头痛头晕，眼怕光，阻滞中焦所见的胃脘疼，嗳气，泛酸等上中二焦症外，尚有阻滞下焦所见的阴部溃烂，腰痛，怕冷。辨证为：阴阳毒邪阻滞三焦。治法：温阳、清热、解毒、化痰。从10月19日第3诊开始，在前方基础上加四逆汤，形成以黄连解毒汤清阳毒、四逆汤散阴毒，法夏、云苓、浙贝母、淡鱼古和胃化痰的治疗格局。方药：法夏10、救必应15、黄连10、云苓20、蒲公英10、黄柏10、浙贝母10、熟附子先下10、栀子10、淡鱼古15、干姜10、桃仁10、甘草6。7剂后，口腔溃疡和阴部溃烂愈，其余诸症亦减轻。随后数月主要治疗头痛、胃脘痛、不寐等症。至2008年5月6日22诊：患者又出现口腔溃疡（阴部溃疡一直没有复发），再次使用黄连解毒汤合四逆汤加味，所患行瘥。

治疗手记

白塞氏病“是一种原因不明的全身性自身免疫性疾病，以细小血管炎为病理基础的慢性进行性多系统损害的疾病，损害的部位广泛，主要表现为复发性口腔溃疡、外阴部溃疡和眼色素膜的三联症。”[1] 中医称狐惑病。湿热内蕴，阻滞气机为常见病机。主要表现为咽喉、口腔、眼睛、二阴同时或交替溃疡等症状。治疗则以清热解毒为主。然以此法治疗患者，未见良效。基于患者腰痛、怕冷、阴部溃疡这些下焦症状，彭教授考虑到恐有阴毒阻滞下焦的成分，因此改弦易辙，采用大热大寒药相互配伍的方药，针对阴毒、阳毒，进行同时治疗，取得了令人满意的效果。值得一提的是，头痛一症最常见，在20诊中出现，仅5诊未现。但用疏散外风之方药，如天麻钩藤饮以及白芷、川芎、藁本、蔓荆子等方药并不能取效。而紧扣阴阳毒邪阻滞三焦这一病机，使用黄连解毒汤合四逆汤加味，治疗患者口腔和阴部溃疡时，患者头痛反而能随溃疡的愈合而减轻。

【参考文献】

[1] 李文敬，杨连洲，苏厚恒.自身免疫性疾病中西医治疗学[M].北京：军事医学科学出版社，2007：889.

（李永宸整理）

十三、恶寒10年治疗经验

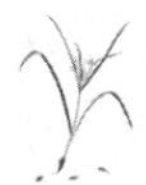

治疗案例

孙某，男，42岁，广东蕉岭人。

以“恶寒10年，加重5年”于2007年6月11日前来就诊。起病原因不详，曾到西医院诊治，查无病因，疗效不佳。中医师则一派补肾温阳，也不见效。患者恶寒不论寒暑，以夜间为甚。夏天亦要穿毛衣，夜间盖棉被。冬天则要穿两三件棉袄，盖几件棉被。大便溏，日1次，小便多，渴不欲饮，易感冒风寒，舌暗红边有齿痕，苔薄黄，脉沉细。中医辨证：肾阴阳两虚证。治以平补阴阳，益气活血。处方：干地黄20、女贞子15、楮实子15、山萸肉10、赤芍15、枸杞子15、补骨脂15、仙灵脾15、菟丝子20、干地龙10、桃仁10、泽兰10、莪术10、川芎10、北芪30。14剂。

2007年6月25日2诊：恶寒减轻，已经不需穿毛衣，这是过去服中

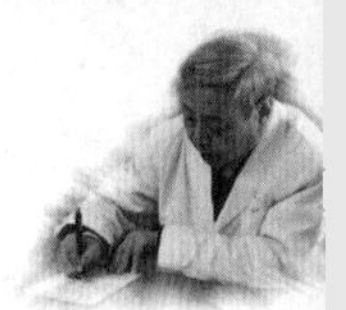

药所未见之疗效。现便溏，日 1 次，余无不适，舌略红边有齿痕，苔薄黄，脉沉细。处方：干地黄 25、女贞子 15、楮实子 15、山萸肉 10、菟丝子 20、仙灵脾 15、补骨脂 15、仙茅 10、怀山 30、石斛 15、麦芽 30、花粉 15、干地龙 10、路路通 30、川芎 10。7 剂。

2007 年 9 月 24 日 3 诊，患者回家后按前方服用近 3 个月，恶寒减轻，夜间仅需盖一床厚棉被，大便较前成型，小便清，口渴欲饮凉饮，夜间和白天均汗出增多，舌红苔少，脉沉细。处方：干地黄 25、女贞子 15、楮实子 15、山萸肉 10、锁阳 15、肉苁蓉 15、怀牛膝 15、云苓 20、怀山 30、泽泻 15、桂枝 10、炙甘草 6、麦冬 10、大枣 15、生姜 3 片。7 剂。

2007 年 11 月 5 日 4 诊：服前方近 40 天，恶寒减，盗汗除，口干减轻，现仍白天汗多，大便溏，日 1 次，小便清长，心悸，舌红苔微黄腻，脉弦细。处方：菟丝子 20、枸杞子 15、补骨脂 15、仙灵脾 15、怀山 30、云苓 20、生薏仁 30、白术 10、熟附子先下 10、干姜 10、甘草 6。7 剂。

2008 年 1 月 18 日 5 诊：服前方近 50 天，恶寒减，大便由溏转实，自汗和心悸除。现仅感双侧头痛，摇晃加剧，双脚踝下疲软，舌偏红苔薄，脉细。处方：干地黄 25、女贞子 15、楮实子 15、山萸肉 10、知母 10、黄柏 10、桑寄生 30、川断 10、狗脊 10、杜仲 10、菟丝子 20、补骨脂 15、怀牛膝 15、川芎 10、白芷 10。7 剂。春节后告知恶寒证除。

治疗手记

内伤恶寒证，临床不少见。此案属恶寒痼疾，则较少见。西医查无原因。中医大都遵循寒者热之大法，究其使用温补肾阳不效的原因，是诊断上忽略了患者舌偏红这一重要症状。辨证上忽略了肾阴虚这一方面，治法上则单用温补，不能取效。舌偏红原因有二：一是肾阴虚，二是长期过用温补药。彭教授透过恶寒、便溏、小便清等阳虚症状，看清舌质红这一症状所表现的肾阴虚本质，以干地黄、女贞子、楮实子、山萸肉、枸杞子、菟丝子滋补肾阴为主，补骨脂、仙灵脾、仙茅等温补肾阳为辅，体现“善补阳者，必于阴中求阳，则阳得阴助而生化无穷。善补阴者，必于阳中求阴，则阴得阳升而泉源不竭”[1]。本案成功的另一关键，在于患者取效后能坚持服药，故能在半年多时间内治愈顽疾。

【参考文献】

[1] 明•张介宾．景岳全书•新方八略引•补略 [M]．上海：上海科学技术出版社，1959：974.

（李永宸整理）

十四、中医治疗婴儿巨细胞病感染

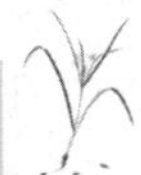

治疗案例 1

刘某，男，8 个月，家居深圳。以“发现肝功能异常 4 月余，反复发热 6 月余”于 2007 年 3 月 23 日前来就诊。患儿父母主诉：患儿出生 2 个月出现黄疸，在广州市某著名三甲西医院住院治疗，黄疸有所消退，查出巨细胞病毒感染，每月皆有发热，发育迟缓。2007 年 3 月 5 日查生化全套：Cre：18 μ mol/L（44 ～ 133）；TG：5.48mmol/L（0.4 ～ 1.71）；CHO：7.13mmol/L（2.17 ～ 5.17）；TB：21.3mol/L（5.1 ～ 19）；DB: 12.8mol/L(1.7 ~ 6.8); A/G: 0.88(1.5 ~ 2.5); ALT: 288U/L(5 ~ 40); AST：461U/L（8 ～ 40）；ALP：1289U/L（48 ～ 406）；GGT：365U/L（11 ～ 50）；LDH：869U/L（109 ～ 245）；TBA：36 μ mol/L（0 ～ 20）。血分析：WBC：3.50×10^9/L；HGB：103g/L；GRA：0.3×10^9/L。舌淡红苔白，食指络脉青紫，达气关。西医诊断：婴儿肝炎综合征、巨细胞病感染。中医诊断：黄疸。中医辨证：湿热黄疸。治以利湿退黄。方用茵陈五苓散加减。茵陈 15、云苓 20、泽泻 10、青蒿后下 5、鸡内金 15、布渣叶 15、麦芽 30、黄芩 10、蝉蜕 5、薄荷后下 3、法夏 10。7 剂。小柴胡颗粒 1 盒，Sig: 1 包，tid。

3 月 30 日 2 诊: 黄疸减轻，睡眠转香，头汗多，头部多皮疹，大便日 1 次，

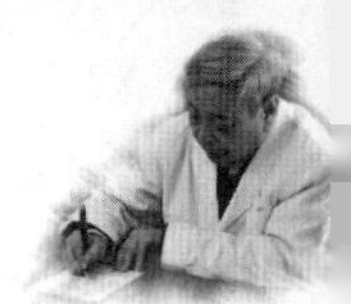

尿黄，舌淡红苔白，食指络脉青紫，达气关。茵陈15、云苓10、泽泻10、猪苓10、蝉蜕3、僵蚕5、姜黄10、苏叶10、柴胡10、白芍10、枳实10、甘草5。7剂。

4月6日3诊：黄疸减轻，睡眠转香，头汗减，现仍头部皮疹，大便日2次，尿微黄，舌淡红苔白，食指络脉青紫，近气关。柴胡10、白芍10、枳实10、甘草6、茵陈20、云苓10、泽泻15、猪苓15、白术10、蝉蜕5、姜黄10、苏叶10。14剂。4月5日查肝功十三项：ALT：96U/L（5～40）；AST：113U/L（8～40）；GGT：222U/L（11～50），其余均正常。

治疗案例2

苏某，男，6个月，家居汕头。以“新生儿胆道闭锁6月术后2月”于2007年3月30日前来就诊。患儿父母主诉：患儿出生即发现胆道闭锁，于2个月前在广州市某著名三甲西医院行手术治疗。症见：黄疸，面黄甚，皮肤黄染，尿黄，盗汗，纳一般，黄绿大便5～6次/日，住院治疗，黄疸有所消退，查出巨细胞病毒感染，每月皆有发热，发育迟缓，舌淡苔薄白腻，食指络脉青紫。2007年2月16日B超：胆道闭锁术后，肝稍大。3月15日查肝功：TB：325.9mol/L（5.1～19）；DB：196.1mol/L（1.7～6.8）；IB: 129.8mol/L; TBA: 214.9μmol/L（0～20）；ALT: 362U/L（5～40）; AST: 289U/L（8～40）; GGT: 973U/L（11～50）; ALP：310U/L（0～110）；CHE：3854U/L（5300～12900）；亮氨酸氨基肽酶：335U/L（30～70）；谷氨酸脱氢酶：51.3IU/L（0.1～7.5）；巨细胞病毒抗体IgG（+）。西医诊断：胆道闭锁术后；肝稍大；巨细胞病感染。中医诊断：黄疸。中医辨证：湿热黄疸，湿重于热。治以利湿退黄，调和营卫。方用茵陈五苓散合桂枝汤加减。茵陈15、云苓20、泽泻10、猪苓10、白术10、桂枝10、白芍15、生姜3片自备、大枣10、鸡内金15、怀山30、泽兰10。7剂。

2007年4月6日2诊：发热除，现巩膜黄染，面黄，尿黄，大便深黄，舌淡苔白腻。茵陈15、云苓10、泽泻10、猪苓10、白术10、北芪15、甘草5、鸡内金15、怀山30、麦芽30、扁豆花10、川朴花10。7剂。

2007年4月13日3诊：巩膜黄染，面黄，尿黄，大便深黄，舌淡苔白。4月12日查肝功：TB：177mol/L（5.1 ~ 19）；ALT：72U/L（5 ~ 40）；AST: 155U/L(8 ~ 40); GGT: 538U/L(11 ~ 50); ALP: 441U/L(0 ~ 110); CHE：33403U/L（5300 ~ 12900）。茵陈15、云苓10、泽泻10、猪苓10、白术10、北芪15、鸡内金15、路路通15、王不留行15、怀山30、麦芽30、枳壳10。14剂。

据2007年4月20就诊的患者所住医院一位病友说：患儿苏某之父电话告诉他说：服用4月13日方1周黄疸已退。

治疗手记

小儿之病，古人谓之哑科。古人有“宁治十男子，莫治一妇人；宁治十妇人，莫治一小儿”[1]之叹。治小儿难，难于辨证，因为小儿不会清楚表达病情；若能辨证准确，用药精当，则取效甚捷。两患儿同患巨细胞病感染，同住一家医院。刘某前来就诊，服用中药后取得良效后，其父告知苏某之父，苏某亦带患儿前来就诊。虽然同患巨细胞病感染，但同中有异，苏某病情较重，且因胆道闭锁而行手术治疗。因此，中医辨证也有差异：刘某之黄疸证属湿热黄疸，湿热并重。苏某则湿热黄疸，湿重于热，且有营卫不和而发热。治疗上，刘某，利湿退黄，方用茵陈五苓散加减。苏某，治以利湿退黄，调和营卫，方用茵陈五苓散合桂枝汤加减。两患儿均只经3诊，就取得退黄目的。何以疗效如此之迅速？“盖小儿之病，非外感风寒，则内伤饮食，以至惊风、吐泻及寒热、疳痫之类，不过数种（按：病因单纯）；且其脏气清灵，随拨随应，但能确得其本而撮取之，则一药可愈，非若男妇损伤积痼疑顽者之比。”[1]（《景岳全书·小儿则总论》）

【参考文献】

[1] 明·张介宾．景岳全书·小儿则 [M]. 上海．上海科学技术出版社，1959：696.

（李永宸撰写）

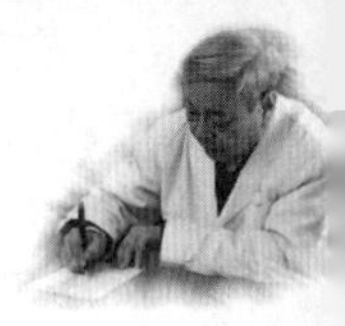

十五、治疗习惯性流产

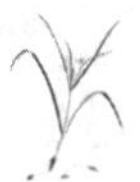

治疗案例 1

李某，女，35岁，会计，厦门市某园林局工作，2003年4月7日来诊。

妊娠12周，阴道流血两天。素有流产史。结婚8年，怀孕3胎均流产。现妊娠近3月，虽然在医院门诊用中西药安胎，仍在4月5日早晨发现阴道出血。即去医院注射安胎针，未见效，7日晚经友人介绍，余往患者家出诊。

视患者身体瘦弱，面色苍白，卧床难起。询问病史，妇科B超示纵隔子宫，胎儿很难发育。余亦首次遇到这类病人，经验不多，按其脉沉细，舌嫩红苔白，语声低微，诊为习惯性流产（先兆），辨证属气血双亏，拟益气补血。

黄芪30、党参15、白术10、炙甘草6、川芎10、当归10、白芍15、熟地25、川续断10、黄芩10、阿胶[烊化]15、棕榈炭15、侧柏叶15、仙鹤草15。服药后第2天，其丈夫来告之，阴道出血已止，求药。上方去棕榈炭、侧柏叶、仙鹤草连服3个月。2003年生一女儿，除体重稍轻，身高稍小外，一切正常。2010年12月见面时，女孩已7岁，身体健康。

治疗案例 2

某，29岁，珠海一女士，外资企业职工。亦因子宫纵隔，曾流产一次。2010年妊娠6周，见阴道少量出血，恐再流产，要求保胎。患者个子瘦小，面色青灰，手足冰冷，胃纳欠佳，舌小淡红苔薄，脉细弱，辨证为气血两亏，用泰山磐石饮益气养血安胎。

党参15、白术10、茯苓20、炙甘草6、当归5、川芎10、熟地20、白芍15、黄芩10、川续断10、春砂仁[后下]10、北芪30、棕榈炭15、糯米20[布包]。每月服7剂，连服3个月。

2010年9月生一男孩。现已2岁多，除身高稍矮外，智力身体均正常。

治疗手记

习惯性流产原因很多，子宫纵隔引起小产，本人仅遇此2例，均辨为气血两亏，用泰山磐石饮保胎成功，说明中医理论及验方，确实很宝贵，应当努力继承，发场光大。

（彭胜权教授撰写）

十六、治疗女性阴痒症

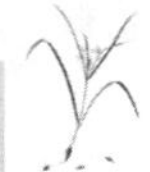

治疗案例

李某，女，45岁，某三甲医院药房主任，2009年5月2日来诊。

患外阴部瘙痒连及肛门处，痒已5个月余。经本院妇科、外科、皮肤科等科诊治，排除阴道滴虫、念珠菌感染、皮肤过敏，并用雌激素治疗，因为乳房结节而放弃，亦找中医科用中药1个月效果不显，经人介绍到我处门诊。

就诊时，患者介绍阴部瘙痒难忍，入睡时因痒难忍常彻夜难眠，月经基本正常，量少，色黑，白带色黄，较多。面色苍黄，情绪急躁易怒，胃纳尚可，小便黄短，大便少，舌暗红苔少，脉细数。此属中医阴痒证，为肝肾阴虚、下焦湿热所致。拟滋养肝肾，兼清湿热。药用：生地黄20、女贞子15、楮实子15、桑椹子15、枸杞子15、银柴胡10、白芍15、柴胡10、土茵陈30、川萆薢15、淡鱼古15、枳实10。7剂。

另：舒乐宁洗剂，5瓶，外洗。

再诊（6月4日）服药1个月来，阴痒大减，夜寐欠佳，月经仍偏少，色已不黑，白带已很少，性情已好，舌红苔少，脉弦细。下焦湿热已除，拟调理肝肾之阴为主，佐以疏肝解郁，安神定志。药用：生地黄20、枸杞子15、麦冬10、玄参15、白芍15、柴胡10、郁金10、川楝子10、苦

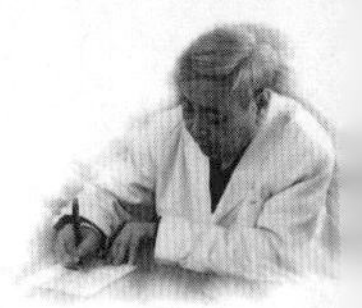

参15、夜交藤15、合欢皮15、桃仁10。7剂。

2009年8月份，托熟人告知，阴痒已痊愈，月经正常，转告感激，并称中医很神奇。

治疗手记

部分中年妇女在绝经期前后，常有阴痒证。本患者年龄不算大，但经年忙碌，肾精亏虚，水不涵木，阳失所藏，导致肝肾阴虚，故月经量少色黑，烦躁易怒，舌红苔少脉弦细。又因阴部瘙痒难忍，阴部不洁致白带增多，故清下焦湿热，亦是当务之急。患者来诊前，曾服用中药1个月余，查看病史，均以补肾阴之品为主，效不显与未注意清湿热有关。

（彭胜权教授撰写）

十七、湿疹治验

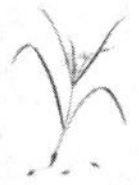

治疗案例

周某，男，39岁，广州人。

2013年11月7日初诊：以“湿疹6年”前来就诊。湿疹布散全身，以大腿内侧、阴囊处为甚，瘙痒，阴囊无寒冷感觉，湿疹以秋冬为甚；腹疼欲便，便后痛止，质稀，胃痛，无嗳气反酸，肛门瘙痒，夜尿1次。舌淡红有裂纹苔黄腻，脉沉。辨证：寒湿内蕴。治以温中补虚，散风除湿。方用吴茱萸汤合过敏煎。党参15、吴茱萸10、大枣10、甘草6、茯苓20、白术10、银柴胡10、防风10、五味子10、乌梅10、徐长卿10、蝉蜕5。7剂。

外洗方：地骨皮15、吴茱萸15、苦参30、蛇蜕10、土茯苓30、蛇舌草20、川萆薢15、明矾15。7剂。

2013年11月18日2诊：病史如前，阴部潮湿感，胸、腹、背、双下肢散在小丘疹，抓痕，瘙痒。近数年大便稀烂，每日晨起排1次。方药：乌梅10、干姜10、黄连10、广木香后下15、苦参15、银柴胡10、防风10、五味子10、徐长卿10、僵蚕10、晚蚕砂15、全蝎5。7剂。

2013年11月25日3诊：背部冷感较前好转，瘙痒减轻，大便较前好转。现湿疹以阴囊部为甚，舌红苔黄腻，脉沉细。

方药：银柴胡10、防风10、五味子10、乌梅10、徐长卿15、丹皮10、赤芍15、栀子10、晚蚕砂15、土茯苓20、苦参15、川萆薢15。

外洗方：地骨皮15、吴茱萸15、苦参30、蛇蜕10、土茯苓30、明矾15、蛇床子15、地肤子15。7剂。

治疗手记

本案患者正在治疗中，然彭教授对本案的处方颇有深意，故留此供读者体味。

（李永宸整理）

十八、慢性湿疹治验

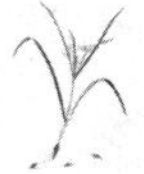

治疗案例

莫某，女，41岁，2012年10月2日就诊。

患皮肤湿疹3年多。于2009年1月因全身瘙痒难忍，到某三甲医院皮肤科就诊。诊为自身敏感性湿疹。初起在小腿瘙痒，红色丘疹，抓之糜烂，渗出，色素沉着。经用抗生素和皮质类固醇激素治疗，仍未改善。就诊时，手背、足背、四肢弯曲处最为痒痛难忍，皮肤色素沉着或潮红，布满血痂，彻夜难眠，心烦易怒，身体消瘦，皮肤苍黄干燥，舌红苔干，脉弦细数，此为血虚风燥，用消风散加减。制首乌30、当归5、白芍15、熟地20、川芎10、蝉衣5、银柴胡10、五味子10、防风10、乌梅10、芥穗10、蛇蜕5。14剂。

服药半个月后，瘙痒大减，血痂隐现，未见新出血疹，上药除当归、芥穗，加鸡血藤15、白蒺藜15。14剂。

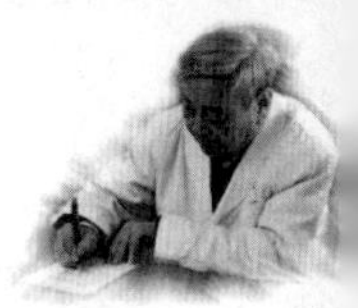

3诊：已不再痒，未再见丘疹、红斑，色素沉着变淡，用丹栀逍遥散合银柴胡、防风、五味子、乌梅善后治疗2个月，2013年2月15日来诊，再未瘙痒出疹。

治疗手记

此患者原为慢性小腿湿疹，因过度搔抓兼用药不当，致使湿疹恶化，形成一种特殊自身抗原，被吸收而发作致敏作用，导致全身泛发皮损，故又称自身敏感性湿疹。中医称为湿疣。患者因脾失健运，营血不足，湿热积留致血虚风燥，风燥湿热郁结，肌肤失养，以致延至慢性，多与肝脾有关，故用四物汤加过敏煎（银柴胡、五味子、防风、乌梅）加味，养血祛风止痒，痒止后用丹栀逍遥散凉血健脾疏肝以治其本。

（彭胜权教授撰写）

十九、不孕治验

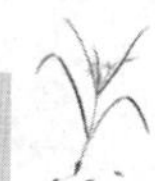

治疗案例

邓某，女，30岁。结婚8年未孕。2009年12月4日初诊。症见：胃脘痛以饭后为甚，牵引至左肩，无嗳气反酸，经期疼痛，阴痒，白带多，偶盗汗，舌偏红苔薄黄，脉弦细。患者有乙肝小三阳病史和阴道真菌感染病史，肝功能正常。2009年5月13日查阴道B超：小型多发性子宫肌瘤（壁间黏膜下），2009年11月25日检出念珠状真菌，白带WBC（+++）。西医诊断：1. 不孕；2. 阴道真菌感染；3. 小型多发性子宫肌瘤；4. 乙肝小三阳。中医诊断：不孕。中医辨证：肝肾阴虚，下焦湿热，胃气不和。治以滋补肝肾，清下焦湿热，和胃化痰。方用女贞子15、生地黄20、楮实子15、山萸肉10、苦参15、川萆薢15、土茯苓20、土茵陈30、蝉蜕5、法夏10、云苓20、浙贝母10、淡鱼古15、救必应15、蒲公英10。28剂。舒乐宁洗剂3瓶，Sig：40ml坐盆。

2010年1月8日2诊：服上方四周后，胃脘痛除，白带减，阴痒仅作3天，舌淡红苔薄腻，脉细。方用枸杞子15、菟丝子15、女贞子15、楮实子15、苦参15、川萆薢15、土茯苓20、土茵陈30、蛇床子10、蝉蜕5、僵蚕10、地肤子10。14剂。舒乐宁洗剂3瓶，Sig：40ml坐盆。

2010年1月22日3诊：白带除，阴痒仅作2次。现胃脘不适，欲呕，舌麻，月经期小腹胀，量正常，无血块，除去蛇床子则胃脘无不适，舌淡红苔中间微黄腻，脉细。方用法夏10、云苓20、浙贝母10、淡鱼古15、川萆薢15、土茯苓20、土茵陈30、蝉蜕5、僵蚕10、生薏仁30、苦参15、川朴花10。7剂。舒乐宁洗剂3瓶，Sig：40ml坐盆。

2010年2月12日4诊：胃痛减，外阴偶有瘙痒，舌淡红苔薄黄，脉细。方用枸杞子15、女贞子15、楮实子15、桑椹子15、川萆薢15、土茯苓20、苦参15、蛇床子10、蝉蜕5、防风10、法夏10、云苓20、浙贝母10、淡鱼古15、僵蚕10。7剂。舒乐宁洗剂3瓶，Sig：40ml坐盆。

2010年3月5日5诊：白带除，现胃脘痛，本周阴痒3次，月经多血块，舌偏红苔薄，脉细。方用女贞子15、生地黄20、楮实子15、桑椹子15、桃仁10、泽兰10、川红花10、赤芍15、救必应15、蒲公英10、蝉蜕5、芥穗10、地骨皮15、白鲜皮15、蛇床子10。7剂。舒乐宁洗剂3瓶，Sig：40ml坐盆。

2010年4月2日6诊：胃痛除，月经第1天小腹痛，本周阴痒3次，腰酸，舌淡红苔薄黄微腻，脉细。肝功十三项：TBA：30μmol/L，其余正常。方用枸杞子15、菟丝子15、巴戟天15、续断10、苦参15、川萆薢15、土茯苓20、土茵陈30、柴胡10、白芍15、王不留行15、路路通30。7剂。舒乐宁洗剂3瓶，Sig：40ml坐盆。

2010年4月30日7诊：腰酸和胃痛均除，左下腹偶痛，阴痒较前减少，白带除，舌淡红苔薄黄，脉细。尿分析：红细胞（++）。方用银柴胡10、防风10、乌梅10、五味子10、苦参15、川萆薢15、土茯苓20、土茵陈30、蝉蜕5、僵蚕10、王不留行15、路路通30。7剂。舒乐宁洗剂3瓶，Sig：40ml坐盆。

此后，仍以滋补肝肾，清下焦湿热，和胃化痰为治，2月后怀孕，2011年5月产一健康男孩。

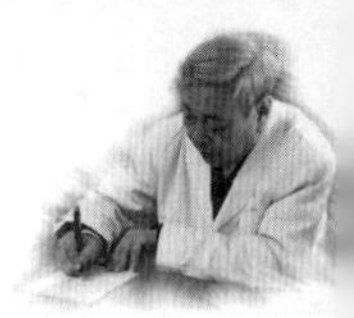

治疗手记

本案患者病机虚实夹杂，即肝肾阴虚兼下焦湿热，表现为盗汗、腰酸、舌偏红、脉细等肝肾阴虚之证，和阴痒、白带多、苔薄黄腻等下焦湿热之证。治疗上以滋养肝肾之阴和清下焦湿热为主，前者酌用女贞子、生地黄、楮实子、山萸肉、枸杞子、菟丝子、桑椹子，后者则用苦参、川萆薢、土茯苓、土茵陈、蝉蜕、僵蚕、生薏仁、蛇床子、地肤子。此外，患者尚有一重要症状，即胃脘疼痛。彭教授亦极重视对胃脘痛的诊治，若患者出现胃脘不适症状必先积极治疗。原因如下：一般而言，若辨证准确，胃脘不适症状疗效快捷；胃的消化功能恢复有助于其他症状的缓解。彭教授常用法夏、云苓、浙贝母、淡鱼古、救必应、蒲公英等味。

（李永宸整理）

附：邓某医案影印资料

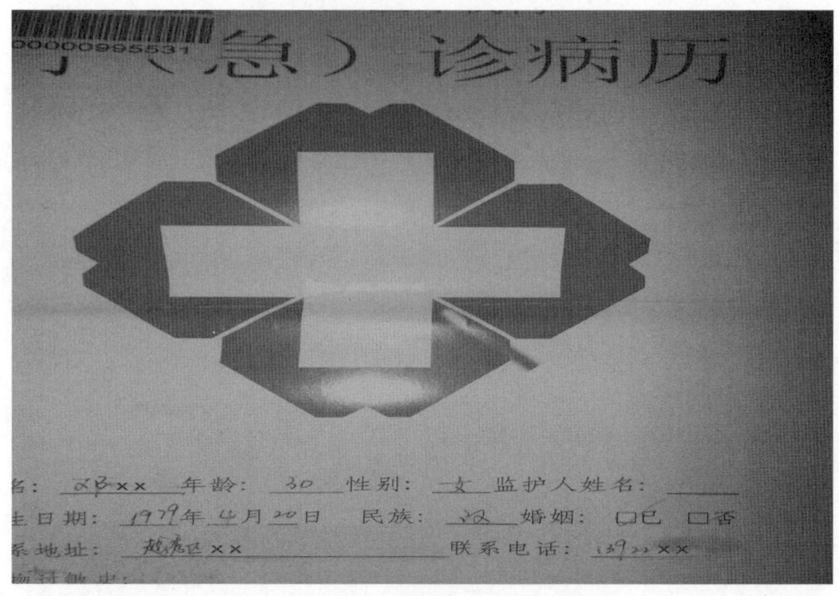

0000995531

（急）诊病历

名：邓XX 年龄：30 性别：女 监护人姓名：

生日期：1979年4月20日 民族：汉 婚姻：□已 □否

系地址：越秀区XX 联系电话：139XX

病历

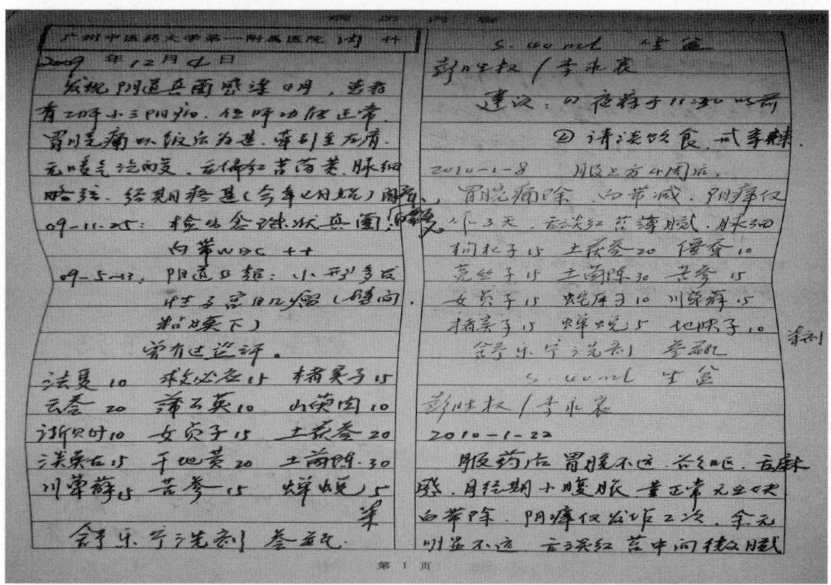

广州中医药大学第一附属医院 内 科

2009年12月4日

发现阴道真菌感染4月，患者有外阴小三阴痂，伴呼吸低正常，胃脘痛以饭后为甚，牵引至右肩，无嗳气泛酸，舌偏红苔薄黄，脉细略弦，经期痒甚（今年7月始）阴痒。

09-11-25：检出念珠状真菌，白带WBC ++

09-5-13，阴道B超：小于多发性子宫肌瘤（腹向粘膜下）

曾有过[illegible]。

法夏10 救必应15 楮实子15

云苓20 蒲公英10 山萸肉10

浙贝母10 女贞子15 土茯苓20

淡[illegible]15 干地黄20 土茵陈30

川萆薢15 苦参15 蝉蜕5

柒

舒乐宁洗剂 叁盒

5.400ml 坐盆

彭胜权/李永宸

建议：①夜睡于11:30以前

②请淡饮食，忌辛辣。

2010-1-8 服上方4周后。

胃脘痛除，白带减，阴痒仅作3天，舌淡红苔薄腻，脉细

枸杞子15 土茯苓20 僵蚕10

菟丝子15 土茵陈30 苦参15

女贞子15 蛇床子10 川萆薢15

楮实子15 蝉蜕5 地肤子10 柒剂

舒乐宁洗剂 叁盒

5.400ml 坐盆

彭胜权/李永宸

2010-1-22

服药后胃脘不适，谷纳呕，舌麻感，月经期小腹胀量正常无血块，白带除，阴痒仅发作2次，余无明显不适，舌淡红苔中间稍腻

第 1 页

病历

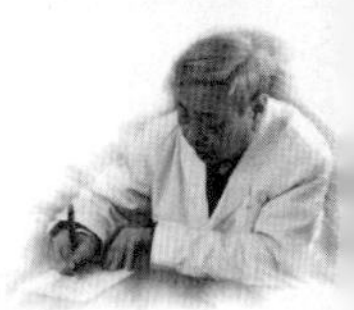

病历内容

苔，脉细

法夏10 土茯苓20 蝉蜕5
云苓20 土萆薢20 僵蚕10
浙贝母10 川萆薢15 苦参15
浮海石15 生薏仁30 川朴花10

舒乐宁浓剂 叁瓶
S. 60ml 坐盆

彭暄权/李永宸

2010-3-5

白带除，现胃脘痛，本周阴痒3次，月经多血块，舌偏红苔薄，脉细

干地黄20 桃仁10 救必应15
女贞子15 泽兰10 蒲公英10
楮实子15 川红花10 蝉蜕15
蔓荆子15 赤芍15 香橼10
地骨皮15 白藓皮15 蛇床子10

彭暄权/李永宸 舒乐宁浓剂 叁瓶
S. 60ml 坐盆

病历

病历内容

2010-4-2

胃痛除，月经第一天小腹痛，两侧太阳穴痛（现已不痛）
本周阴痒3次，腰痠，舌淡红苔薄黄微腻，脉细
嘱：肝功，TBA 30

枸杞子15 土茯苓20 柴胡10
菟丝子15 土萆薢20 白芍15
巴戟天15 川萆薢15 王不留行15
川续断10 苦参15 路路通30

舒乐宁浓剂 叁瓶
S. 60ml 坐盆

彭暄权/李永宸

2010-4-30

腰痛胃痛除，左下腹隐痛，阴痒较前有减少，白带除，舌淡红苔薄黄，脉细
嘱：尿分析 红血球(++)
方在

银柴胡10 土茯苓20 蝉蜕5
防风10 土萆薢30 僵蚕10
五味子10 川萆薢15 王不留行15
乌梅10 苦参15 路路通30

舒乐宁浓剂 叁瓶
S. 60ml 坐盆

彭暄权/李永宸

第3页

病历

二十、过敏性皮疹治验

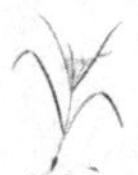

治疗案例

王某，女，81 岁。以“全身皮疹伴瘙痒 1 月余”于 2013 年 10 月 11 日就诊。患者 1 月前染发后出现头部瘙痒，继而蔓延至身躯、四肢，疹呈单个散在分布，色红，痒甚，曾到皮肤病研究所诊治，效不佳，舌淡红微暗苔薄腻，脉滑。西医诊断：过敏性皮疹。中医辨证：风湿阻于卫表。治以散风祛湿。以过敏煎加味，银柴胡 10、防风 10、徐长卿 10、五味子 10、怀山 30、生薏仁 30、扁豆花 10、川朴花 10、丹皮 10、赤芍 15、蛇床子 10、芥穗 10。7 剂。

2013 年 10 月 18 日 2 诊：患者欣喜而言肤痒基本痊愈。现周身困重，有泄泻史，大便日 4 ~ 5 次，质稀，舌淡红微暗，苔薄腻，脉滑。治以健脾散风祛湿，银柴胡 10、防风 10、徐长卿 10、五味子 10、怀山 30、芡实 30、土茯苓 20、川萆薢 15、丹皮 10、赤芍 15、蝉蜕 5、芥穗 10。7 剂。

治疗手记

彭教授认为过敏性皮疹从中医角度而言有血热、血虚生风、肺热夹风、风湿阻于卫表等证，本案患者高龄且有大便次数增多、便烂、周身困重等脾虚湿困等症状，故以散风除湿为主治大法，终收全功。

（李永宸整理）

二十一、类大泡疮治验

治疗案例

张某，男，75 岁，美国籍，本校早期校友。左侧身体出现大水泡近

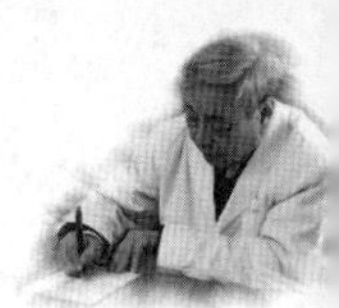

1年，经当地西医治疗无效。2013年8月回广州探亲，皮肤科诊断为类大泡疮，经皮肤科治疗亦无显效。于是请彭教授诊治。症见：左侧身体水疱如黄豆大，擦破不痛，流脓水，结痂，留红色斑，难消退，余无不适，舌略红苔薄黄腻，脉细缓。辨证：热毒蕴于血分。治以清热解毒凉血。方用过敏煎加味。银柴胡10、防风10、徐长卿10、五味子10、乌梅10、大黄5、赤芍15、丹皮10、薏苡仁30、川萆薢15、土茯苓20、苦参15、桃仁10、川红花10。7剂。服药后症状大减，患者欣喜不已，再7剂，病愈。

（据彭胜权教授诊余偶谈、回忆整理而成）

二十二、小儿遗尿治验

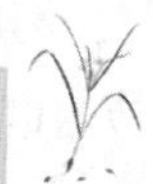

治疗案例1

魏某，男，9岁，南海人。2004年3月21日初诊。其母代诉：遗尿9年，舌淡苔白，脉细弱。桑螵蛸15、益智仁10、枸杞子15、狗脊15、鸡内金15、山楂15、台乌10、麦芽30。7剂。2004年3月28日遗尿减少，上周仅尿床1次，舌淡红苔薄白。桑螵蛸15、益智仁10、枸杞子15、狗脊15、鸡内金15、山楂15、台乌10、麦芽30、仙茅10、菟丝子15、川断10、桑寄生30。7剂。

（李永宸整理）

治疗案例2

周某，男，8岁。以“每晚遗尿1次”，于2013年8月19日就诊。遗尿，偶鼻衄，汗多，以背部尤甚，唇嫩红，舌淡红苔白腻，脉细。中医辨证：肾阴虚膀胱冷。治以滋养肾阴，温煦膀胱。以缩泉丸加味。女贞子15、生地20、枸杞子15、桑椹子15、山萸肉10、益智仁10、台乌10、桑螵蛸15、藕节15、茜草根15、辛夷花10、薄荷后下6。7剂。

8月30日2诊：本周仅1晚遗尿，鼻衄亦除，唇红，频打喷嚏（有鼻炎病史），舌淡红苔后段白腻，脉细数。治以疏散风邪，温煦膀胱。以缩泉丸合过敏煎合味。银柴胡10、防风10、徐长卿10、五味子10、乌梅10、徐长卿10、蝉蜕5、苍耳子10、辛夷花10、桑螵蛸15、益智仁10、台乌10、鸡内金15。14剂。

治疗手记

患儿母亲前来诊病时言，患儿遗尿已愈。小儿遗尿每以温肾祛寒为主要治法，但该患者此前服用温补肾阳药却无疗效，在于忽略了该患者肾阴亦虚，彭教授注意到患儿唇红这一症状，通过问诊，了解到患儿回梅县老家时，吃了狗肉后出现唇红。狗肉具温肾阳作用，吃后不仅无补于遗尿，反而伤阴，故治以滋养肾阴为主，而取得良效。

（李永宸整理）

二十三、升清降浊、祛痰化瘀治鼻炎

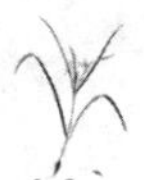

治疗案例

吕某，男，50岁。2010年3月19日初诊。2009年因反复鼻塞前往西医院诊治，五官科诊断：鼻炎。一年来到多家中西医院诊治，花费近2万，却未见效，于2010年3月19日前来就诊。症见：鼻塞，腰酸，夜尿3～4次，性欲减退，胸闷，舌略暗、苔腻，脉弦滑。辨证：肺肾阳虚。治法：温阳散寒。方用麻黄附子细辛汤合苍耳子散加减：麻黄10、附子先煎10、细辛3、银柴胡10、防风10、五味子10、乌梅10、连翘15、苍耳子10、辛夷花10、皂角刺10、川红花10。7剂。基于患者时感胸闷，苔腻，舌略暗，脉弦滑等症，自2010年3月26日2诊至2010年4月19日5诊，以“浊邪害清、痰瘀阻络”论治，治以升清降浊、祛痰化瘀通络。方用升降散升清降浊，皂角刺、法夏、茯苓、北杏祛痰，桃仁、泽兰化瘀，路路通、王不留行通络。2010年4月30日6诊：鼻塞大减，仅左鼻微塞，方用温胆汤加皂角刺、路路通、王不留行、杞子、巴戟天、仙灵脾。14剂。

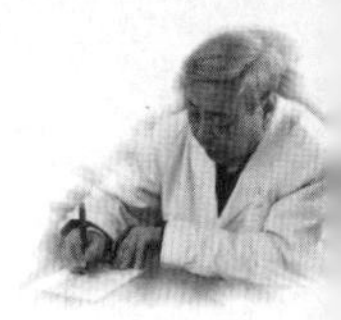

其后患者来诊室告知病愈。

治疗手记

鼻塞既是某些外感病的症状，又是中医五官科病鼻渊的常见症状，可见于西医的副鼻窦炎和某些鼻炎。中医治疗该病的主方为苍耳子散。本案第1诊基于病程较长且见腰酸、夜尿等症，治以温阳散寒，效不显。自第2～5诊，彭教授以“浊邪害清、痰瘀阻络”论治，治以升清降浊、祛痰化瘀通络，而收到满意疗效。本案成功的关键有三点：首先，本案自2诊始，把升清降浊放在第一位，方用升降散，此方“取僵蚕、蝉蜕，升阳中之清阳；姜黄、大黄，降阴中之浊阴，一升一降，内外通和，而杂气之流毒顿消矣”[1]。其次，麻黄、细辛、连翘、皂角刺4药贯彻6诊中的前5诊，寒温合用是彭教授治疗疑难痼疾的常用方法。再次，抓住“痰瘀阻络”另一病机，用法夏、皂角刺、北杏祛痰，桃仁、泽兰化瘀，用路路通、王不留行通络，通过祛痰、化瘀、通络，达到经络通、枢机运的目的，进而以治愈收功。

【参考文献】

[1] 清•杨栗山.伤寒瘟疫条辨［M］•北京：中国中医药出版社，2002：117.

（李永宸撰写）

二十四、反复口腔溃疡治验

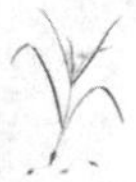

治疗案例 1

肖某，女，42岁，家住广州。

乙肝小三阳2年，经中医治疗结合恩替卡韦片抗病毒，现已肝功十三项正常，HBV-DNA-PCR定量＜1000拷贝/毫升。2012年1月9日出现口腔溃疡，伴口渴而不欲饮，口唇有灼热感，左腰胀痛，舌淡红苔薄，脉细。辨证：肝肾阴虚，虚火上延。处方：滋补肝肾，引火归源。处方：熟地黄20、山萸肉10、茯苓20、怀山30、泽泻15、丹皮15、车前草15、怀牛膝10、肉桂末[冲]1.5、细辛3、干姜10、炙甘草6。7剂。

2012年11月23日，口腔溃疡愈后又作，伴胃脘胀，口唇干，舌淡苔薄黄腻，脉缓。中医辨证：上热下寒。治以清中焦热，温下焦寒。方用甘草泻心汤合、黄连解毒汤、四逆汤。炙甘草10、黄连10、黄柏10、栀子10、熟附子[先下]10、干姜10、怀牛膝10、肉桂末[冲]3、细辛3、玉竹30、花粉30。14剂。2012年12月7日，前来治疗胃脘痛时，诉口腔溃疡愈。

治疗案例2

邓某，男，34岁，肇庆人。

2004年12月31日以“乙肝大三阳15年以及肝炎后肝硬化”前来就诊。患者有一突出症状，就是口腔溃疡。在辨证基础上，加“细辛、怀牛膝、干姜、黄连”，和“黄连、黄芩、栀子、干姜、肉桂、熟附子”均不见好转，2005年7月22日，症见：口腔溃疡，疲乏，纳呆，眠可，大便2～3次/日，尿黄，舌红苔少裂纹明显，脉弦细。辨以气阴两虚，浊邪害清。治以养胃阴，健脾气，升清阳，降浊阴。方用玉竹30、花粉15、石斛15、沙参15、怀山30、莲子肉15、扁豆花10、乌豆衣10、蝉蜕5、僵蚕10、姜黄10、大黄5。7剂。

2005年7月29日，口腔溃疡和疲乏减轻，舌红苔少裂纹明显，脉弦细。辨以气阴两虚，浊邪害清。治以养胃阴，健脾气，升清阳，降浊阴。效不更方。7剂。随后2周仍用前方，至2005年9月16日，诉：口腔溃疡已愈。

治疗案例3

黄某，男，34岁，有白塞氏病病史20年，以“反复口腔溃疡”于2005年7月17日前来门诊治疗。自诉无明显不适，舌淡苔浊，脉弦细。西医诊断：白塞氏病。中医诊断：狐惑。中医辨证：浊邪害清。治以温阳解毒，升清降浊。方用干姜附子细辛汤合黄连解毒汤、白虎汤、升降散

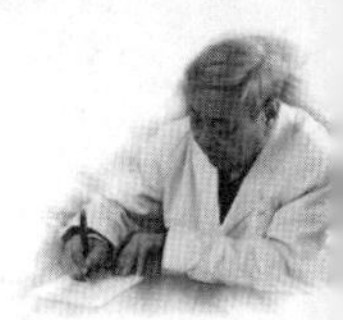

加减。处方：甘草 10、干姜 10、熟附子 10、细辛、黄连 10、黄芩 10、栀子 10、石膏先下 30、知母 10、蝉蜕 5、姜黄 10、大黄 5。7 剂。2005 年 7 月 24 日 2 诊，口腔溃疡愈，仅感关节疼痛，舌淡苔薄白，脉沉细。以前方去知母，加僵蚕 7 剂以善后。

治疗手记

“反复口腔溃疡”患者，临床颇为常见。它常见于白塞氏病和慢乙肝患者，如案 1、2、3，亦有当口腔反复溃疡严重影响病人生活工作时，即作为一个疾病来诊治。彭教授诊治本病有以下特点：一是用药辛开苦降、大寒大热相配伍，如案 1、3。辛开酌用干姜、熟附子、细辛、肉桂，苦降酌用黄连、黄芩、黄柏、栀子。二是用升降散升清降浊，如案 2、3。三是重用甘草。四是常配伍怀牛膝、细辛。彭教授治疗口腔溃疡患者，一般遵循上述治法，然而，亦有不见效者，如案 2，则据“舌红苔少裂纹明显，脉弦细”，辨为“气阴两虚，浊邪害清”，治以“养胃阴，健脾气，升清阳，降浊阴”，而收效。

（李永宸整理）

二十五、眼睑湿疹治验

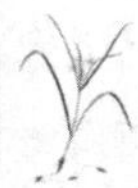

治疗案例

吴某，女，76 岁，家住广州。

患者以“胃脘痛半年”于 2012 年 12 月 21 日前来就诊。随后经半月治疗后，患者胃脘痛遂瘳。自 2013 年 3 月 1 日转而治疗眼睛湿疹。患者因双眼流泪，于 1998 年到本市某眼科医院诊治，用了很多眼药水、滴眼液均无效。西医诊断：眼睑湿疹。症见：患者自 1998 年始即患有眼睑湿疹，甚则眼睑溃烂，整天流泪，眼泪流到眼角，忽忽承睫，伴眵多，脸潮红，眼睛痒，微咳嗽，咽喉痒，干咳无痰，舌淡红有裂纹，苔薄白，脉细缓。西医诊断：眼睑湿疹。中医辨证：湿浊害清。治以升清降浊。

方用：过敏煎合升降散加味：银柴胡 10、防风 10、五味子 10、乌梅 10、蝉蜕 10、僵蚕 10、姜黄 10、大黄 5、紫菀 10、白前 10、百部 10、冬花 10、桑叶 15、杭菊 15、薄荷后下 6。7 剂。

2013 年 3 月 8 日 2 诊：咳嗽好转，双眼仅微痒，流泪大减，仅有潮湿感，脉如前。处方：银柴胡 10、防风 10、五味子 10、乌梅 10、蝉蜕 10、僵蚕 10、姜黄 10、大黄 5、紫菀 10、白前 10、百部 10、冬花 10、川朴花 10、扁豆花 10、法夏 10。7 剂。

2013 年 3 月 15 日 3 诊：咳嗽愈，双眼瘙痒进一步减轻，流泪再减，大便次数大增，但便后精神更增，舌脉如前。处方：银柴胡 10、防风 10、五味子 10、乌梅 10、蝉蜕 10、僵蚕 10、姜黄 10、芥穗 10、土茯苓 20、川萆薢 15、百部 10、冬花 10。7 剂。

治疗手记

“眼睑湿诊病因复杂，是由许多致敏物质所引起的急性或慢性眼睑皮肤炎症。眼睑湿疹可为全身或面部湿疹的一部分，也可单独出现在眼睑。”临床表现可见红肿、丘疹、水疱、糜烂、结痂、眼部奇痒，病情迁延可出现皮肤粗糙肥厚、伴有结膜和角膜的炎症。[1] 中医称此病为“风赤疮痍”或“风赤疾痍”。其病因病机有三：一是饮食不节，过食辛辣炙煿之品，脾胃湿热蕴结，郁于胞睑而成。二是脾经蕴热，外感风邪，内夹心火，上攻胞睑而致。三是使用某些药物，毒邪浸淫肌肤，或睑弦赤烂、椒疮、粟疮等，其眵泪长久浸渍胞睑，不断揩拭，感受毒邪而成。[2]

彭教授认为患者虽年逾七旬，然体态较丰，舌质粗老，属禀赋甚厚之人。故用升降散升清降浊，患者虽服后大便次数增多，但便后神清气爽。又因患者舌质不红苔不黄，并未按“脾胃湿热蕴结”“脾经蕴热”和“心火上炽”论治，而是充分考虑现代眼科学对本病的认识，即本病“由许多过敏物质所引起的急性或慢性眼睑皮肤炎症”，采用过敏煎，做中医的抗过敏治疗，从而取得迅捷的疗效。

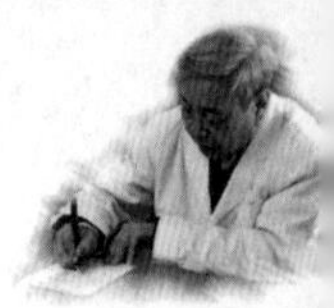

【参考文献】

[1] 彭广华，李志杰，李辰．现代眼科治疗学 [M]. 广州：广东科技出版社，2001：51.

[2] 唐由之，肖国士．中医眼科全书 [M]. 北京：人民卫生出版社，2011：739.

（李永宸撰写）

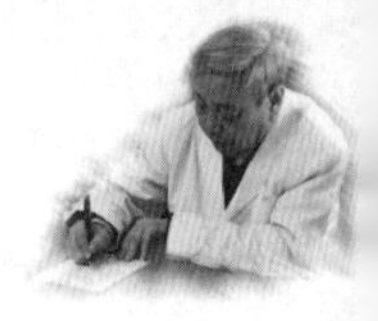

附一

中央电视台海外中心《中华医药》栏目采访彭教授

[人物档案] 彭胜权，广州中医药大学教授，岭南温病学派的继承人，中国中医药学会传染病分会副主任委员，擅长治疗外感热病、肝病等。

[解说] 彭胜权出生在江西一个中医世家，少年时就对中医很感兴趣。在大学求学期间，他对温病学大师的传奇故事由衷敬仰。于是，彭胜权在课堂学习上就对温病学多了几分注意。在熟背了一系列方歌之后，他渐渐有了“学医三日，尽医天下百病”的感觉。然而，在假期中的一次患病经历，使他对治病和岭南学派有了切身的感性认识。

广州中医药大学第一附属医院主任医师　彭胜权

有一次，春节回家时我感冒了，发高烧。我认为自己已学了一定的本事，就给自己开了银翘散，但是吃了两服以后没有退烧。我就觉得可能我的这个方子不行，我就让我的祖父看。我祖父根据江西的气候和我自己的体质情况，给我用了荆防败毒散，仅仅吃了一副药我就退烧了。后来，我的祖父对我说：“你看病一定要考虑天时、地利、人的体质等几个因素，这样才能够看好病。”所以，我后来总结出，一个好医生很重要的一点就是在医理上要懂得天、地、人。

[解说] 地域的差异，气候的差异，人的差异，治疗药物的差异，这里面有错综复杂的可变因素。彭胜权翻阅前人的著作，博闻强记，努力总结出了一些规律性的东西。他说：“古人留给现代人的资料太丰富了，也太宝贵了。”《皇帝内经》中的一段话一直被彭教授铭记在心。

[彭胜权]《黄帝内经》中《素问·异法方宜论》谈到："南方者，天地之所长养，阳之所盛处也。其地下，水土弱，雾露之所聚也。其民嗜酸而食胕，故其民皆致理而赤色，其病挛痹，艺治宜微针。"这段话就说明，在我国的东、南、西、北各个方位，地理环境不一样，气候条件不一样，人的体质不同，他得的病就不一样，所以治疗起来要采取不同的方法。

[解说] 天、地、人的启示让彭教授在治病上获益颇深。也正是由于对多种因素的通盘考虑，彭教授在治病中取得了很好的疗效，很多疑难病患者经他治疗后康复出院，即便是医生们视为畏途的肝病——肝腹水，也在他的治疗下屡见奇效。有一次，一位在北方行医的老同学到岭南开会找到了彭胜权。老同学问他，为什么他在这里治疗用那些在北方常用的药，而疗效却很不理想呢？

[彭胜权] 我说："你要了解岭南气候的特点和人群体质的特点。岭南气候的特点就是这个环境有湿有热，体质特点是一个气阴两虚，一个是湿热比较盛。如果你根据这个气候特点和人群体质特点来用药，加上一些薏米、淡竹叶、佩兰、藿香、白通草，那么通过清热利湿、芳香化浊，效果肯定会有所提高。"后来，他采取我这个治疗方法后，效果确实比过去好多了。

[解说] 在历史上，岭南温病学派人才辈出，而今温病学也后继有人。在彭教授主持修订的第六版温病学教材中，彭教授提出了一系列新的理论。他说，人们生活环境的改变，导致了疾病谱系的变化，所以医生们治疗也要充分考虑到这些变化，及时做出调整。

（中央电视台海外中心专题部编，《中华医药》第三辑，2001年中国广播电视出版社）

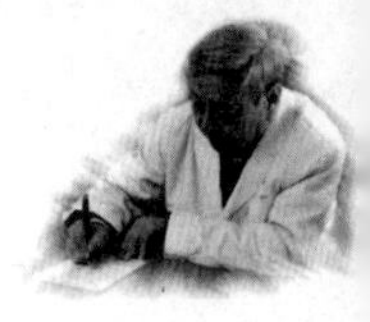

附二

跟师后记

一、彭胜权教授从何了解我并收我这个“弟子”？

我硕士入学时，全国中医本科院校正使用第六版中医教材，彭教授是《温病学》主编，他是如何注意上我这个硕士生呢？这要从我的学术出身说起。我毕业于厦门大学历史系历史学专业，通过自学中医，并参加全日制全国中医硕士、博士研究生入学考试，先后被广州中医药大学中医医史文献专业、中医临床基础专业录取，并获得中医医史文献硕士学位和中医临床基础博士学位。全国中医硕士入学考试中，我的中医综合考得特别好。我想做临床医生，选修硕士学位课程时，我选择了《伤寒论》《温病学》两门临床课程（我校中医临床基础属临床学科，有各自病区和病房），成绩优秀。彭教授就是通过我的学位考试答卷注意上我的。当时，彭教授出了两个开卷题目，作为《温病学》学位课程成绩，即“比较叶（桂）、薛（雪）、吴（瑭）、王（士雄）温病四大家学术思想的异同”和“从理论和临床角度说明中医治疗急性传染病和感染性疾病的优势”，前者考查学生的温病学理论素养，后者考查学生运用温病理论于临床的能力。我认真研读《温病条辨》和《温热经纬》（这两本书涵括了温病四大家的温病学名篇），并参考了大量当代研究文献（包括防治传染病文献），完成了这两篇论文。当时电脑尚未普及，我是在400字稿纸上作答，一个题目答满一本，共用了两本稿纸。我认真书写，每个字都写得很端正清晰。我得了95分。有位同学告诉我，彭教授的博士生（现已成为教授、博士生导师）说，彭教授询问了我，并想了解我。后来我有幸被评为“南粤优秀研究生”（我班很多同学都很优秀），前往省委领奖（当时要导师带获奖学生前往领奖，当年共3位博士生、1位硕士生获奖），由学校派车前往。这次领奖是彭教授第一次将我这个人和名对上了。博士毕业后，有一天傍晚，我在路上遇见他，彭教授伫足询问我在哪个单位工作，当他听了我在本校基础医学院医古文教研室任教时，他对我说："我相信您在哪都会干得很好的。"当时一方面对其的关心和期待，我心存感激。一方面内心也谢谢他还记得我。当彭教授得知我想跟他上门诊学习临床经验时，一天晚上他打电话到我家，询问并了解了我的上课情况后，为我特别在星期六上午另外增加一次普通门诊。他对我有两个要求：一是不要迟到。二是若有事不能来，要事先告知。彭教授传授给了我诊治疾病的经验，更重要的是他教了我如何善待患者。因此，彭教授实实在在是我的恩师，是我的临床师傅。彭教授也认我这了学生，这个徒弟。

二、开始跟随彭教授上门诊

记得是2003年春节后，我就开始跟随门诊。第一天，我在上午7点50分许到诊室，此时已经看到彭教授在诊室了。此时，我有些内疚感：自己怎能晚于彭教授到呢？此后我提前至7点40分到诊室，并且一直坚持了10余年。我到诊室后，打开电脑，登陆门诊工作站，打开病人列表，将处方纸、检验单、门诊加号单等放到诊桌上。夏天则打开空调。偶尔，彭教授也有比我先到的，每每见其先到，内心总有负疚感。我将此习惯，坚持至今。这是出于我内心有这样的想法：彭教授对我亲若弟子，做弟子就应该早于师傅到诊室，做好准备工作，我觉得这是弟子和学生必须做到的。

（一）学会写病情记录

我于门诊临证，毫无经验。彭教授就从最基本的环节，开始教我。例如，对初诊的乙肝病人，要先问患者是乙肝小三阳还是大三阳，发现多长时间了，将其写在病历本的起始部分。他不仅要求我在更换后的病历本上要写清楚"发现乙肝大三阳多少年"，而且，要做到打开病历本，

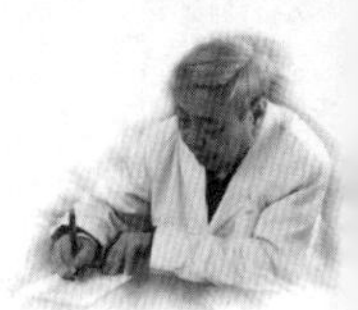

就能让医生看清患者患了何病。对于以“发热”为主诉的患者，他要求我记录“发热几天了，现在体温是多少度。”对于不寐患者，则要求记录“不寐多久了，每晚能睡几小时”。彭教授要求我：记录每一次病案，都要对患者前一诊服药后病情变化做详细记录，例如，胃脘胀减轻否？肝区痛是否缓解？以检验前一诊的辨证用药效果，并作为坚持或修正此前辨证用药的根据。

（二）如何观察疗效

彭教授是现代中医，对西医诊治手段非常熟悉，同时注意与西医交流，关注西医对某些疾病诊治的最新进展。对于西医诊断及检验指标，彭教授非常重视，例如，有些慢乙肝和肝炎后肝硬化患者，长期在西医院治疗，效果不佳，前来诊治，对此，彭教授要我详细记录患者肝功能、病毒定量、B 超等检验结果。他认为这些指标既可作为判断疾病发展阶段的科学依据，也是检验中医疗效的根据。对其他疾病的患者，亦是如此。例如，有位花县患者，年七十余，曾行膀胱癌手术，并双肾萎缩，彭教授要求我将每 3 个月检查一次的 B 超结果（同一家医院）记录下来：左右肾多少厘米 × 多少厘米，数年后，一对比，竟然从双肾萎缩恢复到正常，西医认为不可思议。彭教授一方面指导我，一方面鼓励我记录患者四诊症状。

（三）学习彭教授严谨作风

彭教授临证态度认真，极有主见和讲原则。他为患者切脉，全神贯注。他说一边切脉，一边说话，这是在忽悠患者。有一些患者，对中医“略知疏节”，想对彭教授施加主观影响，彭教授总是本着对病人负责任的态度，坚持自己的判断。随后事实证明彭教授是对的。彭教授说，辨证处方是国家法律赋予医生的权力，病人不能干预，而医生则要对病人负责。又若患者每次挂号，仅开 7 剂药，有一次患者另加一号，我将处方改为 14 剂，随即递给患者。彭教授索回，在“14”处签上自己的姓名。从此以后，凡是经我改过的，均交给彭教授亲自签名确认。

彭教授处方字迹清楚，签名端正而遒劲有力，患者常称赞，院内很多医生也都知晓。彭教授常说，医生处方是给药剂师和病人的，处方字迹不清，影响甚劣，处方应如古人所言："字期清爽，药期共晓。"意思是字迹一定要清楚明白，药名一定要人人知晓（有些中药有数名，一定要选其通俗名）。由于长达 10 余年的侍诊，我经常观摩和学习彭教授的字迹，时间一久，有些病人说我的字像彭教授的字一样清楚端正。

三、彭教授具有与患者沟通的丰富经验

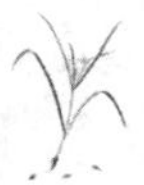

随着侍诊时间的增加，我越来越体会到能否与患者沟通是衡量一个医生经验丰富与否的重要标准之一。彭教授在与患者沟通方面，做得很好。对于患者的提问总是耐心回答，但也讲技巧。例如，彭教授正在思考处方时，患者此时常常会问，平时能煲什么汤喝，此时彭教授会在开完方后严肃而认真地对患者说："我开方要对你负责任，我要思辨，找出适合病情的处方，不能分心回答你的问题，你现在有什么问题，尽可以问。"问完后，对于慢乙肝患者，彭教授还详细告诉患者平时的生活宜忌，要记住五项原则：一是早睡觉（10 点半以前），卧则血回流养肝；二是清淡饮食；三是莫生气；四是适当运动；五是坚持治疗。彭教授还对我说："对患者提问不理不睬，甚至产生厌烦情绪是不好的，一味地'嗯嗯'应付也不好，要给患者给予切实而具有针对性的指导。"

平静对待患者的赞誉：侍诊 10 载，时常听见患者对彭教授的赞誉。一位 81 岁女患者，因皮肤过敏而致全身肤痒难忍，甚则夜难入寐，辗转前来就诊，1 周后复诊言：皮肤瘙痒已愈，彭教授医术神奇。对此，彭教授出奇的平静，小声而扼要地为我讲解为何患者服药后能痊愈，接着就又专注地诊治其他患者。有时他对我说，医生治愈患者，是医生应尽之职责，不应有自我赞许的心思。此时我想：彭教授是从临床实际为我讲授了孙思邈所言"偶然治瘥一病，则昂首戴面，而有自许之貌，谓天下无双，此医人之膏肓也"的深刻含义。

又一位 80 余岁的退休干部，反复咳嗽且低热 20 余日，经住院治疗后，

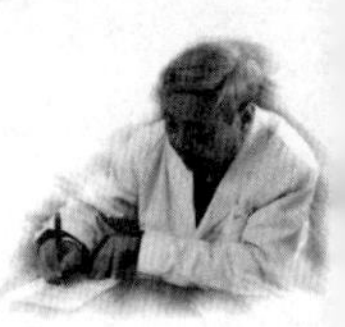

仍低热不除，前来门诊治疗，治愈后说：彭教授医术真行！我感激不尽。这位患者对我说：好好跟彭教授学习！

彭教授尊重同行：对转诊过来的患者，彭教授会认真看前医辨证用药情况，说：这可以吸取教训，少走弯路。又彭教授绝对不许患者在诊室议论其他医生。曾遇一患者从其他医院转来就诊，在诊室议论前医，彭教授严肃地对患者说："这是看病的地方，不要议论医生的是非。"患者立即闭口。此事对我的印象极为深刻，不禁让我想起《大医精诚》阐述做医生的职业道德的几句话："为医之法，不得……道说是非，议论人物，衒燿声名，訾毁诸医，自矜己德"的古训。彭教授事后说：病情变化涉及多方面，不全在医生，患者又不懂医，怎能妄加评判医生呢？此时医生应加以严肃制止，而绝对不能任其扩大，这是做医生的职业道德。

四、跟师的领悟

由于中医具有经验医学的特征，又因"医者意也"的灵活性，要真正领会老中医的临证思想及处方用药，需要漫长的过程。我随诊 3 年后，才开始对彭教授的辨证用药有些领悟。随着时间推移，领悟越来越多。有时当我详细记录了四诊资料，彭教授书写处方之前，我内心揣测会开哪 12 味药（彭教授一张处方常开 12 味药），越往后，我内心想的药物与彭教授所开的药物吻合越多。这不是简单的用药吻合，而是辨证思想趋于一致。鉴于当今的硕博士生，学制 3 年。前半年完成学位课程，最后半年准备论文答辩和找工作，另外两年又要临床轮科值班、做动物实验，撰写学位论文，真正跟师门诊学习的时间次数是极为有限的。所以，临床硕博士毕业后，在工作岗位上，若有机会，尚需跟师临证，方能真正掌握导师的临证用药经验。

长期以来，学医者一直有个误解，把跟师临证称为"抄方"。其实，方是抄不完的，单唐代《备急千金要方》就有 5000 余首方，后世则更多。而善用方者若张仲景，其整部《伤寒论》共 113 首方，97 味药，不仅能治外感，亦可治内伤杂病，其中奥妙即辨证用方。"学者诚能究其文、通其义，化而裁之，推而行之，以治六气可也，以治内伤可也。”后世更有“六经钤百病”之叹。彭教授门诊所用方药亦不甚多，但临证之时，紧扣脏腑辨证，详辨寒热虚实，参验检验指标，精选处方用药。所以，跟师者要着重领会师傅在四诊基础上的辨证思维，这是最关键的。跟师者尚可根据导师的处方，反推其辨证，再从其辨证领会哪些症状对辨证起关键作用，今后四诊时，就要重视这些症状的收集。即全面领会导师诊断、辨证、立法、处方用药的思维过程，再从药符合方、方符合法、法符合理，进行反向验证。

时光荏苒，转瞬已是 10 载。这十年，我从一位黑发青壮年，到如今已是白发过半的中年人了。回眸跟师之始，宛若昨日。我如今时常自问，怎么能跟彭教授这么久？是做学生时彭教授对我的关心和器重？是特别为我安排一次周六门诊？亲自打电话到我家，提醒门诊的要求？这些固然都是让我不能忘怀的，也是长期跟师的重要原因。然而仅仅是这些吗？不是，绝对不是！那是什么呢？我考虑了很久这个问题。最后，我找到了答案。那就是，我每次跟诊，都能学到“新东西”。这些“新东西”是彭教授半个多世纪学术思想与临证经验的有机结合的产物，这些“新东西”是做一个中医难得的宝贵经验，这些“新东西”是中医的宝贵财富，掌握了这些“新东西”不仅能让医生少走弯路，而且能使患者受益，能解除患者病痛。这才是我能跟师 10 载的最重要原因。

我写这篇《跟师后记》的目的，在于让读者了解“我是怎么做中医徒弟的”“中医徒弟是怎么学习诊疗疾病的”这些很基本很古老的话题。彭教授经验丰富，不是我 10 年就能完全掌握的。尚且，我又担心有“以识者自居”之嫌，然“子云其人”一定能察觉到这是我 10 年侍诊的点滴真实体会，这些体会供读者参考而已。

（李永宸撰写）